面向21世纪精品课程教材

应 用 型 本 科 规 划 教 材

全国高等医药教育规划教材

新药临床前评价教程

（药理与毒理学评价部分）

楼宜嘉　编著

U0277093

浙江大學出版社

图书在版编目(CIP)数据

新药临床前评价教程. 药理与毒理学评价部分/楼宜嘉
编著. —杭州：浙江大学出版社，2007.10(2020.7 重印)
ISBN 978 - 7 - 308 - 05573 - 4

Ⅰ. 新… Ⅱ. 楼… Ⅲ. ①新药—临床药学②新药—临
床药学：药理学—医学院校—教材③新药—临床药学：毒
理学—医学院校—教材 Ⅳ. R97

中国版本图书馆 CIP 数据核字(2007)第 148650 号

新药临床前评价教程

编　　著	楼宜嘉
策划组稿	阮海潮(ruanhc @ 163.com)
责任编辑	阮海潮
封面设计	刘依群
出版发行	浙江大学出版社
	(杭州天目山路 148 号　邮政编码 310028)
	(E-mail：zupress@mail. hz. zj. cn)
	(网址：http://www. zjupress. com)
排　　版	杭州大漠照排印刷有限公司
印　　刷	浙江新华数码印务有限公司
开　　本	787mm×1092mm　1/16
印　　张	13.25
字　　数	339 千
版 印 次	2007 年 10 月第 1 版　2020 年 7 月第 5 次印刷
书　　号	ISBN 978 - 7 - 308 - 05573 - 4
定　　价	37.00 元

前　　言

本教材供高等医药院校药学专业及相关学科高年级学生作为专业主干课实验教学使用。全书从新药临床前药理学、毒理学研究内容入手，结合实验课训练，论述新药临床前药效学和毒理学研究的基本理论、基本设计、药理与毒理实验技能，旨在增强药学高级人才知识的系统性，提高他们的动手能力。

我国加入 WTO 后，药物的源头创新已成为新药研究的主流。新药的问世可分为新药发现和新药研究开发两个阶段，新药研究开发尚包括临床前研究和临床研究。无论是临床前研究还是临床研究，都必将经历对药物有效性和安全性的全面评价。因此，将与新药临床前研究相关的药理与毒理学实验技能训练融入本教材，是考虑在新形势下，高级药学人才专业知识结构改善和综合能力培养的需要。

本教材参照国家食品与药品监督管理局颁布的《药品注册管理办法》和《新药申报与技术审评实施指南》要求，并参考《新药评价概论》（秦伯益主编）等专著，阐述新药临床前评价中药理和毒理学研究的基本原则和方法，注重专业知识的系统性、实用性和对学生基本技能与动手能力的培养。

作者所在学科曾于 20 世纪 80 年代，主编全国统编教材《药理学实验》，由人民卫生出版社出版，1996 年发行第二版，内容注重药理学与药物毒理学实验基本技能的培养，适应新药临床前药理和毒理研究教学用。由于编写人员变动很大，已不拟再版。征得原教材主编同意，本教材的部分内容基于上述教材改编，并根据新药临床前评价法规的完善和建立学生合理知识结构的教学需求，作了调整，以适应实际教学的迫切需要。本教材仍包含原编写教师的辛劳与学术贡献，在此，作者谨向曾为编写《药理学实验》教材而努力笔耕的前辈致以敬意。上海交通大学药学院殷明教授、浙江大学药学院周慧君副研究员参加本教材毒理学若干章节的编写工作。

由于编者取舍教材内容的视角可能欠周，教材中不妥之处在所难免，恳请指正。

编者

于浙江大学药学院

2007 年 9 月

目　　录

第一章

概　　论

我国加入 WTO 后,药物的源头创新已是大势所趋。不断研制具有我国独立知识产权的新药,是中国医药振兴并走向世界的必由之路。因此,掌握新药研制开发的系统知识及其基本技能,是培养药学及相关专业学生紧迫而又义不容辞的责任。

新药评价大致可分为临床前评价和临床评价两大阶段。临床前评价的任务是发现新药和评选新药,其中药效学与安全性评价是评选新药的重要内容,这些内容都属于药理学和药物毒理学的研究范畴。

按照国家食品与药品监督管理局颁布的《药品注册管理办法》,为申请药品注册而进行的药物临床前研究,包括药物的合成工艺、提取方法、理化性质及纯度、剂型选择、处方筛选、制备工艺、检验方法、质量指标、稳定性、药理、毒理、动物药代动力学等。中药制剂还包括原药材的来源、加工及炮制等;生物制品还包括菌毒种、细胞株、生物组织等起始材料的质量标准、保存条件、遗传稳定性及免疫学的研究等。因此,新药临床前研究的主要内容涉及三个部分:药学、药理学、毒理学。其中,药学评价内容基本包括药物合成研究(合成新药、结构测定、中间试生产、药品供应)和植物化学研究(初步提取、有效成分分析与结构测定、中间试生产、药品供应)、剂型与制剂研究(工艺、中间试生产、生物利用度等)、药物分析(质量标准测定方法、理化性质、稳定性试验、暂定原料规格、质量标准草案等)。药理评价内容包括药效学、药代动力学、必要的药理机制研究等。而毒理学评价则包括药物一般药理、急性毒性、长期毒性、特殊毒性、依赖性、局部刺激性试验、制剂有害物质限度试验等。严格地讲,新药临床前评价教程应该包括以上各个研究环节,但为适用于实验教学的特殊性,本教材仅从新药的有效性和安全性评价角度出发,涉及药理学和药物毒理学的研究内容。

在申请新药注册的临床前研究资料中,药理毒理研究资料主要包括以下几方面内容:主要药效学试验,一般药理研究试验,急性毒性试验,长期毒性试验,过敏性(局部、全身和光敏毒性)、溶血性和局部(血管、皮肤、黏膜、肌肉等)刺激性等与局部、全身给药相关的特殊安全性试验研究,复方制剂中多种成分药效、毒性、药代动力学相互影响的试验,致突变试验,生殖毒性试验,致癌试验,依赖性试验,动物药代动力学试验,等等。

现以化学药新药为例,简述药物注册分类各类新药临床前药理与毒理学试验项目及技术要求。

(一)药物注册分类

以化学药品注册分类为例,可分为以下 6 类:

1. 未在国内外上市销售的药品:

(1)通过合成或者半合成的方法制得的原料药及其制剂;

(2)天然物质中提取或者通过发酵提取的新的有效单体及其制剂;

(3)用拆分或者合成等方法制得的已知药物中的光学异构体及其制剂;

（4）由已上市销售的多组分药物制备为较少组分的药物；

（5）新的复方制剂。

2. 改变给药途径且尚未在国内外上市销售的制剂。

3. 已在国外上市销售但尚未在国内上市销售的药品：

（1）已在国外上市销售的原料药及其制剂；

（2）已在国外上市销售的复方制剂；

（3）改变给药途径并已在国外上市销售的制剂。

4. 改变已上市销售盐类药物的酸根、碱基（或者金属元素），但不改变其药理作用的原料药及其制剂。

5. 改变国内已上市销售药品的剂型，但不改变给药途径的制剂。

6. 已有国家药品标准的原料药或者制剂。

（二）药理毒理研究申报资料项目

药理毒理研究申报资料项目列于表 1-1 中。

资料 16：药理毒理研究资料综述。这是指所申请药物的药理毒理研究（包括药效学、作用机制、一般药理、毒理、药代动力学等）的试验和国内外文献资料的综述。

资料 17：主要药效学试验资料及文献资料。

资料 18：一般药理研究的试验资料及文献资料。

资料 19：急性毒性试验资料及文献资料。

资料 20：长期毒性试验资料及文献资料。

资料 21：过敏性（局部、全身和光敏毒性）、溶血性和局部（血管、皮肤、黏膜、肌肉等）刺激性等主要与局部、全身给药相关的特殊安全性试验研究和文献资料。局部用药应当报送该项资料，必要时应当进行局部吸收试验。

资料 22：复方制剂中多种成分药效、毒性、药代动力学相互影响的试验资料及文献资料。属注册分类 1 中"新的复方制剂"，应当报送资料项目 22。如长期毒性试验显示其毒性不增加，毒性靶器官也未改变，可免报资料项目 27；如其动物药代动力学研究结果显示无重大改变的，可免报资料项目 23～25。

资料 23：致突变试验资料及文献资料。

资料 24：生殖毒性试验资料及文献资料。除注册分类 1 以外，对用于育龄人群的药物，应当根据其适应证和新药特点（如避孕药、性激素、性功能障碍治疗药、促精子生成药、致突变试验阳性或者有细胞毒作用的新药）报送相应的生殖毒性研究资料。

资料 25：致癌试验资料及文献资料。对于是否需做致癌性资料，应根据以下情况确定：如新药结构与已知致癌物质有关、代谢产物与已知致癌物质相似；在长期毒性试验中发现有细胞毒性作用或对某些脏器、组织细胞生长有异常显著促进作用的新药；致突变试验结果为阳性的新药，必须报送致癌性试验资料。

资料 26：依赖性试验资料及文献资料。作用于中枢神经系统的新药，如镇痛药、中枢抑制药、中枢兴奋药以及人体对其化学结构具有依赖性倾向的新药，应当报送药物依赖性试验资料。

资料 27：动物药代动力学试验资料及文献资料。速释、缓释、控释制剂应当同时提供与普通制剂比较的单次或者多次给药动物药代动力学研究资料。属注册分类 1 的新药，可以在重复给药毒性试验过程中进行毒代动力学研究。

表 1-1　申报资料项目表

资料分类	资料项目	注册分类及资料项目要求					
		1	2	3	4	5	6
药理毒理研究资料	16	＋	＋	＋	＋	＋	＋
	17	＋	＊2	±	＊4	－	－
	18	＋	＊2	±	＊4	－	－
	19	＋	＊2	±	＊4	－	－
	20	＋	＊2	±	＊4	－	－
	21	＊6	＊6	＊6	＊6	＊6	＊6
	22	＊1	－	－	－	－	－
	23	±	±	±	±	－	－
	24	＋	±	±	±	－	－
	25	＊1	－	＊1	＊1	－	－
	26	＊1	－	－	－	－	－
	27	＋	＊7	＋	＋	＊7	－

注：1. "＋"：指必须报送的资料；

2. "±"：指可以用文献综述代替试验资料；

3. "－"：指可以免报的资料；

4. "＊"：按照说明的要求报送资料，如＊1，指见说明之第 1 条。

对表 1-1 所列内容的若干说明：

1. 分类 1 的新药需提供全部的药理毒理研究项目，包括主要药效学试验、一般药理研究、急性毒性、长期毒性、致突变、生殖毒性试验和相应的文献资料。属注册分类 1 中"用拆分或合成等方法制得的已知药物中的光学异构体及其制剂"，应当报送消旋体与单一异构体比较的药效学、药代动力学和毒理学（一般为急性毒性）研究资料或者相关文献资料。在其消旋体安全范围较小、已有相关资料可能提示单一异构体的非预期毒性（与药理作用无关）明显增加时，还应当根据其临床疗程和剂量、适应证，以及用药人群等因素综合考虑，提供单一异构体的重复给药毒性（一般为 3 个月以内）或者其他毒理研究资料（如生殖毒性）。属注册分类 1 中"由已上市销售的多组分药物制备为较少组分的药物"，如其组分中不含有必须做致癌性试验的物质，可以免报资料项目 23～25。新组成的复方、化学药与中药的复方、由动物或其组织、脏器提取的新的多组分生化药，需提供一般药理、急性毒性、长期毒性实验和文献资料。而前两者还应提供复方多组分毒性相互作用的试验和文献资料，若其某些组分药代动力学特征有重大改变，尤其在重要器官或组织的分布、代谢有重大改变时，应结合该成分的特点分析有无必要进行致突变、生殖毒性、致癌试验。如有必要，尚须与单独给药的结果进行比较，如果长期毒性试验未见其毒性增加，毒性靶器官也未改变，则可免做药代动力学研究。如为已上市多组分减为较少组分，仅需提供一般药理、急性与长期毒性文献资料。

2. 分类2的新药需提供全部的上述药理毒理项目文献综述资料,其17~20号药理毒理研究,所采用的给药途径应当与临床拟用途径一致。必要时应当提供与原途径比较的药代动力学试验或者相关的毒理研究资料(如局部毒性试验或者重复给药毒性试验)。

3. 属注册分类3中"改变给药途径,已在境外上市销售的制剂",主要应当重视制剂中的辅料对药物吸收或者局部毒性产生的影响,必要时提供其药代动力学试验或者相关毒理研究资料。

4. 属注册分类4的新药,应当提供与已上市销售药物比较的药代动力学、主要药效学、一般药理学和急性毒性试验资料,以反映改变前后的差异,必要时还应当提供重复给药毒性和其他药理毒理研究资料。如果改变已上市销售盐类药物的酸根、碱基(或者金属元素)而制成的药物已在国外上市销售,则需提供急性毒性和一般药理试验和文献资料。

5. 可能需特殊处理的几种情况:

(1) 某些与已知具有光敏性化合物(某些抗生素、非甾体抗炎药等),有可能要求提供光敏试验或文献资料。

(2) 人体内的某些物质作为药用,可根据其适应证情况、药理毒理特点、用药剂量大小、期限长短等,要求提供长期毒性等实验和(或)资料。

6. 局部用药除按所属注册分类及项目报送相应资料外,应当报送资料项目21,必要时应进行局部吸收试验。

7. 速释、缓释、控释制剂应当同时提供与普通制剂比较的单次或者多次给药的动物药代动力学研究资料。

上述药理毒理研究项目与技术,为新药临床前有效性、安全性评价的框架性内容,供新药研究开发设计时参考,但具体品种的特殊情况尚要具体对待。具体研究开发时,应从临床用药安全性、疗效和质量控制角度综合考虑,是否有必要提供相应资料。

第二章

新药临床前药理学研究

进入新药临床前评价阶段时,通常已经历了新药发现阶段,即对化合物进行了多种活性筛选与评价,多数还进行了构效关系研究,作用机制和初步的急性毒性和(或)致突变研究,被认为可以作为候选药物才进一步进行系统的临床前药学和药理毒理学评价,因此新药临床前评价广义上还包括为新药发现而进行的药理活性筛选。

第一节 新药发现的药理活性筛选

新药临床前评价首先面临的问题,是对层出不穷的候选化合物进行药理活性与毒性的初步筛选,只有活性大而毒性小的化合物才具有进一步研究开发的价值。因此,正确理解新药活性与毒性评价的意义,并选择合适的方法与技术进行新药活性与毒性初筛,也是新药临床前研究的系统知识和最基本方法、手段之一。由于新药候选化合物的活性与毒性筛选,事实上已成为新药早期研究的"瓶颈",因此加强该方面的知识学习与技能训练,是新药临床前药理与毒理研究前期工作不可缺少的内容之一。

新药活性筛选(drug activity screening)是指对候选的合成化学品、天然来源提取物或纯品,及生物技术产品等先导化合物或者衍生物药理作用的发现。由于在该阶段主要面临的问题是,快速评价某一候选化合物的特定活性,以初步了解其是否具有进一步研究的价值,所以要求方法简单、快速、高效、灵敏、可控;评价指标客观、专一、可量化。根据需要可有基因芯片和蛋白芯片高通量筛选(high-throughput screening)、细胞水平的高通量或高内涵筛选(high-content screening)、组织器官乃至整体动物(如局部神经体液调节、神经精神活动)筛选等。

在创新药物研制中,药理与毒理学研究面临以下三个突出的问题:① 尽可能高度模拟整体生命活动,反映疾病过程动态的靶点发现与确认;② 高效、快速、灵敏、专一的评价系统和评价能力,以满足大量候选化合物活性筛选,解决限制药物研究早期(药物发现)进程的瓶颈;③ 适合创新药物早期研究的供试样品量少,不能满足动物试验的需要。因此,构建满足以上需求的实验手段与技术,细胞层次的高内涵筛选评价系统是最为合适的实验体系。由于其基于活细胞动态生命活动,利用细胞内特殊荧光标记的位置和亮度,结合快速显微成像装置和流式细胞术,可实时检测药物效应动力学等结果。如蛋白磷酸化位置,细胞增生或凋亡,细胞表型(神经突触形成,细胞骨架修饰等),与以往的高通量筛选相比,避免了单靶点"串行"研究模式,很大程度上提高了评价的正确性和代表性。

候选化合物药理活性筛选实验的基本设计,首先考虑量效关系和时效关系问题的确定。一般设对照,包括阴性对照、阳性对照和供试品(高、中、低三个剂量或浓度)共五个组。其中阴性对照用以消除实验系统误差,而阳性对照则主要用以检验方法的可靠性,避免出现假阳性和假阴性结果。

一、细胞水平活性筛选

细胞是能体现生命活动的最小单位,以细胞作为生物测试系统,可以在一定程度上反映候选化合物特定的生理药理活性。尽管有了众多的筛选模式和平台技术,最经典最基本的细胞活性筛选仍然具有重要的地位。细胞实验具有直观、易行、高效、所需样品少的特点,非常适合于新药研究早期候选药物样品多而量少阶段的筛选。

与整体实验相比,来自细胞实验获得的资料尚不能体现机体神经体液调节和反馈性调节作用,许多情况下也不能恰当地体现特定组织的细胞自分泌/旁分泌现象和药物体内处置过程。因此在药理与毒理研究中,细胞水平活性筛选在特定的研究阶段,如药物作用靶点发现与确认上,新药发现及结构优化上,毒性预测上及分子和信号转导等机制研究上具有不可取代的应用价值。

最常用的评价指标是药物对细胞药理活性的半最大效应浓度(concentration for 50% of maximun effect,EC_{50}),或生长抑制一半所需浓度(half inhibiting concentration,IC_{50})的测定,实验结果所获数值越小,表明被测物质活性越高。也可以获得细胞呈现某项药理活性的百分率为目标。所采用的细胞可用原代培养细胞、细胞株、转基因细胞株等。实验设计步骤可大致如下:

1. 探索浓度范围　主要目的是探索出0%～100%细胞呈现特定药理活性或生长抑制浓度范围;可以查阅文献,了解他人所获结果,这样有利于少走弯路,但文献资料不能代替实验资料,应该获得实测数据。如果无文献资料,一般按对数级别设若干浓度组,以尽可能覆盖0%～100%细胞特定药理作用或生长抑制浓度范围。

2. 确定实验分组　一般设4～5组。首先根据上述0%～100%细胞呈现特定药理活性浓度范围,按照拟设置的组数,确定实验浓度的组距比例,通常的组距比例为1:(0.65～0.85),如浓度范围较大,也可在1:0.5～1:1的比例内设置组距,然后根据组距比例获得各组实际浓度。

3. 正式实验　应该根据不同细胞的生长周期,确定培养时间。通常在细胞呈对数生长期时加入候选药物,一般应先观察时效关系,以明确测试时间点,并在合适的时间获得数据计算EC_{50}或IC_{50}及其可信限。必要时作量效关系和时效关系图。

二、器官组织水平筛选

上述细胞水平的药理活性筛选,具有高效、易行、所需供试样品少的特点,因此广泛用于各种候选药物的早期药理作用发现。但是细胞实验不能体现组织器官特有的协调反应和宏观表现,并缺乏组织器官局部的神经体液和活性物质调节。器官组织水平的筛选可在一定程度上满足上述需要,所需试验药物的量也较少,因此可以用于药物发现阶段特定的药物活性初步评价。如青蛙坐骨神经腓肠肌标本可作为横纹肌松弛药的筛选;离体兔心可评价药物对冠脉流量的影响等,这些将在以下相关内容中予以介绍。

第二节　新药评价的药理学研究

新药临床前药理评价内容一般包括下述几个方面：主要药效学研究（如化学药品注册资料 17），即与药品防治作用有关的主要药理作用；一般药理学研究（如化学药品注册资料 18），即在产生主要药效的剂量下，对机体其他生理系统的广泛药理作用；药代动力学研究（如化学药品注册资料 22 及资料 27），即机体对药物的处置过程与规律，包括吸收、分布、生物转化和排泄及其相关的动力学参数。

临床前药理学研究主要是评价候选化合物与防治疾病有关的作用（治疗作用与适应证），并明确其作用强弱、与已知同类药物相比的特点，以及在推荐临床使用剂量下，对机体其他重要系统有何影响。也包括研究机体对药物处置的过程与规律，及其相关的动力学参数，必要时还应对药理机制进行探讨。药理学研究可分为整体实验（in vivo）和离体实验（in vitro）两大类。前者为临床前药效评价必不可少的方法，后者获得的结果则一般作为辅助资料。

注册分类 1 的新药必须提供主要药效学评价资料，除此以外需提供主要药效学资料的还有：注册分类 4 中如为改变已知盐类药物的酸根、碱基或金属元素而不改变其药理作用者；注册分类 5 中如改变剂量和疗程的新药。

一、药理学研究实验设计基本知识

药理学研究的目的是揭示药物具有什么样的作用，为什么有这样的作用等。新药研制的药效试验，应根据注册需要和可能，作出科学的选择，使获得的结果具有治疗疾病的针对性。实验前的调研是必不可少的，包括文献资料的查阅、经验借鉴等。经过开题报告和论证，要明确实验目的是什么，主要方法技术是什么，应该观察哪些指标，收集哪些数据，准备说明什么问题。在考虑达到预期目的的同时，尚需在人力、物力资源和时间上都做好充分安排，周密地进行实验设计。必须本着实事求是的科学精神，在严谨的态度、严密的方法和严格的要求下进行实验研究。实验记录必须真实、规范、完整，能体现其原始性，切忌二次处理。根据实验观察和记录，运用正确的统计分析方法，得出可靠的结论。

要想有效地完成一项药理实验研究，首先必须科学地设计该项实验。依靠合理的实验设计，可以收到事半功倍的效果。由于情况各有不同，一个良好的实验设计应根据实验要求灵活掌握，只有尽可能完善的实验设计、正确的实验操作，再配合合理的分析，才能获得可信而理想的结果。因此，从整个研究过程来看，实验设计是中心环节，实验设计虽不能改变事物发展的本质，但一个正确无误的实验设计有助于反映事物发展的内在联系。

药理实验必须遵循自然科学研究中实验设计的三大原则——重复、随机、对照。

（一）重复（Replication）

由于生物个体差异或实验误差，仅根据一次实验或一个样本动物所得的结果，往往很难下结论。在适当的范围内重复次数愈多，数据的代表性愈强，则结果愈可靠，所以药理实验的结果应当能被稳定地重复，即具有可复性。同时在提高或具备足够的实验重复性时，需注意与实验有关的或发生干扰的因素，否则很难达到实验的可复性。

1. 样本数大小的选择　样本数加大固然可以提高精密度,但人力、物力、时间的消耗也随之增加,不符合经济原则,样本数过小又难以得出正确结论。如何能在少量样本的情况下获得可靠的结论,应在实验设计方面加以考虑。

对所需样本大小的估计可根据下列因素考虑:

(1) 药效方面:药效作用强则样本数可小,药效作用弱则可相应增加样本数。

(2) 生物差异:变异系数(CV)大则样本数应大;可信限要求小,则样本数需增加;P 值要求小,样本必须加大。

一般情况下,小动物(小鼠、大鼠等)每组 10～20 例,计量资料两组对比时,每组应不少于 10 例,计数资料则每组一般不少于 20 例;中等动物(兔、豚鼠)计量资料每组应不少于 6 例,计数资料每组一般不少于 20 例;大动物(犬、猫、猴)每组 5～10 例。

按统计学原理,可以得出如下结论:

(1) 两组样本数相同时,实验效率最高。

(2) 量反应指标比质反应指标效率高。

(3) 同体实验(如给药前后)获得数据比分组实验效率高。

2. 干扰因素的控制

(1) 动物方面:品系、体重、年龄、性别、饲料及饲养实验环境等。

(2) 测定仪器方面:精密度、灵敏度、操作技术熟练程度等。

(3) 药物方面:批号、纯度、稳定性、剂量、溶剂等。药物结构或药物主要有效成分含量是否明确对实验能否重复至关重要,尤其是中药研究。如果对所研究对象的条件不能控制,就失去了进行研究的必要条件,这在中药粗提物研究中更应引起关注。

动物本身的生物差异,可造成抽样误差,除此以外的差异(来自实验过程的各个环节)则可造成系统误差。实验结果的统计学处理,只能解决抽样误差,而不能排除系统误差,因此在实验中,一定要尽量减少抽样误差,避免系统误差。

(二) 随机(Randomization)

药理实验的对象是生物样本,生物样本之间本身常有差异,因此,把各实验对象在机会完全均等的条件下接受处理和分配,可消除人为因素或其他偏性误差的影响。

主要的随机方法有:

1. 完全随机化法　把实验动物完全随机地分配到各实验组中去。此法最简单也最常用,但效率较差,一般用于单因素大样本实验。

2. 配对随机法　先将动物按性别、体重、年龄、窝别或其他因素加以配对,以基本相同的两个动物为一对配成若干对,然后将每对动物随机分配于两组中,使两组的动物数、体重、性别、遗传背景尽量取得均衡,以减少组间的生物差异。

3. 区组随机法　这是配对随机法的扩大。将全部动物按性别、体重及其他条件等分成若干组,每组的动物数与拟划分的组数相等,各个动物的体质条件相似。再给每个区组中的每一只动物编号,利用随机数表将它们分配到各组。

4. 拉丁方阵随机法　凡是纵列横行均无重复字母的方阵均称拉丁方。此法适用于多因素实验研究的设计。如观察某药不同剂量的效应,要求用四种剂量,不仅 1、2、3、4 号动物都各注射一次,而且每次注射时都必须有这四种剂量,以消除动物个体差异和用药顺序带来的影响。一般先将四个剂量编 A、B、C、D 四个号码,然后按 4×4 拉丁方阵排列(表 2-1),每只动物纵列不受重复处置(如用量或其他条件),同一次横行也不受重复处置。如样本是 5 个或 6 个,则可相应采用 5×5、6×6 方阵。各行各列之间还可互换成多种变形。

表 2-1 4×4 拉丁方阵

剂量 用药次数	动 物 号			
	1	2	3	4
一	A	B	C	D
二	B	C	D	A
三	C	D	A	B
四	D	A	B	C

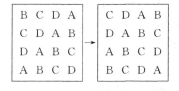

5. 正交设计 是用正交表作为因素分析的一种高效设计法,在复方药物各组分对疗效影响的分析中较为方便而实用,例如某复方药由甲、乙、丙、丁四种药组成,每药选用高、中、低 3 个剂量。欲分析各药对复方疗效的影响,可使用"L_9,(3^4)正交表",L 是正交表的符号,9 表示做 9 次实验,3^4 表示 4 种因素(甲、乙、丙、丁四个药物成分)各三个水平(高、中、低 3 个剂量)。按理有 $3^4=81$ 种组合,即应进行 81 次实验,但用正交设计,做 9 次实验即可解决问题。

(三)对照(Control)

在生物科学实验中,影响实验的因素很多,这些因素有的能被控制,有的不能被控制,由此常可造成假阳性和假阴性结果,有时还可出现不同批次实验数据相差较大,为了解决这个问题,在实验中必须设定对照组,用对照组和实验组的比较来消除各种无关因素的影响。如用生理盐水或溶剂代替药液同容量给药者称"阴性对照组",用已知疗效确切的典型药物代替者称为"阳性对照组"。在同一实验室,某一阴性对照组或阳性对照组的数据应该相对稳定,表示重复实验的可信程度;即使在不同的实验室,相同实验阴性对照组或阳性对照组的数据也应该充分接近,表示实验受无关因素干扰很小。就单个实验而言,对照实验应注意"同时同地同条件",也就是要平行对照,否则失去对照的意义。在同一个体身上观察给药前后某种指标的变化即为自身对照。此种对照可以减小个体差异的影响。在实验中设若干平行组,进行各组间的比较,亦称组间对照,便于与已知药比较,并能检验实验条件是否能有效地反映供试品的药效。

二、药理实验设计的要点

(一)明确实验目的

也就是根据实验中要解决的核心问题,进行实验的项目设计,做到有的放矢。不要把与实验目的无关的内容或项目掺入到实验中。

(二)决定实验方法及观察指标

新药临床前药理研究通常要求按照 SFDA"新药临床前研究技术指导原则"进行,无法在指导原则找到合适研究方法时,可参照国内外同类研究的相关文献,采用公认的方法,并有选择该方法的科学依据。候选新药应该采用两种以上试验方法获得药理研究结果,其中一种以上是整体正常动物或模型动物,模型动物必须能反映候选新药药理作用的本质。评价指标应能反映主要药效作用的药理本质,做到客观、量化(定量和半定量)。

应采用拟推荐临床使用的给药途径,如该途径无法在动物身上进行,则应采用生物利用度尽量接近的其他途径。

实验的观察指标往往和实验方法有联系。利用实体瘤筛选抗癌药,常以瘤重变化为指标。指标的选择,首先要能反映被研究问题的本质,并具有唯一可靠性,其次,指标必须能用客观方法,不仅定性而且能定量地加以测定,取得准确数据。

（三）选择动物实验模型

药理实验对象包括正常动物、麻醉动物及病理模型,以整体动物为主,必要时可辅以离体器官或组织(如观察平滑肌收缩、心肌收缩力等),主要根据实验目的、方法和指标的要求而定。哺乳动物是新药临床前评价的主要实验动物,可根据实验需要及药理指标灵敏度而定。例如,小鼠价廉而且来源广,便于饲养,使实验样本量可达到较大的要求,可用于药效的初步评价、LD_{50}的测定等;大鼠的用途与小鼠相仿,由于其消化系统中没有胆囊,便于做胆汁引流实验。对一种药物的研究,尽量考虑选用一种啮齿类和一种非啮齿类哺乳动物,尽量使样本针对要求符合代表性的原则。

（四）抽样与分组

根据实验需要确定要分的组数,然后按随机原则进行分组,做到各组体重、年龄分布情况相似,多数情况下性别各半。一般应设溶剂对照组,作用机制接近的经典阳性药物对照组;如研究过程中实验动物需行手术,则尚应设相应的假手术组,以避免机体应激反应或炎症反应干预实验结果。

（五）预试验

预试验是正式试验前的一个重要步骤,是对整个实验设计的预演,可以考察设计是否完善、合理、可行。通过预试验可以熟悉实验方法,探索剂量大小,修正试验样本的例数,检验实验的观察指标是否灵敏、可靠、客观等。

（六）确定给药剂量

1. 给药剂量的换算　剂量的确定应建立在预试或文献报道的基础上,研究创新药物时,往往缺乏参考资料可供检索。不同种动物间用药剂量应按一定方法加以换算。

2. 用药剂量的选择　结合临床实际,在安全范围内的药理作用才有意义。同时应观察药物的量效关系,一般设三个剂量组,小剂量应出现最小有效作用,必要时可适当增加剂量,最大剂量不应超过最小中毒量,量效关系不明确的药物应说明原因。主要药效作用应该求出量效关系,尽量求出ED_{50}或有效剂量范围,有效范围是设计推荐临床研究人用剂量换算的关键依据之一。创新药物动物试验中的起始给药剂量一般为LD_{50}的$1/5 \sim 1/10$,治疗指数至少在10以上的药效才有进一步评价的实际意义。一般进行药效对比时选用中效剂量;进行协同试验时,试验剂量应偏低一点;进行解毒或拮抗实验时,剂量应偏高一些。在探索药效的最适剂量时,应从小动物开始,在整体动物上按2倍或$3.16(\sqrt{10})$倍递增,在离体器官上可按3倍或10倍递增。

3. 安全剂量的探索　当由大动物(如犬、猴)过渡到临床试验时,应特别注意安全问题。药物的安全剂量一般根据该药动物的最大耐受量或由该药与已知药的效价比值来估算。可以犬的最大耐受量的 1/10 作为人的初试剂量。

(七)给药途径、药物剂型和观察时间的安排

给药途径对药物作用有很大影响,既要尽可能采用方便易行的途径,又要考虑药物的性质。一般要求两种以上的给药途径,即一种为口服,另一种为腹腔注射或静脉注射,药效或毒性实验都应如此。应根据药物的溶解性和稳定性确定剂型,溶于水者可制成水溶液供注射或口服;能溶于油者可制成乳状液,供肌内和腹腔注射或口服;水油都难溶者可制成混悬液供口服或非静脉注射等。有的药物一次给药作用不明显,需要多次给药(如抗神经退行性病变药,大多数抗菌药和抗肿瘤药)。不同药物给药后观察时间长短也不同,如对抗肿瘤药物中的抗代谢物,通常不少于观察 2 周,但对解热镇痛药、降血压药则可在 1 次给药后作初步评价。

(八)拟订实验记录格式

实验记录一般应包括:

1. 实验的名称。

2. 实验样本的条件　动物的种类、品系、来源、级别、体重、年龄和性别等。

3. 实验药物的情况　药物的来源、批号、纯度、剂型和配制方法等。

4. 实验环境的情况　时间、室温、湿度等。

5. 实验的方法、步骤和进程　包括仪器规格型号,方法技术细节,以便反映实验结果可靠性。

6. 实验结果、原始记录。

7. 实验参与者,实验负责者。

(九)结果数据处理

应选用合适的统计方法进行。每次实验须随时记录结果,根据原先设计内容和评价指标,对数据作统计处理,常采用 t 检验、χ^2 检验等,目前有特定的统计软件供选用,通过数据统计处理而得出结论。

三、实验动物选择

临床前主要药效学研究以动物为实验对象,由于动物的种属品系及其质量对药理作用的产生和程度有较大影响,因此对动物的合理选择非常重要。动物选择应尽可能考虑与人在生物学上接近,解剖学和生理生化学特征上类似的动物。应针对药理试验观察的指标,选用敏感动物及靶器官高反应的实验动物,如过敏试验选用豚鼠,抗高血压作用选用犬和猫。同时尚应注意动物的年龄、性别、遗传背景、营养和饲养环境等。动物的年龄最好是从其出生日期来推算,小动物的年龄常用月龄甚至日龄,在不能确知动物年龄的情况下,则常按其体重作粗略估计。一般成年动物对药物的反应性比较稳定,幼年动物对药物的毒性比较敏感。因而观察药物的各种药理作用多用刚到性成熟期的动物,进行长期毒性试验时则常用幼年动物。在同一批实验中,各组动物的年龄、体重应尽可能一致(体重相差不宜超过20%),否则可影响实验结果的可靠性。一般选用清洁级动物,特殊需要时选用 SPF(近交系

动物)。应用近交系动物虽对获得比较可靠的实验结果有好处,但不顾实验目的采用近交系动物,所获结果只有个性,缺乏共性,可能在人体出现的效应可重复性差。

现将各种常用实验动物的特点及其在药理学实验中的应用简介如下:

1. 青蛙和蟾蜍　其心脏在离体条件下可以有节律地搏动很久,常用来研究药物对心脏作用的评价。其坐骨神经-腓肠肌标本可用来观察药物对外周神经或神经肌接点的作用,用于局麻药和肌松药的研究。蛙的腹直肌标本还可用于鉴定乙酰胆碱和箭毒类药物的作用。但由于青蛙和蟾蜍为非哺乳类动物,所获结果通常不能直接推论到人。

2. 小鼠　是需用大量动物进行实验的首选动物,如半数致死量测定和各类药物初筛等。在行为及自发性活动试验中,由于其体积小,易在特殊仪器和设施中评价而有独到之处。通过肿瘤细胞接种可使小鼠发生肿瘤而制备荷瘤模型,故可用于抗肿瘤药的筛选。还可以感染病原微生物,常用于这些疾病的实验化学治疗。裸小鼠先天性胸腺缺陷,T细胞不能正常分化,因此没有 IgG 和 IgA 反应,对来自异体的组织没有排斥作用,所以较广泛地应用于荷瘤模型制备,用以抗肿瘤药物评价。

3. 大鼠　与小鼠相似,但其体形较大,在有些实验中使用更为方便,例如,可用以进行血压实验,甚至可以进行血流动力学研究等。对炎症反应比较灵敏,适用于药物的抗炎作用试验。大鼠无胆囊,便于通过胆管插管收集胆汁。大鼠的离体膈神经-膈肌标本和离体子宫,分别用于神经肌接点阻断药和子宫收缩药的生物检定。此外,大鼠还是新药长期毒性试验的常规实验动物,并因其生育力强,妊娠期短,而适用于生殖药理和毒理的研究。化学物质诱导易使大鼠发生肿瘤,故也可用于药物的致癌性研究。

4. 豚鼠　易被抗原性物质致敏,并对组胺特别敏感,常用来观察药物的致敏作用和筛选抗过敏药。又因其对结核杆菌比较敏感,也用于抗结核药的筛选。离体豚鼠的心脏和回肠分别用于强心苷和传出神经药物的试验。

5. 家兔　其耳缘静脉便于注射给药及采血,为药理实验中用得较多的一种动物,可用于直接记录血压、呼吸等药物的作用。家兔的体温比较稳定,故可用于解热药实验与注射液的热原检查。家兔的心脏在离体条件下可搏动很久,是观察药物对哺乳类动物心脏直接作用的合适模型。离体兔耳和兔肠常用于观察药物对血管和肠道平滑肌的作用。家兔皮肤对刺激物的反应接近于人,适宜用于观察药物对皮肤的局部作用。但家兔为食草动物,在进化过程中对某些植物来源的化合物有耐受性,如对阿托品的心血管系统作用,要远高于按体表面积计算量才有作用。

6. 猫　其血压比较稳定,用于观察药物对血压的影响比家兔更合适。猫对神经肌接点阻断药的反应性与人类最接近,是研究新型肌松药的常用动物。猫的呕吐反应很灵敏,可用于试验药物的致吐或镇吐作用。猫和兔的头部表面与脑的各部分有固定的对应关系,需要在脑内插电极观察脑电活动时,两种动物都常用,但猫脑比兔脑约大一倍,故更为合适。

7. 犬　在习性上接近于人,适用于慢性实验,如抗高血压作用评价、用手术做成胃瘘和肠瘘观察药物对消化道运动和分泌功能影响等。也常用于在位心脏的冠脉流量及血流动力学研究等。进行新药临床前毒性试验时,犬是常规使用的大动物。

8. 猴　在分类上接近人类,神经系统比较发达,有月经周期,因而更适用于观察药物对高级神经活动和生殖生理的影响,及进行新药的临床前依赖性试验等。

9. 鸽和鸡　鸽对强心苷的呕吐反射个体差异最小,常用于强心苷类药物的生物检定。

去势公鸡的鸡冠则适用于雄激素作用的观察。

10. 近交系动物　一种动物经过 20 代以上的兄妹或亲子交配,达到遗传性质的均一性以后,称为近交系动物(俗称纯种动物)。近交系动物的反应个体差异性很小,所获结果的可重复性较高。这对于减少实验动物的用量,提高实验的精确度有很大意义,然而近交系动物的繁殖力低,抗病力差,对于饲养条件的要求比远交动物高得多,这给动物来源大量供应造成了困难。所以近交系动物只在某些特殊场合(如用 615 系棕色小鼠进行白血病实验治疗)才使用。在一般情况下,用普通动物进行实验较合适,这样还可以包括种群中敏感和不敏感的个体。

多数药理实验均考虑动物采用雌雄各半,有些实验为避免雌性动物性周期对实验结果的影响,也有强调选用雄性动物的。但是药效学研究注重的是药物的防治作用,首先应该考虑所选实验动物的性别、年龄能恰当地反映药物临床用途的需要。如观察药物对生长、发育和内分泌系统等的影响,以生长旺盛的幼年动物合适;而热板法镇痛试验却选雌性小鼠合适,因为雄性小鼠的阴囊易接触热板而影响实验结果。又如豚鼠对过敏物质反应明显,故常用于过敏性实验;鸽子对呕吐物质反应明显,可用于洋地黄等强心苷的生物检定;而裸小鼠则因缺乏胸腺而适宜用作肿瘤模型。

除了上述不同种属品系动物对药物的反应有差异外,动物与人对药物的差异也可有很大差别,因此临床前药效学研究最好采用两种以上动物。通常一个药物在多种动物上的反应基本一致,说明该药物对生物的共性大,推论到对人的作用一致性机会也大。反之,一个药物对不同动物的作用很不一致,则预期对人的效应一致性就小。

四、动物实验模型

药物的疗效评价往往需要选用合适的动物模型,即人为造成的既能反映临床疾病病理生理过程,又能反映药物药理作用本质的实验动物。一个药物的药效评价往往需要用多个模型从多重方面加以论证。

新药评价药效学模型以整体动物为好,离体动物实验应该选用特异性好,能反映药理作用的本质,要注意整体模型与离体模型药理作用间的差别。

第三节　药理学实验的基础知识

一、药理学实验课程的目的和要求

药理学实验课的目的在于通过实验,使学生掌握进行药理学实验的基本方法,了解获得药理学知识的科学途径,验证药理学中的重要基本理论,更牢固地掌握药理学的基本概念。药学院校的学生还要在药理学实验中,学习进行新药临床前药理学研究的方法,以及定量药理学实验和药物的生物检定法等。

在实验课中还应培养学生严肃的科学工作态度、严格的要求、严密的工作方法和实事求是的作风,并初步具备客观地对事物进行观察、比较、分析、综合和解决实际问题的能力。

为了达到上述目的,要求做到下列事项:

实验前：

（1）仔细阅读实验指导，了解实验的目的、要求、方法和操作步骤，领会其设计原理。

（2）结合实验内容，复习有关药理学和生理学、生化学等方面的理论知识，达到充分理解。

（3）估计实验中可能出现的情况和发生的问题，以培养解决问题的能力。

实验时：

（1）有条理地安排实验器材并正确装置。

（2）严格按照实验指导步骤进行操作，准确计算给药量，防止出现差错或意外。

（3）认真、细致地观察实验过程中出现的现象，随时记录药物反应的出现时间、表现以及最后转归，联系理论进行思考；并注重实验记录的规范性（原始、规范、完整）。

实验后：

（1）认真整理实验结果，经过分析思考，写出实验报告，按时交给指导教师。

（2）整理实验器材，洗净擦干，妥为安放。将存活和死亡动物分别送至指定处所。做好实验室的清洁卫生工作。

二、实验动物的捉持和给药法

实验 1　小鼠的捉持和给药法

【目的】　学习小鼠的捉持和各种给药法。

【材料】　小鼠 3～4 只

鼠笼　天平　注射器　针头　灌胃针头　小鼠尾静脉注射用固定筒

生理盐水

【方法】

1. 捉持法　以右手提鼠尾，将小鼠放于鼠笼盖或其他粗糙面上，将鼠尾向后轻拉，使小鼠固定在粗糙面上。以左手的拇指及屈成"V"状的食指捏住其双耳及头颈部皮肤，无名指、小指和掌心夹住其背部皮肤和尾部，这样便可将小鼠完全固定，并可保持头颈部平直。

2. 灌胃法　以左手捉持小鼠，使头部朝上，颈部拉直。右手持配有灌胃针头（以 16 号输血针头磨去针尖后制成）的注射器，自口角插入口腔，再从舌面紧沿上腭进入食道（图 2-1）。如手法正确，不难成功。若遇阻碍，应退出后重插，不能用力强插，以免刺破食道或误入气管，使动物致死。灌胃的药液量一般为 0.1～0.3ml/10g。试以生理盐水做灌胃练习。

3. 皮下注射　可由两人合作进行，一人左手抓住小鼠头部皮肤，右手拉住鼠尾。另一人左手捏起背部皮肤，右手持注射器（选用 5 号或 6 号针头），将针头刺入背部皮下（图 2-2）。如由一人操作，可按前法捉持小鼠，右手持注射器，针尖从右侧肋缘上穿入皮下，向前推至右前肢腋下部位，将药液推入即可。小鼠皮下注射的药液量一般为 0.05～0.2ml/10g。试以生理盐水进行练习。

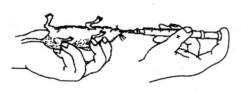

图 2-1　小鼠的灌胃法

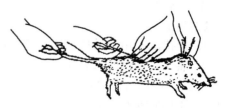

图 2-2　小鼠的皮下注射法

4. 肌内注射　可由两人合作进行，一人左手抓住小鼠头部皮肤，右手拉住鼠尾，另一人持注射器（选用 4 或 5 号针头），将针头刺入后肢外侧部肌肉。如一人单独操作，可以左手拇指和食指抓住小鼠头部皮肤，小指、无名指和掌部夹住鼠尾及一侧后肢，右手持注射器刺入后肢肌肉给药。注射量每腿不宜超过 0.05ml。试以生理盐水做肌内注射练习。

5. 腹腔注射　以左手抓住小鼠，使腹部朝上，头部下倾，右手持注射器（选用 5 或 6 号针头），取 30°角将针头从一侧下腹部向头端刺入腹腔（图 2-3）。进针部位不宜太高，刺入不能太深，以免伤及内脏。注射量一般为 0.1～0.2ml/10g。试以生理盐水做腹腔注射练习。

6. 尾静脉注射　将小鼠置于特制的固定筒内，使鼠尾露出在外。用酒精（或二甲苯）棉球涂擦尾部，或将鼠尾在 50℃热水中浸泡半分钟，使血管扩张。用左手拉住尾尖，从左右两侧尾静脉中，选择一条扩张最明显的尾静脉，右手持注射器（选用 4 号针头），以合适的角度将针头刺入血管，推入药液（图 2-4）。如推注时有阻力，且局部肿胀变白，表明针头没有刺入血管，应拔针后重新穿刺。穿刺血管时宜从鼠尾末端开始，以便失败后可在第一次穿刺点的近心端重新进行。小鼠尾静脉注射的药液量一般为 0.1～0.2ml/10g。试以生理盐水做尾静脉注射练习。

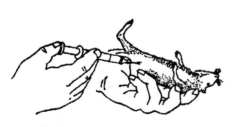

图 2-3　小鼠的腹腔注射法

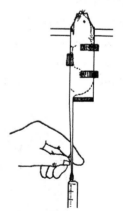

图 2-4　小鼠的尾静脉注射法

实验 2　家兔的捉持和给药法

【目的】　学习家兔的捉持和各种给药法。

【材料】　家兔 1～2 只

兔固定箱　兔开口器　托盘秤　导尿管　注射器

生理盐水

【方法】

1. 捉持法　用一手抓住家兔颈背部皮肤将兔提起,另一手托其臀部,使兔呈坐位姿势。

2. 灌胃　需由两人合作进行,一人取坐位,用两腿夹持兔身,左手握家兔双耳,右手抓住两前肢;另一人将木制开口器横插于家兔口内,压住舌头,并固定之。取 8 号导尿管,从开口器中部小孔插入食道,深约 15~18cm。插管时易误入气管。区别主要在于谨慎观察插管后动物的反应,插入气管时将引起家兔的剧烈挣扎呼吸困难。也可将导尿管的外端浸入水中,如有气泡吹出,表示已误入气管内,此时应拔管重插。于判明导尿管确实插在食道内以后,取注射器接在导尿管上,将药液推入。再推注少量空气,使导尿管中不致有药液残留(图 2-5)。然后抽出导尿管,取出开口器。如用兔固定箱,亦可一人操作,左手将开口器固定于兔口内,右手将导尿管插入食道。家兔灌胃给药时的药液容量一般为 5~20ml/kg。试以生理盐水进行练习。

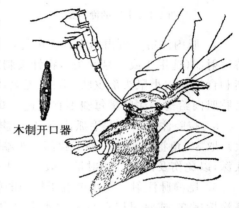

木制开口器

图 2-5　家兔的灌胃法

3. 皮下、肌内及腹腔注射　给药方法基本同小鼠,唯针头可稍大(选用 6 号或 7 号针头),给药量可稍多(皮下与肌内 0.5~1.0ml/kg,腹腔 1.0~5.0ml/kg)。

4. 静脉注射　将家兔置固定箱内,拔净耳廓外缘的毛,选择一条比较明显的耳缘静脉,用酒精棉球涂擦皮肤,使血管显露。用左手拇指和中指捏住兔的耳尖,以食指垫在兔耳拟进针部位下面,右手持注射器(选用 6 号针头),从近耳尖处将针头刺入血管(图 2-6 及 2-7)。如见到针头确在血管内,即以左手将针头固定在兔耳上,将药液推入。推注时如有阻力,局部出现肿胀,表明针头不在血管内,应立即拔针重新进针。家兔的静脉注射量,一般药液为 0.2~2.0ml/kg,等渗药液可达 10ml/kg。试以生理盐水进行练习。

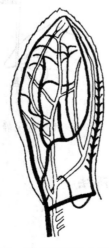

图 2-6　家兔耳廓的血管分布
注:黑色实线表示静脉;中空线表示动脉

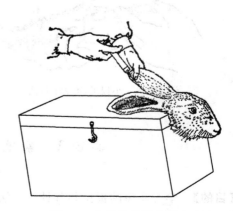

图 2-7　兔耳的静脉注射法

附：其他动物的给药法

1. 大鼠的捉持和给药法

（1）捉持法：将大鼠放于粗糙面上，用右手拉其尾部，左手戴保护手套，以拇指和食指捉其头部，其余三指夹住背腹部。对于身体特大或凶狠易咬人的大鼠，可先以布巾包裹全身（露出口、鼻），然后进行操作。

（2）给药法：大鼠的各种给药方法基本上同小鼠，唯所用的给药工具可稍大，给药量也可稍多。

2. 豚鼠的捉持和给药法

（1）捉持法：豚鼠性温和，一般不会咬人，用手握住身体即可。

（2）皮下、肌内及腹腔注射：方法基本上同小鼠，给药量可稍多。

（3）静脉注射：可选用后脚掌外侧的静脉或外颈静脉进行注射。做后脚掌外侧静脉注射时，由一人捉豚鼠并固定一条后腿，另一人剪去注射部位的毛，用酒精棉球涂擦后脚掌外侧的皮肤使血管暴露，再将连在注射器上的小儿头皮静脉输液针头刺入血管。做外颈静脉注射时需先剪去一点皮肤，使血管暴露，然后将连在注射器上的头皮静脉输液针头刺入。豚鼠的静脉管壁脆弱易破，操作时需特别小心。

3. 猫的给药法

皮下、肌内及腹腔注射：方法基本上同家兔。给性情暴躁的猫注射麻醉药时，可先将猫装在布袋内，然后逐渐收缩布袋，将猫推到袋角，按住头部和躯体，隔着布层作腹腔内注射。

4. 犬的给药法

（1）给药前处置：对于未经驯服的犬，需先以特制铁钳夹住颈部，将其按倒，以绳索捆扎犬嘴，然后才给药。但对于已经驯养，用于慢性实验的犬，切不可用铁钳夹颈，否则其性情将由此变得暴躁而难以操作。

（2）灌胃、皮下、肌内和腹腔注射：方法基本上同家兔，用具和给药量应相应增大。

（3）静脉注射：常用的注射部位是后肢小隐静脉（图 2-8），该血管由外踝前侧走向外上侧。也可选用前肢的皮下静脉（图 2-9），该血管在脚爪上方背侧的正前位。注射时先局部剪毛，以酒精涂擦皮肤，一人捏紧注射肢体的上端，阻断血液回流，使静脉充盈，以便看清其走向，另一人持注射器进行静脉穿刺，将药液注入。

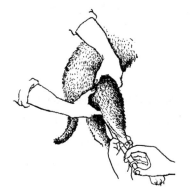

图 2-8　犬后肢外侧小隐静脉注射法

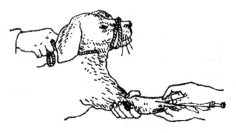

图 2-9　犬前肢内侧皮下静脉注射法

几种实验动物常用给药途径的适宜给药容量列于表 2-2 中。

表 2-2　几种实验动物常用给药途径的适宜给药容量

动　物	给药途径	缩　写	适宜给药容量
小鼠	灌胃	ig	0.1～0.3ml/10g
	皮下注射	sc	0.05～0.2ml/10g
	肌内注射	im	0.02～0.05ml/每腿
	腹腔注射	ip	0.1～0.2ml/10g
	尾静脉注射	iv	0.1～0.2ml/10g
大鼠	灌胃	ig	1～2ml/100g
	皮下注射	sc	0.5～1ml/100g
	肌内注射	im	0.1～0.2ml/每腿
	腹腔注射	ip	0.5～1ml/100g
家兔	灌胃	ig	5～2ml/100g
	皮下注射	sc	0.5～1ml/kg
	肌内注射	im	0.5～1ml/kg
	腹腔注射	ip	1～5ml/kg
	静脉注射	iv	0.2～2ml/kg

三、实验动物的性别鉴别、编号和处死法

（一）实验动物的性别鉴别

1. 小鼠和大鼠　两性的区别要点有三：雄鼠可见阴囊，站位时阴囊内睾丸下垂，热天尤为明显；雄鼠的尿道口与肛门距离较远，雌鼠的阴道口与肛门比较靠近；成熟雌鼠的腹部可见乳头。

2. 豚鼠　与小鼠和大鼠基本相同。

3. 兔　雄兔可见阴囊，两侧各有一个睾丸；用拇指和食指按压生殖器部位，雄兔可露出阴茎；雌兔的腹部可见乳头。

4. 其他较大动物，性别特点明显，不难辨认。

（二）实验动物的编号

较大的动物如猫、犬、猴等，可用号码牌挂在动物颈部，或将特制的铝质标牌固定在耳廓上。小鼠、大鼠及家兔一般用 1％苦味酸溶液（以稀乙醇配制）涂于体表不同部位的毛上。方法不尽相同，以能明显区别为原则。例如，1 号涂左前肢，2 号涂左后肢，3 号涂右前肢，4 号涂右后肢，5 号涂头部，6 号涂背部，7 号涂尾部，8 号涂头及背部，9 号涂头及尾部，10 号不涂色等。

（三）实验动物的处死法

1. 小鼠和大鼠　常以断头法处死。对于小鼠，还可用颈椎脱臼法处死，即用左手的拇

指和食指紧按其头部,右手捉其尾根,向后猛拉,就可使其致死。

2. 兔、猫及犬　静脉注射空气 10～30ml,可使动物因血管气栓而死。静脉注射大剂量戊巴比妥钠等麻醉药,则更可使动物在死前免受痛苦。

四、实验动物给药量的计算

在要给动物药的时候,常常会遇到两个问题:① 给予多少剂量才恰当? ② 应配成何种浓度的药液,给予多少毫升才合适? 现分述其处理方法。

(一)给药剂量的决定

药物对于某种动物的适当剂量得自实践经验,不能凭空推算。在我们为了某一研究目的,准备给某种动物用药而需要解决剂量问题时,首先应该查阅该药的有关文献(学报、文摘、手册和专著等),了解前人的经验。如能查到为了同一目的,给相同种类动物用药的记录,那就可以参考照试。有时候查不到治疗剂量,但能找到致死量(LD$_{50}$ 或 MLD),可先用 1/5～1/10 的致死量进行尝试。

如果查不到待试动物的剂量,但知道其他动物的剂量或人用剂量,这就需要加以换算。关于不同种类动物间用药剂量的换算,一般认为不宜简单地按体重比例增减,而应按单位体重所占体表面积的比值进行换算。但换算而得的剂量仍有可能偏大或偏小,也只能作参考用。

(二)药液浓度的考虑与给予药液容量的计算

决定了给药剂量以后,应该怎样考虑将要配制药液的适当浓度呢? 这时候就应当从在供试动物身上,以某种特定途径给药时的最适给药容量入手,现举例加以说明。

例 1　已知戊巴比妥钠给家兔静脉注射时的适当剂量为 25mg/kg,问:宜将戊巴比妥钠配成何种浓度的溶液,方便于给药?

解　家兔静脉注射时的药液容量以 1ml/kg 较恰当。现在既已决定采用 25mg/kg 的剂量,这就是说,每 1ml 药液中以含戊巴比妥钠 25mg 为宜。25mg/ml 的浓度如用百分比浓度表示,就是 2.5%。因此,当需要给家兔按 25mg/kg 静脉注射戊巴比妥钠时,宜将药液配成 2.5% 的浓度。

在需要按照预定剂量,利用现成药液给药的时候,又该怎样计算每个动物应当给予的毫升数呢? 现再举例加以说明。

例 2　盐酸苯海拉明给犬肌内注射的适当剂量为 2.5mg/kg。现有 1.5% 的药液,8.5kg 体重的犬应注射该药液多少毫升?

解　犬 1kg 体重需给盐酸苯海拉明 2.5mg,8.5kg 的犬应给盐酸苯海拉明 $2.5 \times 8.5 = 21.3$mg。

1.5% 的药液每 100ml 含药 1.5g,即 1500mg,所以每毫升含药为 1500/100＝15mg。

21.3mg 盐酸苯海拉明折合成 1.5% 药液的体积为 21.3/15＝1.4ml,此即 8.5kg 的犬应肌注 1.5% 盐酸苯海拉明溶液的容量。

例 3　盐酸吗啡给小鼠腹腔注射时的剂量为 15mg/kg。现有药液的浓度为 0.1%,17g 体重的小鼠应注射此种药液几毫升?

解　按 15mg/kg 的剂量计算,17g 体重的小鼠应给药 $15 \times 0.017 = 0.255$mg。

0.1％的药液每 100ml 含药 0.1g（100mg），即每 1ml 含药 1mg。

0.255mg 盐酸吗啡折合成 0.1％药液的体积为 0.255/1＝0.255ml。所以 17g 体重的小白鼠应注射 0.1％的盐酸吗啡溶液 0.26ml。

在某些药理试验中，也按摩尔浓度配制药液，如将 1 摩尔的药物溶于溶剂中，配成 1L 的溶液（其他浓度依此类推），表示为 1mol/L，余类推。

【讨论题】

1. 尼可刹米给家兔静脉注射时的剂量为 90mg/kg。现在注射液的浓度为 25％，2.4kg 体重的家兔需注射此种注射液多少毫升？

2. 盐酸氯丙嗪给小鼠灌胃时的剂量为 25mg/kg。现有药液浓度为 2.5％，试计算 18g 体重的小鼠应当给予的毫升数。如果计算出来的容量过小，不便进行给药，试问应将上述氯丙嗪溶液稀释到何种浓度，方较合适？

3. 已知安钠咖给小鼠皮下注射时的有效剂量为 150mg/kg，试考虑配制苯甲酸钠咖啡因溶液时应选择的浓度，并计算小鼠每 10g 体重需注射此种溶液的毫升数。

五、实验结果的整理和实验报告的撰写

整理实验结果和撰写实验报告，就是做完每项实验以后的总结工作。通过总结，可使我们把在实验过程中获得的感性认识提高到理性认识，明确已经取得的成果、尚未解决的问题以及工作中的优缺点。实验报告是向他人提供研究结果和经验，并供本人日后查阅的重要资料。应当充分认识在校学习期间学会做这一道科学研究工作中关键性工序的重要性。

（一）实验结果的整理

实验结束以后应对原始记录进行整理和分析。药理实验结果有测量资料（如血压值、心率、瞳孔大小、体温变化、生化测定数据和作用时间等）、记数资料（如阳性反应或阴性反应数、死亡或存活数等）、描记曲线、照片和各种现象记录等。凡属测量资料和计数资料，均应以恰当的单位和准确的数值定量表示，不能笼统表示。一般应作统计处理，以保证结论有较大的可靠性。尽可能将有关数据列成表格或绘制成统计图，使主要结果有重点地表达出来，以便直观地阅读、比较和分析。制作表格时，一般应按照观察指标科学进行设计。将观察项目列在表内左侧或上端，由上而下逐项填写，而将实验中出现的变化，按照时间顺序，自左而右逐项填写。绘图时，应在纵轴和横轴上画出数值刻度，表明单位。一般以纵轴表示反应强度，横轴表示时间或药物剂量，并在图的下方注明实验条件。如果不是连续性变化，也可用柱形图表示。凡有曲线记录的实验，应及时在曲线图上标注说明，包括实验题目，实验动物的种类、数量、性别、体重、给药量和其他实验条件等。对较长的曲线记录，可选取有代表性变化的段落，剪下后粘贴保存。这里需要注意的是，必须以绝对客观的态度来进行整理工作，不论预期内的结果或预期外的结果，均应一律留样。

（二）实验报告的写作

每次实验后均应写好报告，交指导教师批阅。实验报告要求结构完整、条理分明、用词规范、详略得当、措辞注意科学性和逻辑性。一般包括下列内容：

1. 实验题目。

2. 实验目的。

3. 实验方法 当完全按照实验指导讲义上的步骤进行时,也可不再重述。如果实验方法临时有所变动,或者发生操作技术方面的问题,影响观察的可靠性时,应作简要说明。

4. 实验结果 是实验报告中最重要的部分,需绝对保证其真实性。应随时将实验中观察到的现象在原始记录本上记录,实验告一段落后立即进行整理,做到原始、规范、完整。不可单凭记忆或搁置了长时间之后再作整理,否则易导致遗漏或差错。实验报告一般只列经过归纳、整理的结果。但原始记录应予完整保存备查。

5. 讨论 应针对实验中所观察到的现象与结果,联系课堂讲授的理论知识,进行分析和讨论。不能离开实验结果去空谈理论。要判断实验结果是否为预期的,如果属于非预期的,则应该分析其可能原因。

6. 结论 实验结论是从实验结果归纳出来的概括性判断,也就是对本实验所能说明的问题、验证的概念或理论的简要总结。不必再在结论中重述具体结果。未获证据的理论分析不能写入结论。

六、药效学研究

实验 3 药效的感官观察

【目的】 依靠实验者本身的感官功能来观察动物的生理状态和药物效应,进行有关新药临床前主要药效学、一般药理学和急性毒性等研究的相关基本功训练。

【材料】 家兔 2 只

注射器 针头 手电筒

1%苦味酸溶液 0.2%盐酸麻黄碱溶液 0.1%地西泮溶液(取其注射液,以含20%丙二醇和5%乙醇的水溶液稀释而成)

【方法】 取家兔 2 只,以 1、2 编号,分别以苦味酸溶液涂毛作标记,称其体重,鉴别其性别,然后作下述检查:

外观检查:被毛的颜色如何? 是否清洁而有光泽? 是紧贴体表还是耸起? 口、鼻、耳有无分泌物流出? 肛门周围是否洁净?

神经系统及运动功能:头能否昂起? 四肢骨骼肌的张力如何? 行走时步态与姿势如何? 自发活动是否频繁? 对声、光、痛的反应是否灵敏? 翻正反射与耳翼反射是否存在? 有无惊厥或肌颤现象?

呼吸和心血管系统功能:呼吸是否均匀而平稳? 其频率和深度如何? 心率每分钟多少次? 耳廓上血管的颜色和舒缩状态如何?

眼部变化:眼睑的开闭程度如何? 眼球是否过分突出? 结膜有无充血? 角膜和晶体是否透明? 角膜反射与瞳孔对光反射是否存在?

给 1 号兔静脉注射盐酸麻黄碱 0.4mg/kg(0.2%溶液 0.2ml/kg),给 2 号兔静脉注射地西泮 0.4mg/kg(0.1%溶液 0.4ml/kg)。5min 后再作上述各种检查,观察其变化。

【报告要点】

兔 号	体 重	性 别	给药及剂量	观察项目及结果		
				项 目	给药前	给药后
1				外 观 神经系统及运动功能 呼吸及心血管功能 眼部变化		
2				外 观 神经系统及运动功能 呼吸及心血管功能 眼部变化		

【讨论题】

1. 通过上述感官观察,可以发现盐酸麻黄碱和地西泮具有哪些药效?
2. 有了先进的仪器设备和测试手段以后,用感官观察药物作用的方法是否可退居次要地位?

附:几种生理功能的检查方法

1. 骨骼肌张力　以手触摸后肢或其他部位肌肉,试其是否紧张而有弹性。轻轻牵拉四肢,试其收缩力。
2. 翻正反射　将动物背位放置桌面,观察放手后其能否立即翻正。
3. 耳翼反射(pinna reflex)　先让家兔自由活动,再以针头等尖锐器物轻触耳廓内侧中央部,观察是否立即有耳翼扇动、扭头等反应。
4. 角膜反射　以兔须轻触角膜,观察是否立即有眨眼动作。
5. 瞳孔对光反射　将动物移至阴暗处,观察瞳孔是否会散大。再以强光照射眼部,观察瞳孔是否又会缩小。

实验 4　药物的构效关系

【目的】　了解在同系药物中,药物的作用可随取代基的变化而递变。

【原理】　三种儿茶酚胺类药物(去甲肾上腺素、肾上腺素、异丙肾上腺素)在分子结构上呈同系关系,它们对于心率和血压的影响随着侧链氨基上取代基的变化而递变。本实验的目的为通过对上述现象的观察,了解药物的构效关系。

在给予儿茶酚胺类药物以前,先给动物注射阿托品,其目的为阻断副交感神经对心脏的控制,使儿茶酚胺类对于心血管的作用能充分表现出来。

进行本实验时应将注意力集中于药物的作用结果。这些药物的作用原理可留待学习传出神经系统药理时再作考虑。

【材料】　猫 1 只

手术器械　生理记录仪　心电图机　血压换能器　气管插管　动脉插管　静脉插管

碱式滴定管　铁支架　注射器

生理盐水　3‰戊巴比妥钠溶液　1‰硫酸阿托品溶液　10^{-4} mol/L（33.7μg/ml）重酒石酸去甲肾上腺素溶液　10^{-4} mol/L（22.0μg/ml）盐酸肾上腺素溶液　10^{-4} mol/L（27.8μg/ml）硫酸异丙肾上腺素溶液

【方法】

1. 取猫 1 只，称体重，腹腔注射戊巴比妥钠 35mg/kg 使之麻醉。背位固定于手术台上，剪去颈部及一侧腹股沟部位的毛。

2. 在颈部正中切开皮肤，分离肌肉，暴露气管，插入气管插管。在气管旁分离一侧颈总动脉，通过动脉插管连接血压换能器，以记录血压变化。

3. 在一侧的腹股沟部位切开皮肤，分离出股静脉，插入与滴定管相连的静脉插管，以备注射药物及输入生理盐水。

4. 在动物的四肢皮下插入心电图机的记录电极，准备作 Ⅱ 导联描记，以便观察药物引起的心率变化。

5. 先经股静脉注射硫酸阿托品 2mg/kg，然后依次注入下列药物：10^{-4} mol/L 重酒石酸去甲肾上腺素 0.1ml/kg，10^{-4} mol/L 盐酸肾上腺素 0.1ml/kg，10^{-4} mol/L 硫酸异丙肾上腺素 0.1ml/kg。

在每次给药前、后，记录血压值并描记 Ⅱ 导联心电图，计算心率。注射药物时将针头刺入滴定管下端的橡皮管中。注完药物后由滴定管输入生理盐水 2ml，将药液冲入血管。注射过一种药物后须待血压恢复平稳，方可注入另一种药物。

【注意事项】　本实验的目的为对三种儿茶酚胺类药物的药理活性作定量比较，因此给药量必须准确。去甲肾上腺素、肾上腺素和异丙肾上腺素均易氧化失效，应选用其近期产品，并于临用前以生理盐水稀释至所需浓度。

【报告要点】　记录实验的基本过程，计算给予每种药物后心率和血压的增减百分率，填入下表内，并将三种药物所致的心率、血压增减百分率作柱形图，以资比较。

药　物	剂量（μmol/kg）	心率（次/min）			血压（mmHg）		
		给药前	给药后	增减百分率	给药前	给药后	增减百分率
去甲肾上腺素 肾上腺素 异丙肾上腺素							

【讨论题】　儿茶酚胺类药物对心血管系统的作用如何随着侧链氨基上取代基的改变而递变？

实验 5　药物的量效关系及 pD_2 值的估算

【目的】　以乙酰胆碱对蛙腹直肌的收缩作用为例，认识药物剂量与反应间的关系及估

计 pD_2 值的方法。

【原理】 乙酰胆碱能使蛙的腹直肌收缩,其效应随着浓度的增加而增加。当以效应为纵坐标,对数剂量为横坐标时,量效关系为一接近 S 形的曲线。pD_2 是表示激动剂对受体亲和力的参数,其定义为产生 50% 最大效应时激动剂摩尔浓度的负对数。

【材料】 蛙 1 只

麦(Magnus)氏浴槽 记录仪 张力换能器 供氧装置 L 形通气管 蛙板 探针粗剪 手术剪 镊子 弹簧夹 双凹夹 铁支架 广口瓶 量筒 小瓶(4ml) 培养皿注射器 缝针 棉线

任(Ringer)氏液 10^{-2} mol/L 氯化乙酰胆碱溶液

【方法】 取蛙 1 只,用探针破坏脑和脊髓,背位固定于蛙板。剪去腹部皮肤以暴露腹直肌。沿腹正中线自耻骨端至剑突,将两条腹直肌剪开,并与两侧腹斜肌分离。在每条腹直肌的两端各系以棉线(图 2-10)。将腹直肌从蛙体剪下,浸于任氏液中备用。

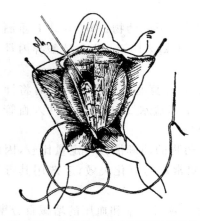

图 2-10 从蛙体上剪取腹直肌的方法

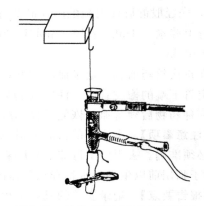

图 2-11 蛙腹直肌制备的实验装置

将腹直肌的一端系于 L 形通气管的小钩上,放入盛有 25ml 任氏液的麦氏浴槽中。将腹直肌另一端的系线套在换能器的吊钩上,以记录肌缩(图 2-11)。使供氧装置与 L 形通气管相连,向浴槽内缓缓通入气泡。调节肌条的张力,肌肉经过 10min 左右的适应后,依次试验各档浓度氯化乙酰胆碱溶液的肌缩效应。

用生理盐水将 10^{-2} mol/L 氯化乙酰胆碱溶液系列地作 10 倍稀释,成为 10^{-2},10^{-3},…,10^{-6} mol/L 浓度的溶液。每次加入浴槽中的氯化乙酰胆碱溶液量为 0.25ml(即加入到溶液中后药物又作了 100 倍稀释)。试验从最低浓度的氯化乙酰胆碱溶液开始,逐步提高浓度档次。每加入一种药液,观察 2min 左右,收缩到达顶点后放去浴槽中的液体。用任氏液冲洗 2 次,再加液至固定高度。适应 3min 左右,待腹直肌充分放松后再试验高一档浓度氯化乙酰胆碱溶液的肌缩效应。试验的目的是系列观察氯化乙酰胆碱的量效关系。当提高药液的浓度档次,腹直肌的收缩效应不再增强时,可以认为已经观察到药物的最大效应,结束试验。

试验完毕,以刻度尺测量各档浓度氯化乙酰胆碱在记录纸上记下的腹直肌收缩高度。以其中的极限高度作为 100% 效应,算出各档浓度氯化乙酰胆碱溶液引起的腹直肌收缩高度相当于极限高度的百分率。以氯化乙酰胆碱浓度(浴液中的终末浓度)的对数值为横坐标,收缩高度相当于极限高度的百分率为纵坐标,仿图 2-12 画出剂量效应关系曲线。从图上求出产生 50％ 最大效应时所需氯化乙酰胆碱的摩尔浓度。该值的负对数即为氯化乙酰胆碱作用于蛙腹直肌时的 pD_2。

【注意事项】

1. 药液浓度可以根据实际情况做适当调整。

2. 由于蛙的腹直肌收缩缓慢，记录时走纸速度宜尽量放慢。

3. 本实验中介绍的求 pD_2 法是一种粗略的估计法，其精密测定法另见本书实验 68。

【报告要点】　填写下表，并仿图 2-12 绘制氯化乙酰胆碱对蛙腹直肌的量效关系曲线，求出 pD_2 之值。

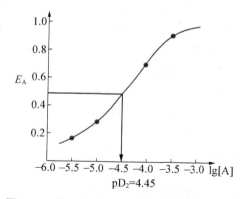

图 2-12　某胆碱受体激动药对蛙腹直肌的量效关系及 pD_2 值的估算

氯化乙酰胆碱浓度 （mol/L），即[A]	lg[A]	腹直肌收缩曲 线高度（mm）	相当于最大效应 的百分率，即 E_A

【讨论题】　药物与受体结合后的生物效应强弱取决于哪几个因素？pD_2 值为何可以代表药物与受体的亲和力大小？

七、药动学研究

实验 6　溶液 pH 值对某些药物吸收速率的影响

【目的】　通过对不同 pH 值的阿托品溶液滴眼后作用快慢的比较，了解溶液的 pH 值对弱碱（或弱酸）性药物穿透生物膜速率的影响。

【材料】　家兔 1 只

家兔固定箱　滴管　测瞳尺

缓冲液（pH＝5 及 9）：称取三羟甲基氨基甲烷（Tris）0.387g，以蒸馏水 10ml 溶解，分成等容积的 2 份，一份加 0.2mol/L HCl 溶液 1.23ml（A 液），另一份加 0.2mol/L HCl 溶液 8.00ml（B 液），再各加蒸馏水至 50ml。以 pH 计或 pH 试纸测试两种缓冲液的 pH 值，必要时酌加盐酸或氢氧化钠溶液，使 A 液的 pH 值为 9.0，B 液的 pH 值为 5.0。

1％硫酸阿托品溶液（pH＝9 及 5）：临用前称取硫酸阿托品 100mg 两份，分别以缓冲液 A 及缓冲液 B 10ml 溶解，即得 pH 值为 9.0 及 5.0 的 1％硫酸阿托品溶液。

【方法】　取家兔 1 只，置兔箱内固定。观察两眼瞳孔大小（测量瞳孔直径），及测试对光反射是否存在。由两人协作，同时拉开左右眼下眼睑，在左眼内滴入 pH 值为 9.0 的 1％硫酸阿托品溶液 3 滴,右眼内滴入 pH 值为 5.0 的 1‰硫酸阿托品溶液 3 滴,让药液在结膜囊内保留 2min,然后放手,立即同时连续观察两眼瞳孔大小的变化,并测试对光反射,直至两眼瞳孔不再扩大,对光反射完全消失为止。比较两种阿托品溶液产生作用的快慢,并记录结果。

【注意事项】

1. 动物的瞳孔大小可因光照强度的不同而发生变化,比较瞳孔大小时需在同一光照强度下进行。避免一侧眼朝窗户或有其他光源之处,而另一侧眼朝背光源处。

2. 测试对光反射的方法为迅即以手电筒光照射兔眼。如瞳孔能随光照而缩小,即认为对光反射存在。如不能缩小,则认为对光反射消失(手电筒光源应强而较集中)。

3. 两种药液的作用差异在滴药后 2～5min 最为明显,应抓住这一时机进行比较。此后由于分泌物的作用,溶液的 pH 值发生变化,差别就不显著了。

【报告要点】　实验的基本过程、实验结果、此项结果所能说明的问题。

【讨论题】　已知弱碱性药物阿托品在 25℃ 时的 pK_a 值为 9.65,试根据 Henderson-Hasselbalch 二氏公式 $pK_a = pH + \lg \dfrac{[解离弱碱]}{[未解离弱碱]}$,计算溶液 pH 值为 5 或 9 时以未解离形式存在于溶液中的阿托品分子百分率。

实验 7　药物血浓度半衰期、表现分布容积和清除率的测定

【目的】　以苯酚红为例(或其他适应教学用药品),学习测定药物血浓度半衰期、表观分布容积和清除率等三种药代动力学参数的基本方法。

【原理】　多数药物在体内按一级动力学规律而消除,静脉注射后,如以血浆药物浓度的对数值为纵坐标,时间为横坐标,其时量关系常呈直线,该直线的方程式为

$$\lg C_t = \lg C_0 - \frac{k}{2.303} t$$

药物血浓度半衰期$(t_{1/2}) = 0.693/k$(以 h 或 min 计)。

因此,如按给药后各时间测出的血浆药物浓度作点,再顺着各点的分布趋势作适当直线,由直线上任意两点的坐标算出斜率(s),根据消除速率常数$(k) = -2.303s$ 的公式求出 k 值,就可算出 $t_{1/2}$ 之值。

表观分布容积(V_d)是指按血浆中的初始药物浓度(C_0)计算而得的,假设全部药量在体内均匀分布,达到与血浆中相同浓度时所需要的容积。

$$V_d = \frac{静脉注射进入体内药量(mg/kg)}{C_0(mg/ml)}(以\ ml/kg\ 或\ L/kg\ 计)$$

清除率(CL)是指在单位时间内,机体能将其含有的药物全部加以清除的血浆毫升数,其数值大小与 $t_{1/2}$ 成反比。

$$CL = \frac{0.639}{t_{1/2}} \times V_d \quad [以\ ml/(min \cdot kg)计]$$

苯酚红(BSP)是一种专供测定肝功能用的染料,在酸性溶液中呈无色,在碱性溶液中呈紫色,因而可用比色法定量。

【材料】 家兔 1 只

光电比色计 离心机 离心试管 小试管 试管架 吸管 滴管 注射器

2%苯酚红注射液 草酸钾 2.5mol/L NaOH 溶液 0.01mol/L HCl 溶液

【方法】 取家兔 1 只,从右耳静脉注射 BSP 20mg/kg(2%溶液 1ml/kg),记录注射时间。于注射后的第 2、5、10、15、20、25、30 分钟从家兔左耳静脉分别取血约 2ml,置于预先放有少许草酸钾的小试管中,轻轻摇动试管,使草酸钾均匀地溶解于血液中(不能剧烈振摇,以免溶血)。将各管抗凝血液离心,分出血浆。从每管吸出血浆 0.5ml,转移于另一试管,加入 0.01mol/L HCl 溶液 5.5ml,搅拌均匀后在光电比色计中比色,以蒸馏水管作对照,选用绿色(540nm)滤光片。读取吸收度后在测定管中加 2.5mol/L NaOH 溶液 1 滴,搅拌后再次读取吸收度,算出两次吸收度之差。利用标准曲线求得各份血浆的 BSP 含量(μg/ml),按前述公式算出 BSP 的 $t_{1/2}$、V_d 和 CL 之值。求 C_0 时,可将时量关系曲线向纵轴方向延伸,与纵轴交点读数之反对数即为 C_0 之值。

标准曲线之绘制 以蒸馏水配制浓度为 200μg/ml 的溴磺酞钠标准溶液。取试管 8 支,以 1、2、3……8 编号,按下表进行操作。显色后在光电比色计中比色,以蒸馏水校正零点。以所得吸收度与相应的 BSP 浓度作点,连接各点描出平滑曲线即得。

试 管 编 号	1	2	3	4	5	6	7	8
加 200μg/ml BSP 溶液 ml 数	0.05	0.10	0.20	0.30	0.40	0.60	0.80	1.00
加 0.01mol/L NaOH 溶液 ml 数	5.95	5.90	5.80	5.70	5.60	5.40	5.20	5.00
相当于血浆中 BSP 浓度(μg/ml)	10	20	40	60	80	120	160	200

【注意事项】

1. 采取供测定用的血样时应绝对避免注射时残留于家兔耳廓上的苯酚红沾污血样。

2. 明显溶血的血浆不能用于 BSP 的含量测定。

3. 按实测数据画时量关系曲线时应先审视各点的分布状态。如分布不呈直线趋势,可能由于测定技术误差或药物不按一级动力学规律消除所致,就不能作直线。画直线时应多照顾 10min 后的各点,即以求消除相的 $t_{1/2}$ 为主。

4. 本实验介绍的 $t_{1/2}$ 值计算步骤是一种粗略算法,其精密算法详见药代动力学专著。

【报告要点】 实验动物的种类、体重、BSP 的剂量及给药途径、取血时间、各份血浆的 BSP 含量、动物静注 BSP 以后的时量关系曲线、$t_{1/2}$、V_d 及 CL 的计算过程与结果。

【讨论题】

1. 试述 $t_{1/2}$、V_d、CL 的定义及测定这几种参数的意义。

2. 某药的最低有效血浓度为 2.0mg/dl,$t_{1/2}$ 为 10.7h。现测得患者血液中的药物含量为 4.7mg/dl,试问尚能保持有效浓度几小时?(计算公式 $C_t = C_0 \times 0.5^{t/t_{1/2}}$)

实验 8 肝脏匀浆对药物的转化作用

【目的】 以肝脏匀浆对普鲁卡因的水解作用为例,学习用体外实验方法观察药物生物转化现象的基本方法。

【材料】　自家兔或小鼠体内取出的新鲜肝脏一小块

玻璃匀浆器　试管　离心管　移液管

4％盐酸普鲁卡因溶液　20％三氯醋酸溶液　浓氨水

pH 7.4 的 0.1mol/L 磷酸缓冲液，由 Na_2HPO_4 5.67g（如含 12 个结晶水，则为 14.33g）、KH_2PO_4 1.36g，加蒸馏水至 500ml，并以 HCl 或 NaOH 溶液校正 pH 值而成。

薄层层析用具一套，包括 CMC-硅胶薄层板，点样用毛细玻管，普鲁卡因和对氨苯甲酸标准液、小型层析缸、氯仿：甲醇（9：1）展开剂、对二甲基氨基苯甲醛显色剂（由对二甲基氨基苯甲醛 1g 溶于 50ml 盐酸和 50ml 乙醇的混和液中而成）。

【方法】　取肝组织约 1.5g 置匀浆器中，加 pH 7.4 的磷酸缓冲液 3ml，冰浴中磨成匀浆。取试管 2 支，以 A、B 编号，同样加入下述物质：pH 7.4 的磷酸缓冲液 2ml、4％盐酸普鲁卡因溶液 1ml、肝脏匀浆 2ml，混合均匀。将 A 管置 38℃ 的水浴中保温 1 小时（在保温期间经常加以振摇），然后制备去蛋白液。B 管不予保温，立即制备去蛋白液。

制备去蛋白液的办法为将试管内容物离心，将上清液转移于另一离心管中，加入 20％三氯醋酸 0.5ml，摇匀后再次离心，所得上清液可供层析用。取预先用氨气熏过的 CMC-硅胶薄层板，按图 2-13 式样依次点加下述样品：A 管的去蛋白液、B 管的去蛋白液、普鲁卡因标准品、对氨基苯甲酸标准品。点加 A、B 两管的样品时，可于前一次点加的液体干燥以后再点加数次，以保证板上有足够样品。将薄板置于预先放有氯仿：甲醇（9：1）溶剂系统的层析缸内展开，以对二甲基氨基苯甲醛试剂喷洒板面，使之显色。比较板面上各个斑点的所处位置，考虑这一实验结果所能说明的问题。

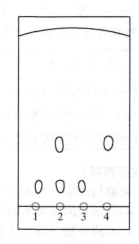

图 2-13　普鲁卡因及其水解产物在薄层板上显色后的图像

【报告要点】　实验的主要过程，喷洒显色剂后薄层板上所出现的斑点（绘图），本次实验结果所能说明的问题。

【讨论题】　以体外实验方法观察药物的生物转化现象有哪些方便之处和受到哪些限制？

【注意事项】　供本实验用的肝脏匀浆必须以新鲜剖杀动物的肝脏制成。

注：对二甲基氨基苯甲醛可与层析板上的普鲁卡因及对氨苯甲酸反应，出现黄色，但不能与普鲁卡因另一种水解产物——二乙氨基乙醇反应

实验 9　药酶诱导剂对药物作用的影响

【目的】　以苯巴比妥钠预处理小鼠后戊巴比妥钠的作用显著减弱为例，了解药酶诱导剂对某些药物作用的影响。

【材料】　小鼠 4 只

鼠笼　天平　注射器

0.6％苯巴比妥钠溶液　　0.25％戊巴比妥钠溶液

【方法】　从实验课前 5 天开始,每天给其中的 2 只小鼠腹腔注射 0.6％苯巴比妥钠溶液 0.1ml/10g(60mg/kg)一次,直至实验课前一天为止。

取 2 只经过苯巴比妥钠处理过的小鼠和 2 只正常小鼠,同样腹腔注射 0.25％戊巴比妥钠溶液 0.2ml/10g(50mg/kg),观察给药后小鼠的反应。记录给药时间、翻正反射的开始消失时间和恢复时间、动物的最后情况。预先经苯巴比妥钠处理的小鼠和正常小鼠对戊巴比妥钠的反应有何不同?

【报告要点】

鼠　　号	苯巴比妥钠预处理	戊巴比妥钠剂量及给药途径	给戊巴比妥钠后反应
1			
2			
3			
4			

【讨论题】　哪些常用药物可以对药酶产生诱导作用?哪些药物的作用易受药酶诱导剂影响?

实验 10　苯巴比妥对大鼠肝脏微粒体细胞色素 P_{450} 含量的影响

【目的】　学习大鼠肝脏微粒体细胞色素 P_{450} 的含量测定法,认识苯巴比妥对 P_{450} 的诱导作用。

【原理】　P_{450} 是一种含有铁卟啉基团的电子传递蛋白。其还原型与一氧化碳结合后在 450nm 波长处有吸收峰,据此可用差示光谱法测定其含量。本实验用钙沉淀法分离肝匀浆中微粒体。此法可在无超速离心机的条件下进行。

【材料】　大鼠(或小鼠)4 只(性别相同,体重接近)

冷冻高速离心机　匀浆器　电子天平　分光光度计　冰浴装置　烧杯　试管　吸管 注射器　小玻棒

0.6％苯巴比妥钠溶液　　连二亚硫酸钠($Na_2S_2O_4$),即保险粉　　一氧化碳(可用甲酸滴入浓硫酸的方法产生,通过 NaOH 溶液洗涤后以连有头皮针的橡皮管引出供用)　　0.25mol/L 蔗糖溶液(蔗糖 8.56g,加水至 100ml)　　88mmol/L 氯化钙溶液(无水氯化钙 1.93g,加水至 100ml)　　生理盐水

【方法】

1. 取大鼠(也可用小鼠)4 只,均分两组。A 组为诱导组,腹腔注射苯巴比妥钠 60mg/kg (6％溶液 0.1ml/100g),每日 1 次,连续 3 日。B 组为对照组,同样腹腔注射生理盐水。至第 4 日测定各鼠肝脏微粒体中 P_{450} 的含量。

2. 于第 4 日将禁食(不禁水)过夜的大鼠断头处死,迅速剖开腹腔,用注射器吸取冰冷

的生理盐水从门静脉灌注肝脏,直至呈土黄色。取出肝脏(小鼠去掉胆囊)。切取重约 3g 的肝脏一块,精确称重后放入预先置于冰浴中的匀浆器。每克肝组织加入冰冷的 0.25mol/L 蔗糖溶液 4ml,磨成匀浆。将该匀浆转移到 10ml 的塑料离心管内,冷冻高速离心(10000× g)10min。取上清液,弃去沉淀物。按所取上清液之量,每毫升加 88mmo1/L 氯化钙溶液 0.1ml(氯化钙的终浓度为 8mmo1/L),混匀,低温下放置 5min。然后再次冷冻高速离心 (10000×g)10min。弃去上清液,此时的沉淀物即为所需分离的微粒体。必要时可将沉淀物重新混悬于 0.25mol/L 的蔗糖溶液中,再次如上高速离心,取得纯度更高的微粒体沉淀物。

3. 取上述微粒体沉淀物,加适量(一般每克肝脏加 4ml)0.25mol/L 蔗糖溶液,混匀。吸取微粒体混悬液 0.2ml,用 Coomassie 亮蓝染色法测定其蛋白含量。其余的微粒体混悬液均分于两个光径 1cm 的石英比色杯,一个作参照杯,另一个作样品杯。在样品杯中加入连二亚硫酸钠结晶粉 4mg,混匀,使 P_{450} 变为还原型(液体由原来的淡红色转为淡绿色)。再分别向两个比色杯中通入一氧化碳气体,每分钟约 100 个气泡,持续 1min。

4. 将比色杯置入分光光度计。以参照杯作为空白调零,测定样品杯在 450nm 和 490nm 处的吸收度(分别为 A_{450} 和 A_{490})。根据另外测得的微粒体混悬液蛋白含量(mg/ml),按照下式计算微粒体混悬液蛋白中的 P_{450} 含量(nmol/mg 蛋白)。

$$P_{450} 含量(nmol/mg 蛋白) = \frac{A_{450} - A_{490}}{91 \times 微粒体混悬液蛋白含量(mg/ml)} \times 1000$$

式中 91 为 P_{450} 的差示光谱消光系数。由于原来的单位为 mmol/mg 蛋白,现在化为 nmol/mg 蛋白,故需乘以 1000。

【注意事项】 P_{450} 的本质为蛋白质,为防止其破坏,本实验的全过程应在 4℃ 以下进行,并力求操作迅速,当室温超过 10℃ 时尤须注意。

【报告要点】

组　　别	鼠　　号	诱　导　处　理	P_{450}含量(nmol/mg 蛋白)

注:蛋白含量的 Coomassie 亮蓝染色测定法另见相关文献。

【讨论题】 试述药物对微粒体细胞色素 P_{450} 诱导与抑制的临床意义。

八、影响药物作用的因素

实验 11　剂型对药物作用的影响

(一)剂型对药物吸收作用的影响

【目的】 比较不同剂型乌拉坦液对小鼠作用之差别,了解胶浆剂的延缓药物扩散作用。

【材料】　小鼠 2 只

鼠笼　注射器

8％乌拉坦水溶液　8％乌拉坦胶浆液(含 2.5％羧甲基纤维素)

【方法】　取性别相同、体重接近的小鼠 2 只,以 1、2 编号,称记体重,观察小鼠的一般情况,再分别给药。

1 号鼠皮下注射 8％乌拉坦水溶液 0.15ml/10g。

2 号鼠皮下注射 8％乌拉坦胶浆液 0.15ml/10g。

密切注意小鼠对所注射药物的反应。记录小鼠出现步态蹒跚、俯伏不动或卧倒、翻正反射消失等反应的时间。比较小鼠注射不同乌拉坦制剂后造成中枢抑制的深度及作用的出现快慢与持续时间长短。

【报告要点】　两鼠的性别、体重、接受药物的种类、剂型、剂量和途径。给药后两鼠出现反应的差别。

【讨论题】　药物制成胶浆剂,延缓其扩散速度后,对于内服药和外用药各可产生何种影响?

(二)剂型对药物局部作用的影响

【目的】　观察在不同溶媒中酚的局部作用差别。

【材料】　15ml 烧杯 3 只　5％酚的水溶液　5％酚的植物油溶液　5％酚的酒精溶液

【方法】　取小烧杯 3 只,分别盛以 5％酚的水溶液、植物油溶液与乙醇溶液。由 1 人接受试验,分别在 3 只烧杯里各浸入 1 个手指(浸至指甲根部)。3 个手指的感觉有何不同?10min 后将手指取出,比较皮肤的色泽变化。

【报告要点】　三种酚溶液的浓度及所用溶媒、手指浸在溶液中时的感觉、浸后皮肤的颜色变化。

【讨论题】　剂型可以通过哪些方式影响药物的作用。

实验 12　给药途径对药物作用的影响

【目的】　观察以不同给药途径给予同剂量尼可刹米时,所引起药理作用的差别。

【材料】　小鼠 3 只

鼠笼　天平　注射器　小鼠灌胃针头　注射针头

2％尼可刹米溶液

【方法】　取性别相同、体重相近的小鼠 3 只,以 1、2、3 编号,分别称重,观察各鼠的一般情况,依次给药。

1 号鼠　以灌胃法给予尼可刹米 4mg/10g(2％溶液 0.2ml/10g)。

2 号鼠　以皮下注射法给予尼可刹米 4mg/10g(2％溶液 0.2ml/10g)。

3 号鼠　以腹腔注射法给予尼可刹米 1mg/10g(2％溶液 0.2ml/10g)。

每次给药后立即记下当时时间,密切观察小鼠的反应。立即记下动物首次出现惊厥的时间。从给药到首次出现惊厥的一段时间为药物作用的潜伏期。比较 3 只小白鼠结果之差别。

【报告要点】

鼠 号	性 别	体 重	尼可刹米剂量	给药途径	作用潜伏期	最后结果
1						
2						
3						

注：最后结果记录动物死亡与否及从给药到死亡的时间。

【讨论题】 不同给药途径在哪些情况下可使药物的作用产生量的差异？在哪些情况下又可使药物的作用产生质的不同？

实验 13   合并用药对药物作用的影响——药物的相互作用

【目的】 通过实验，认识药物相互作用中的协同作用和拮抗作用。

【材料】 小鼠 5 只

鼠笼　注射器

0.05％、0.1％地西泮溶液　0.2％戊巴比妥钠溶液　0.04％二甲弗林(回苏灵)溶液

【方法】 取性别、体重相近的小鼠 5 只，编号，称重，然后作下述处置：

1 号鼠　腹腔注射地西泮 0.2mg/10g(0.1％溶液 0.2ml/10g)。

2 号鼠　皮下注射戊巴比妥钠 0.4mg/10g(0.2％溶液 0.2ml/10g)。

3 号鼠　先腹腔注射地西泮 0.1mg/10g(0.05％溶液 0.2ml/10g)，10min 后再皮下注射戊巴比妥钠 0.4mg/10g(0.2％溶液 0.2ml/10g)。

4 号鼠　皮下注射二甲弗林 0.08mg/10g(0.04％溶液 0.2ml/10g)。

5 号鼠　先腹腔注射地西泮 0.1mg/10g(0.05％溶液 0.2ml/10g)，10min 后再皮下注射二甲弗林 0.08mg/10g(0.04％溶液 0.2ml/10g)。

将 5 只鼠分置铁丝鼠笼中，比较所出现的药物反应及最终结果。给小鼠预先注射地西泮对于戊巴比妥钠和二甲弗林的药理作用各有何种影响？

【报告要点】

小鼠编号	性别	体重(g)	第一次给药		第二次给药		两药相互作用类型
			药名及剂量	给药后反应	药名及剂量	给药后反应	
1							
2							
3							
4							
5							

【讨论题】 在联合用药时，各药可以通过哪几种方式发生相互作用，分别会引起哪些后果？

实验 14　肝脏功能状态对药物作用的影响

【目的】　观察肝功能损害对戊巴比妥钠作用的影响。

【原理】　四氯化碳是一种肝脏毒物,常用以制作中毒性肝炎的动物模型筛选护肝药物,或观察肝脏功能状态对药物作用的影响。

【材料】　小鼠 4 只

鼠笼　天平　注射器

5％四氯化碳油溶液　0.25％戊巴比妥钠溶液

【方法】　在实验课前 48h 先取小鼠 2 只,皮下注射 5％四氯化碳油溶液 0.1ml/10g,造成肝脏损害。实验课中取注射过四氯化碳的小鼠和正常小鼠各 2 只,均腹腔注射戊巴比妥钠 50mg/kg(即 0.25％溶液 0.2ml/10g),观察动物的反应。记录各鼠翻正反射消失出现的时间和恢复时间。观察四氯化碳预处理小鼠与正常小鼠的作用开始时间及持续时间有无显著差别。

【注意事项】

1. 室温最好维持在 24～25℃。如在 20℃ 以下,应给翻正反射消失小鼠保暖。否则动物将因体温下降,代谢减慢,而不易苏醒。

2. 实验结束后可将小鼠颈椎脱臼法处死,剖取肝脏,比较两组动物肝脏外观之不同。四氯化碳中毒小鼠的肝脏比较肿大,有的充血,有的呈灰黄色,触之有油腻感,其肝小叶比正常肝脏更清楚。

【报告要点】　小鼠体重、四氯化碳油溶液预处理的经过、戊巴比妥钠剂量、各鼠的翻正反射消失出现时间和恢复时间,以及两组小鼠注射戊巴比妥钠后反应的异同。

【讨论题】　哪些常用药物的作用最易受到肝脏功能状态的影响?其原理如何?

实验 15　肾脏功能状态对药物作用的影响

【目的】　观察肾功能损害对硫酸镁作用的影响。

【原理】　氯化汞是一种肾脏毒物,其中毒动物常被作为肾功能不全的动物模型。汞对肾脏的作用部位主要在近曲小管,先影响电解质及氨基酸的重吸收,后出现蛋白尿,直至少尿到无尿。

【材料】　小鼠 4 只

鼠笼　天平　注射器

0.03％氯化汞溶液　2.3％硫酸镁溶液

【方法】　将小鼠编号并称重。在实验前 24h 先取小鼠 2 只,腹腔注射氯化汞 6mg/kg (即 0.03％氯化汞溶液 0.2ml/10g),以破坏肾功能。实验当天取注射过氯化汞的小鼠和正常小鼠各二只,均皮下注射硫酸镁 4.6mg/10g(2.3％溶液 0.2ml/10g),观察动物反应。预先注射过氯化汞的小鼠与正常小鼠的最后结果有何不同?

【注意事项】

1. 如室温在 20℃ 以下,应给小鼠保温,否则注射过硫酸镁的小鼠易死亡。

2. 实验结束后可将小鼠处死，比较两组动物肾脏的差别。氯化汞中毒小鼠的肾脏常明显肿大。如用小刀纵切观察，可以见到皮质部较为苍白，髓质部有充血观象。

【报告要点】 小鼠体重、预先给其中两鼠注射氯化汞的经过、硫酸镁的剂量、各鼠的最后结果，并就两组小鼠对药物反应不同的原因略作讨论。

【讨论题】 哪些常用药物最易受到肾脏功能状态的影响？其原理如何？

实验 16　药物反应的个体差异和常态分布规律

【目的】 了解药物反应的个体差异和常态分布规律。

【方法】 将全班各实验小组在实验 14 中正常小鼠腹腔注射戊巴比妥钠后的翻正反射消失持续时间数据集中，按下表进行统计，以了解药物反应的个体差异。

翻正反射消失持续时间	30min 及以下	31～60min	61～90min	91～120min	121～150min	151～180min	181min 以上
小鼠只数							

再以翻正反射消失持续时间组距为横坐标，每个组距内的小鼠只数为纵坐标，仿照示例绘制直方图，观察各组距内的小鼠数是否呈常态分布。

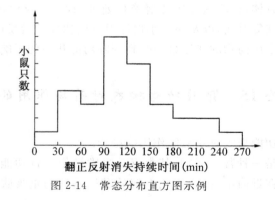

图 2-14　常态分布直方图示例

【讨论题】 药物反应的个体差异规律对于判断药理实验和临床药物疗效的结果有何指导意义？

第四节　神经系统药理实验

一、传出神经系统药物

传出神经系统主要支配心脏、平滑肌和腺体等效应器。神经递质乙酰胆碱和去甲肾上腺素分别与胆碱受体和肾上腺素受体结合后产生生物效应。大部分作用于传出神经系统的药物也与相应受体结合，或激动或拮抗，从而产生药理效应。现可用不同的器官组织实验方法来区分拟胆碱药和拟肾上腺素药，以及研究激动剂与拮抗剂之间的相互作用。

实验 17　传出神经药物对兔眼瞳孔的作用

【目的】　观察拟胆碱药、抗胆碱药及拟肾上腺素药对瞳孔的作用，并分析后两类药物散瞳作用的机制。

【材料】　家兔 2 只

兔固定箱　手电筒　测瞳尺

1％硫酸阿托品溶液　　1％硝酸毛果芸香碱溶液　　0.5％水杨酸毒扁豆碱溶液　　1％盐酸去氧肾上腺素溶液

【方法】　取家兔 2 只，于适度的光照下，用测瞳尺测量两眼瞳孔的大小（mm）。另用手电筒光试验对光反射，即突然从侧面照射兔眼，如瞳孔随光照而缩小，即为对光反射阳性，否则为阴性。

在家兔的结膜囊内滴药如下（滴药方法见实验 23）：

兔　号	左　　眼	右　　眼
1	1％硫酸阿托品溶液	1％硝酸毛果芸香碱溶液
2	1％盐酸去氧肾上腺素溶液	0.5％水杨酸毒扁豆碱溶液

滴药后 10min，在同样的光照下，再测两兔左、右眼的瞳孔大小和对光反射。如滴毛果芸香碱及毒扁豆碱眼的瞳孔已经缩小，在这两眼的结膜囊内再滴入 1％硫酸阿托品溶液 2 滴，10min 后检查瞳孔大小和对光反射又有何变化？

【注意事项】

1. 测瞳时不能刺激角膜，光照强度及角度须前后一致，否则将影响测瞳结果。

2. 观察对光反射只能用闪射灯光。

【报告要点】

兔编号	眼　睛	药　　物	瞳孔大小（mm）		对 光 反 射	
			用药前	用药后	用药前	用药后
1	左	阿托品				
	右	毛果芸香碱				
		再滴阿托品				
2	左	去氧肾上腺素				
	右	毒扁豆碱				
		再滴阿托品				

【讨论题】

1. 试从实验结果,分析阿托品和去氧肾上腺素散瞳作用之不同。

2. 本次实验结果能否证明毛果芸香碱和毒扁豆碱缩瞳机制之不同? 为什么?

实验 18　传出神经药物对离体兔肠的作用

【目的】　学习离体平滑肌器官的实验方法,观察拟胆碱药和抗胆碱药、拟肾上腺素药和抗肾上腺素药对离体兔肠的作用。

【材料】　家兔 1 只

麦(Magnus)氏浴槽　恒温水浴　L 形通气管　温度计　供氧装置　铁支架　张力换能器　弹簧夹　螺旋夹　双凹夹　粗剪　手术剪　眼科镊　广口瓶(500ml)　量筒　注射器　烧杯　培养皿　缝针　棉线　平衡记录仪

蒂罗德(Tyrode)氏液　0.001%氯化乙酰胆碱溶液　0.1%硫酸阿托品溶液　0.002%盐酸肾上腺素溶液　0.3%盐酸普萘洛尔溶液　0.001%甲基硫酸新斯的明溶液

【方法】

1. 制取肠段标本　取空腹家兔 1 只,左手执髂上部,右手握木棰,猛击枕骨部致死。迅速开腹,剪取整个空肠及回肠上半段,迅速置于冷蒂罗德氏液中,除去肠系膜,用蒂罗德氏液将肠内容物冲洗干净,剪成长约 2cm 的小段,放入盛有蒂罗德氏液的培养皿内备用。多余肠管如不及时应用,可剪成数段,连同蒂罗德氏液置于 4℃冰箱中保存,12h 内仍可使用。

2. 装于麦氏浴槽　在肠段两端用缝针各穿一线,将肠段的一端系在通气管的小钩上。将通气管连同肠段放入盛有 38±0.5℃台氏液的麦氏浴槽内(蒂罗得液量 30ml),以双凹夹将通气管的另一端固定在铁支架上,使充满空气的球胆和通气管相连,微微开启球胆橡皮管上的螺旋夹,使供氧装置的空气以 2 个气泡/s 的速度从通气管尖端的小孔逸出,供给肠肌以氧气。

3. 标本联接及记录　系于肠段另一端的一线系于张力换能器的小钩上,将换能头输出线与电源部分的输入插座相联,电源部分的输出线联接于记录仪(图 2-15)。浴槽中的肠肌承受约 1g 的拉力。开动记录仪,记录一段正常收缩曲线,然后按下列顺序依次用药:

(1) 加 0.001%氯化乙酰胆碱溶液 0.1ml,结果如何?当肠段收缩明显时,立即加入下药:

(2) 0.1%硫酸阿托品溶液 0.1ml,观察对肠段收缩的影响。收缩曲线下降到基线时再加入下药:

(3) 0.001%氯化乙酰胆碱溶液,剂量同(1),结果又如何? 如作用不明显,接着追加下药:

(4) 0.001%氯化乙酰胆碱溶液 1ml,此时肠段有无收缩? 观察 3min 后更换浴槽中的蒂罗得液 3 次。

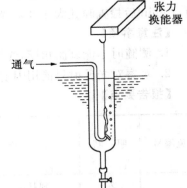

图 2-15　离体肠段的描记装置

（5）0.002％肾上腺素溶液 0.2ml，观察对肠段的舒张作用，待作用明显后，用蒂罗得液冲洗 3 次。

（6）0.3％普萘洛尔溶液 0.2ml，接触 2～3min 后，加入肾上腺素，剂量同（5），与首次用肾上腺素时的结果进行比较，有何不同？观察结果后用蒂罗得液冲洗 3 次。

（7）加入 0.001％新斯的明溶液 0.2ml，当作用明显时，加入 0.1％硫酸阿托品溶液 0.1ml，观察对肠段收缩的影响。

【注意事项】

1. 注意控制浴槽的水温，调节肠肌的张力，否则均可影响肠段的收缩功能与对药物的反应。

2. 方法中的用药量系以麦氏浴槽内 30ml 左右的蒂罗得液为准。如蒂罗得液的容量有所改变，用药量亦应做相应调整。

【报告要点】　以描图和文字描述正常离体肠肌的张力和舒缩情况、加入各种药物后的反应，并对实验结果作适当讨论。

【讨论题】

1. 使离体平滑肌保持其收缩功能需要哪些基本条件？

2. 试从受体学说分析阿托品对肠肌的作用，并讨论这些作用的临床意义。

3. 普萘洛尔通过阻断什么受体而拮抗肾上腺素的作用？

注：本实验既可用兔肠也可用豚鼠肠来做，但两者稍有区别：

1. 兔肠的肌层较厚，通气最好用 95％O_2＋5％CO_2。用药后需多换几次蒂罗得液，才能将药物洗去。豚鼠肠的肌层较薄，一般通空气即可，洗去药物也较容易。

2. 兔肠的肌层较厚，收缩力较强，以加 1g 左右的负荷为宜。豚鼠肠的肌层菲薄，收缩力较弱，以加 0.5g 左右的负荷为宜。

3. 兔肠的腔道较宽，自发收缩也较多，剪成短段置于蒂罗得液中后，其内容物可自动洗出。豚鼠肠常需小心地向肠管内滴加蒂罗得液，将其中的内容物洗出。

4. 兔的肠段自发活动较多，适宜于做观察药物对肠运动影响的实验。豚鼠肠段自发活动较少，基线稳定，适宜于做生物检定（特别是组胺）实验。

实验 19　药物对离体兔主动脉条的作用

【目的】　兔主动脉主要存在 α 受体，观察 α 受体激动剂和拮抗剂对兔主动脉条的作用。

【材料】　家兔 1 只

台式平衡记录仪　张力换能器　麦氏浴槽　通气钩　细玻璃棒　温度计　自动恒温装置　铁支架　双凹夹　供氧装置　弹簧夹　粗剪　眼科剪　镊子　小蒸发皿　烧杯

克（Krebs）氏液　0.02％重酒石酸去甲肾上腺素溶液　0.5％甲磺酸酚妥拉明溶液

【方法】　家兔（或大鼠）用木棒猛击头部致死，打开胸腔，暴露心脏。分离主动脉，尽量靠近心脏处，剪取主动脉，置于充以氧气的克氏营养液中。将血管周围结缔组织修剪干净后，小心地把血管套在细玻璃棒上。将兔主动脉剪成宽 4mm、长 3～4cm 的螺旋形条片（图 2-16）。螺旋形条片的末端固定在浴槽中的通气钩上；另一端连在张力换能器的小钩上。浴槽内盛有 20ml 恒温 37℃ 的克氏液。不断通以氧气,调节静息张力约 2g。稳定 30min,描记正常收缩曲线,给药:

（1）0.02％重酒石酸去甲肾上腺素溶液 0.1ml,描记反应曲线,用克氏液冲洗 2～3 次使恢复。

（2）加入 0.5％甲磺酸酚妥拉明溶液 0.1ml,接触 15min 不冲洗,重复上述剂量的去甲肾上腺素,结果怎样?

【注意事项】

1. 动脉条标本切勿用手拿,应以镊子轻轻夹取;亦不能在空气中暴露过久,以免失去对药物的敏感性。

2. 必须用新鲜的蒸馏水配制克氏液。

3. 本标本对拟肾上腺素药的收缩反应发生较慢,松弛也慢。

4. 大鼠主动脉的螺旋形条片,宽 2～2.5mm,长 2～3cm。

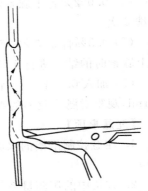

按此剪成螺旋形,宽 4mm、长 3～4cm,两端缝线悬挂于浴槽中

图 2-16　兔主动脉条的制备

【讨论题】　除本实验药物外,再例举其他作用于 α 受体的激动剂与拮抗剂。

实验 20　药物对离体豚鼠心房的作用

【目的】　心房主要存在 β 受体,对 β 受体激动药与阻断药均敏感。观察 β 受体阻断药普萘洛尔对肾上腺素所致心房过速节律的拮抗作用。

【材料】　豚鼠 1 只

手术器械一套　麦氏浴槽　L 形通气钩　恒温水浴　张力换能器　铁支架　记录仪 供氧装置　注射器

任洛（Ringer-Locke）液　0.01％盐酸肾上腺素溶液　0.01％盐酸普萘洛尔溶液

【方法】　猛击豚鼠头部致死,迅速开胸,剪下心脏,将心脏放在盛有室温任洛液的烧杯内,剪去除心房以外的所有组织,但须注意不得损伤窦房结。小心地在心房和心室交界处剪下心房,左房边缘比较整齐,右房边缘不规则。在心房的左右两侧顶端各系一线,以备固定之用（图 2-17）。上述操作应尽快完成。将上述离体心房制备,放在盛有已经预热至 30℃ 任洛液的麦氏浴槽中,使心房两端的系线分别缚在 L 形通气钩和张力换能器上,并连续通以氧气。调节静息张力 0.5～1g。经 30min 平衡稳定后,此时心房即可逐渐恢复节律性的收缩,在一般条件下能搏动数小时。浴槽盛有任洛液 20ml,恒温 30℃,通以 95％ O_2 和 5％ CO_2 混合气体,保养液 pH7.35～7.45。

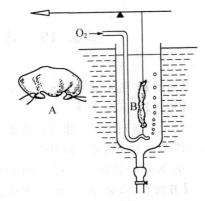

图 2-17　豚鼠离体心脏实验的装置

A. 两端已系线的豚鼠离体心脏

B. 放在麦氏浴槽中的豚鼠离体心房

先描记一段正常曲线,然后依次试验下述药物,观察每次加入药液对心房收缩频率和幅度的影响:

（1）加入盐酸肾上腺素 $20\mu g$（0.01％溶液 0.2ml）。

作用明显后放去任洛液,再以新鲜任洛液换洗两次。

（2）心房恢复正常收缩后加入盐酸普萘洛尔 10μg(0.01％溶液 0.1ml)。此时其收缩频率和幅度有无变化?

（3）不更换任洛液,立即加入盐酸肾上腺素 20μg。与(1)比较,此时肾上腺素的作用有何不同?

（4）更换任洛液 2 次,心房恢复正常收缩后加入盐酸普萘洛尔 100μg(0.01％溶液 1.0ml)。与(2)比较,此时普萘洛尔的作用有何不同?

注：如不使用豚鼠离体心房标本进行实验,上述肾上腺素和普萘洛尔的药理作用也可以在斯(Straub)氏法或八木法灌注的蟾蜍心脏上进行观察(详见实验 38、实验 39)。

【注意事项】

1. 在剪取和用线结扎标本时,切勿损伤窦房结,否则心房不能恢复跳动。

2. 浴槽恒温范围可选择在 29～35℃之间。

【报告要点】　复制心房收缩曲线,并在曲线下注明加药、换液等。讨论各药引起心房收缩变化的作用机制。

【讨论题】　在本实验中所看到的普萘洛尔对离体心房的作用与该药在防治心绞痛方面的应用有何联系? 普萘洛尔为何不宜用于心力衰竭患者?

实验 21　肌松药对家兔足趾运动的影响及新斯的明对肌松药的对抗作用

【目的】　学习测试药物对骨骼肌收缩功能影响的一种简便方法,观察氯化筒箭毒碱与新斯的明对骨骼肌收缩功能的影响作用。

【材料】　家兔 1 只

兔手术台　手术器械　张力换能器　平衡记录仪　人工呼吸机　小滑轮　保护电极注射器

3％戊巴比妥钠溶液　0.05％氯化筒箭毒碱溶液　0.05％甲基硫酸新斯的明溶液

【方法】　取家兔 1 只,称重后腹腔注射戊巴比妥钠 30mg/kg(或腹腔注射乌拉坦1g/kg)麻醉。背位固定于手术台。任选家兔的一个后肢,在腘窝处剖露一段坐骨神经,将其剪断,防止施加电刺激时传向中枢。将连接在电子刺激器上的保护电极套在坐骨神经的残端上,调整刺激器的刺激参数(频率 0.1～0.3Hz,波宽 0.3ms,电压超强程度),试对神经进行脉冲刺激。此时该后肢的足趾应出现节律收缩。在收缩运动最明显的足趾上系线,连接到张力换能器,适当调整记录仪的量程与走纸速度,记录足趾的收缩运动。

描记好一段对照记录后,可先静注硫酸阿托品 2mg/kg,以防止新斯的明对心脏的抑制。静注氯化筒箭毒碱 0.15mg/kg(0.05％溶液 0.3ml/kg),观察足趾收缩幅度的改变,如变化还不明显,可酌增注射量。待足趾收缩运动接近停止时,迅速静注新斯的明 0.2mg/kg(0.05％溶液 0.4ml/kg)。此时又有何种变化发生?

【注意事项】　家兔注射氯化筒箭毒碱后易致呼吸停止,因而事先应准备好进行人工呼吸的条件,以备随时应用。

【报告要点】 复制家兔的足趾收缩曲线,标明动物的体重、麻醉方法、静脉注射药物及剂量,并对实验结果略作解释。

【讨论题】

1. 在需要对神经进行刺激时应如何使用电子刺激器,并选择刺激参数?
2. 你认为本次实验结果可以引伸出何种结论?

实验22 传出神经药物对猫(或犬)血压的影响

【目的】 学习麻醉动物急性血压实验的装置和方法,观察传出神经药物对猫(或犬)血压的影响,加深对这些药物相互作用关系的理解。

【材料】 猫(或犬)1只

手术台 手术刀 手术剪 粗剪 止血钳 气管插管 动脉插管 动脉夹 静脉插管 压力及呼吸换能器 记录仪 滴定管 注射器 铁支架 螺旋夹 弹簧夹 棉绳 棉线 纱布

6%枸橼酸钠溶液(或肝素注射液) 生理盐水 3%戊巴比妥钠溶液 0.002%盐酸肾上腺素溶液 0.003%重酒石酸去甲肾上腺素溶液 0.002%盐酸异丙肾上腺素溶液 0.2%盐酸麻黄碱溶液 0.001%氯化乙酰胆碱溶液 0.1%氯化乙酰胆碱溶液 0.01%硝酸毛果芸香碱溶液 0.2%水杨酸毒扁豆碱溶液 1%硫酸阿托品溶液 0.1%盐酸酚妥拉明溶液 0.1%盐酸普萘洛尔溶液

【方法】

1. 麻醉 取猫或犬1只,称重后腹腔注射戊巴比妥钠30mg/kg,使之麻醉,背位固定于手术台上,打开台下的灯以保温。

2. 手术 剪去颈部的毛,正中切开颈部皮肤,分离气管。在气管上作一"T"形切口,插入气管插管,结扎固定。气管插管一端与呼吸换能器相连,记录呼吸情况。分离颈总动脉,插入与压力换能器相连的动脉插管,记录血压变化。

在任意侧的腹股沟部位,用手触得股动脉搏动处,剪去毛,纵切皮肤3～4cm,分离出股静脉。在静脉下穿2根线,第一根结扎静脉的离心端,第二根以备结扎静脉插管。在第一根线结扎处的上方,将静脉剪一小口,插入与滴定管相连的静脉插管,结扎固定。从滴定管放入生理盐水2～3ml,检查静脉插管是否畅通,有无漏液(图2-18)。

3. 给药 先描记一段正常血压曲线,然后依次向与静脉插管相连的橡皮管内注射药物。每次给药后立即由滴定管放出生理盐水2ml,将药物冲入静脉,观察所引起的血压变化。待血压恢复原水平或平稳以后,再给下一药物。

A. 观察拟肾上腺素药对血压的影响

(1) 盐酸肾上腺素3μg/kg(0.002%溶液0.15ml/kg)。

(2) 重酒石酸去甲肾上腺素6μg/kg(0.003%溶液0.2ml/kg)。

(3) 盐酸异丙肾上腺素3μg/kg(0.002%溶液0.15ml/kg)。

(4) 盐酸麻黄碱0.3mg/kg(0.2%溶液0.15ml/kg)。

B. 观察拟胆碱药对血压的影响及M受体阻断药对拟胆碱药作用的影响

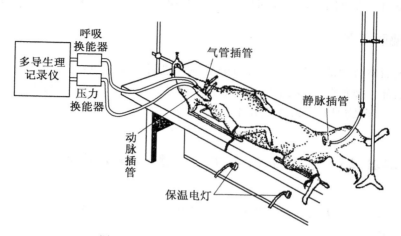

图 2-18　麻醉动物血压、呼吸记录装置

（5）硝酸毛果芸香碱 20μg/kg(0.01％溶液 0.2ml/kg)。

（6）氯化乙酰胆碱 1μg/kg(0.001％溶液 0.1ml/kg)。

（7）水杨酸毒扁豆碱 0.25mg/kg(0.1％溶液 0.25ml/kg)。3min 后再给下药：

（8）氯化乙酰胆碱，剂量为（6）项之 1/2，试与（6）项的结果作对比。

（9）硫酸阿托品 2mg/kg(1％溶液 0.2ml/kg)。3min 后再给下药：

（10）氯化乙酰胆碱，剂量同（6）。

（11）氯化乙酰胆碱 1mg/kg〔0.1％溶液 1ml/kg，即（6）项用量之 1000 倍〕。

C. 观察 α 和 β 受体阻断药对拟肾上腺素药作用的影响

（12）盐酸肾上腺素 3μg/kg(0.002％溶液 0.15ml/kg)。

（13）盐酸酚妥拉明 1mg/kg(1％溶液 0.1ml/kg)。

（14）盐酸肾上腺素 6μg/kg(0.002％溶液 0.3ml/kg，即（12）项用量之 2 倍)，试与（12）项的结果作对比。

（15）盐酸普萘洛尔 0.5mg/kg(0.1％溶液 0.5ml/kg)。

（16）盐酸肾上腺素，剂量同（14），其结果与（14）又有何差异？

【注意事项】

1. 本实验中给药顺序的安排虽均有所依据，但也可由指导教师酌情增删、调动。

2. 本实验中药物的剂量均按盐类计算，必要时可根据预试结果适当增减。

3. 本实验亦可用家兔进行。但家兔对药物的耐受性较差，且有些反应不很典型。

4. 如以酚苄明(2mg/kg)代替酚妥拉明，能更好地看到肾上腺素升压作用之翻转，但酚苄明静注以后，须经 20～30min 才能充分显效。

【报告要点】　复制血压曲线，标明血压值、所给药物的名称和剂量。分析各药间的相互作用，解释前后出现的血压变化。

【讨论题】

1. 试讨论肾上腺素、去甲肾上腺素、异丙肾上腺素和麻黄碱对心血管系统作用之异同。

2. 本实验中怎样验证乙酰胆碱的 M 样作用和 N 样作用？

3. 本实验的结果能否充分证明毒扁豆碱对胆碱酯酶的抑制作用？

4. 为什么本实验的结果可以说明肾上腺素既作用于 α 受体，又作用于 β 受体？

二、局部麻醉药

筛选供表面麻醉用的药物，常在家兔的角膜上进行。筛选供浸润、传导麻醉用的药物，过去多在末梢部位施加刺激，观察在神经通路上用药后原有反射之变化；现今又经常采用电生理学方法，观察药物对神经纤维动作电位的影响。

实验 23　普鲁卡因与丁卡因表面麻醉作用的比较

【目的】　学习筛试表面麻醉用药的方法，了解普鲁卡因与丁卡因作用的区别。
【材料】　家兔 1 只
兔固定箱　剪刀　滴管
1.83×10^{-2} mol/L（5mg/ml）盐酸普鲁卡因溶液　　1.83×10^{-2} mol/L（6mg/ml）盐酸丁卡因溶液

【方法】　取家兔 1 只，检查两眼情况（需无眼疾），放入固定箱内，剪去两眼睫毛，用兔须以均等的力量轻触角膜，试验正常的角膜反射。触及部位可按 1、2、3、4、5 的顺序（图2-19），刺激 5 个位点。全部阳性（5次都不霎眼）时记 5/5，全部阴性（5 次都霎眼）时记 0/5，余类推。

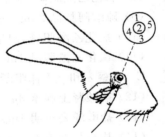

图 2-19　家兔眼睑滴药液的方法与角膜反射的刺激位点顺序

滴药时要用拇指和食指将家兔眼睑拉成杯状，中指压住鼻泪管，然后在两眼滴药。左眼：1.83×10^{-2} mol/L 盐酸普鲁卡因溶液 2 滴。右眼：1.83×10^{-2} mol/L 盐酸丁卡因溶液 2 滴。轻轻揉动眼睑，使药液与角膜充分接触，并在眼眶中存留 1min，然后放手任其自溢。滴药后每隔 5min 测试角膜反射 1 次，到 30min 为止。同时观察有无结膜充血等反应。记录并比较两药之作用特点。

【注意事项】
1. 滴药时必须压住鼻泪管，以免药液流入鼻腔，经鼻黏膜吸收而致中毒，并影响实验结果。
2. 用以刺激角膜的兔须宜软硬适中。实验中应使用同一根兔须，以保证触力均等。

【报告要点】

兔眼	滴入药物	滴药前角膜反射	滴药后角膜反射					
			5min	10min	15min	20min	25min	30min
左	1.83×10^{-2} mol/L 盐酸普鲁卡因							
右	1.83×10^{-2} mol/L 盐酸丁卡因							

【讨论题】

1. 影响药物表面麻醉效果的因素有哪些？
2. 表面麻醉用于哪些场合？有哪些常用药物？使用中需注意些什么问题？

实验 24　肾上腺素对普鲁卡因浸润麻醉的增效作用

【目的】　学习以豚鼠皮内浸润法筛选局麻药，观察肾上腺素对普鲁卡因局麻的增效作用。

【材料】　0.2～0.3kg 的豚鼠 1 只

粗剪　注射器　缝针

1％盐酸普鲁卡因溶液　含盐酸肾上腺素（4μg/ml）的 1％盐酸普鲁卡因溶液（1％盐酸普鲁卡因溶液 100ml＋0.1％盐酸肾上腺素溶液 0.4ml）

【方法】　取 0.2～0.3kg 的豚鼠 1 只，在背脊两侧各选择相互对称、直径 2cm 左右的部位一块，将毛剪净。用注射针头刺皮肤，试验其痛觉反应，以发出叫声或刺激部位肌肉抽缩为感痛指标。按左、中、右、上、中、下的顺序进行刺激。全部阳性反应记 6/6，全部阴性反应记 0/0，余类推。

然后用 1ml 的注射器抽取 1％盐酸普鲁卡因溶液 0.2ml，注入脊背左侧剪毛区的皮内。注射时宜斜向进针，刺入 1～2mm 即可，过深就会将药液注入皮下组织。药液注入皮内后该部位应出现一个皮丘。另取含 4μg/ml 盐酸肾上腺素的 1％盐酸普鲁卡因溶液 0.2ml，注入右侧相应部位的皮内。在两个皮丘的周围以色笔画圈作记号（图 2-20）。于注射后 5min 以相同方法测试两个皮丘区的痛觉反应一次，以后每隔 10min 测试一次，到 60min 为止。比较两种药液在麻醉作用强度及作用持续时间方面的差别。

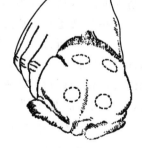

图 2-20　豚鼠皮内浸润法试验药物的局麻作用

【注意事项】　供本实验用的豚鼠年龄不宜过老，因老豚鼠皮肤增厚，皮内注射不易进行，痛觉也较迟钝。豚鼠背上皮肤各处的敏感性不同，以背上正中线和前部较敏感。

【报告要点】

受　试部　位	皮内注射药　液	注药前针刺反应阳性率	注药后针刺反应阳性率						
			5min	10min	20min	30min	40min	50min	60min
左　侧									
右　侧									

【讨论题】　做浸润麻醉时，在普鲁卡因溶液中添加少量肾上腺素有何意义？

第五节　中枢神经系统药物实验

中枢神经系统药物种类繁多,可分为全身麻醉药、镇静催眠药、镇痛药、抗癫痫药、抗惊厥药、抗精神病药和中枢兴奋药等。目前,研究中枢神经系统药物的药理实验方法已非常丰富。一些先进的生物化学技术、形态学技术、电生理技术已用于中枢神经药物的研究,但是采用经典的实验模型确定药物有何作用(作用谱),仍是药物研究的出发点和药理工作者的基本功。本节仅对中枢神经系统药理研究最常用的实验方法和模型作简要介绍。

（一）中枢神经药物实验研究的动物选择

药理学研究离不开实验动物。选用何种动物关系到实验结果的成败和质量。实验动物选择是否合适,是否经济,是否容易饲养,都必须认真考虑。一般研究动物行为、记忆常用小鼠和大鼠,因其视觉、嗅觉灵敏,易形成条件反射;鸽子、犬、猫呕吐反应明显,可作中枢呕吐实验;镇痛药常选用小鼠,大鼠,犬等,因常用的痛反应指标如舔足、甩尾、嘶叫、挣扎、肌肉抽搐在这些动物身上容易观察;家兔对发热反应敏感、典型且恒定,常用于解热药研究;猴子与人类接近,可用于镇痛药的依赖性实验。

（二）中枢神经药物实验研究的相关性

中枢神经药物作用广泛,机理复杂,但许多药效却十分相似。如镇静催眠药根据对中枢抑制程度的不同可分为镇静作用和催眠作用,但两者之间没有明显的界限,只是所用剂量不同。这些药物还有抗焦虑、抗惊厥和抗癫痫作用。因此本章所述的电休克法、戊四氮法,都可作为抗惊厥药、抗癫痫药、镇静催眠药的实验模型。全身麻醉药传统上可分为吸入麻醉药、静脉麻醉药,一般麻醉可达三期,使意识、痛觉、反射消失、肌肉松弛。因此,小鼠翻正反射消失可作为评价吸入麻醉药和催眠药的共同指标;镇痛药可分为中枢镇痛药和外周镇痛药,但电刺激法和热刺激法均可作为中枢及外周镇痛药的实验模型。

（三）中枢神经药物实验模型与新药开发

本章所列的实验模型已全部被国家食品药品监督管理局化学药品药效学实验指导原则推荐。对于中药开发,这些模型也经常使用,如安神药和平肝熄风药就需进行睡眠协同试验、抗惊厥试验和学习记忆试验;祛风湿药需进行镇痛试验;清热解表药需进行解热试验;补益药需进行耐缺氧试验等。

由于篇幅所限,本章所列的仅是中枢神经药物的最基本方法。为阐明中枢神经药物的作用机理和特点,尚须采用一些其他的实验方法和技术。

实验 25　乙醚麻醉及麻醉前给药

【目的】　观察乙醚麻醉的特点及麻醉前给药对其作用的影响。

【材料】　猫 2 只(停食 12h)

玻璃麻醉箱　铁丝笼　注射器　针头　药棉　棉线

麻醉乙醚　吗啡和阿托品混合注射液(每 ml 含盐酸吗啡 10g 和硫酸阿托品 0.6mg)

【方法】　取空腹猫 2 只,称体重,分别置于两个小笼内。其中一猫于麻醉前 15min 皮下注射吗啡和阿托品混合注射液 1ml/kg。观察两猫的活动情况。将两个小笼并置麻醉箱内。使乙醚蒸汽经与箱顶开口相连的管道(图 2-21)压入箱内,或用浸有乙醚的棉球悬吊于箱内顶盖正中,记录开始给乙醚时间。观察两猫躁动、流涎等反应的差异,直至卧倒。记录开始卧倒时间。随即将猫从麻醉箱中取出,依次观察并记录下列项目:

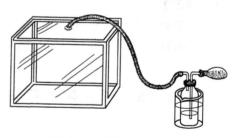

图 2-21　猫的麻醉箱装置

呼吸形式:是单纯膈肌舒缩的腹式呼吸,还是兼有胸腔扩缩的胸式呼吸。

肌肉松弛:以手拉其后肢,检查肌张力。

痛觉反射:以针头均力刺其后肢,视其是否引起缩腿。

角膜反射:以棉线直触角膜,视其是否引起眨眼。

翻正反射:将动物仰卧,视其能否翻身。

分别计算各猫从开始吸入乙醚到出现卧倒的诱导时间,及从开始卧倒到翻正反射恢复的麻醉维持时间。

【注意事项】

1. 麻醉玻璃箱不宜过大,并保证不漏气,否则乙醚用量增加,且产生作用较慢。

2. 在没有猫麻醉玻璃箱时,也可改用小犬,缚住其嘴,按上口罩,在口罩上滴乙醚进行观察(图 2-22)。

3. 麻醉前给药也可用 1 号冬眠合剂 4ml/kg 注射,以代替吗啡和阿托品混合液注射。1 号冬眠合剂每毫升含盐酸氯丙嗪 1mg、盐酸异丙嗪 1mg 和盐酸杜冷丁 2mg。

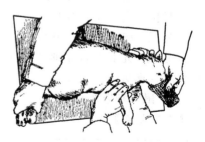

图 2-22　给狗进行吸入麻醉

【报告要点】

动物号	体重 (kg)	麻醉前给药	开始吸入乙醚时间	卧倒时间	箱内取出时间	苏醒时间	诱导时间	麻醉维持时间
1								
2								

动物号	诱导期表现		麻醉后各项指标变化				
	躁动	流涎	呼吸形式	肌肉松弛	角膜反射	痛觉反射	翻正反射
1							
2							

【讨论题】

1. 乙醚麻醉有何优缺点？现今在临床上的应用地位如何？
2. 麻醉前给药常用哪些药物？预先给予此类药物有何意义？

实验 26　镇静催眠药的协同作用和对抗中枢兴奋药作用

【目的】　通过实验认识药物相互作用的协同作用和拮抗作用,学习镇静催眠药的筛选方法。

【原理】　镇静催眠药依剂量的递增而表现为镇静、催眠及麻醉作用。镇静催眠药合用作用加强,且可对抗中枢兴奋药引起的惊厥行为。

【材料】　小鼠 5 只

注射器　天平　玻璃钟罩

0.04％地西泮溶液　0.2％戊巴比妥钠溶液　0.04％二甲弗林溶液

【方法】　取性别相同、体重相近的小鼠 5 只,编号,称重,然后作下述处置:

1 号鼠:腹腔注射地西泮 0.8mg/10g(0.04％溶液 0.2ml/10g)。

2 号鼠:皮下注射戊巴比妥钠 0.4mg/10g(0.2％溶液 0.2ml/10g)。

3 号鼠:腹腔注射地西泮 0.08mg/10g,10min 后,再皮下注射戊巴比妥钠 0.4mg/10g。

4 号鼠:皮下注射二甲弗林 0.08mg/10g(0.04％溶液 0.2ml/10g)。

5 号鼠:先腹腔注射地西泮 0.08mg/10g,10min 后再皮下注射二甲弗林 0.08mg/10g (0.04％溶液 0.2ml/10g)。

将 5 鼠分别置于钟罩内,比较所出现的药物反应及最终结果。

【报告要点】

小鼠（编号）	性别	体重(g)	第一次给药		第二次给药		两药相互作用类型
			药名及剂量	给药后反应	药名及剂量	给药后反应	
1							
2							
3							
4							
5							

【注意事项】

1. 本实验注射药物比较多,如合用同一注射器,每次注射之前应充分洗净注射器,以免影响药效。

2. 镇静催眠药均属于中枢抑制药,动物实验时其作用往往不能区分。镇静作用指标主要是自发活动减少;催眠作用则以动物的共济失调为指标,当环境安静时,可以逐渐入睡。

将小鼠轻轻置于仰卧位,如松手后仍能保持仰卧状态,即为翻正反射消失。该指标可以代表催眠作用,又可反映催眠药的麻醉作用,但不易与肌松药作用相区别。

3. 实验环境需安静,室温以 20～25℃ 为宜。小鼠翻正反射消失后应注意保温。

【讨论题】

1. 在合并用药过程中各药可以通过哪几种方式发生相互作用,会引起哪几种后果?
2. 给小鼠预先注射地西泮对于戊巴比妥钠和二甲弗林的药理作用各有何种影响?

实验 27　药物对动物自发活动的影响

【目的】　观察地西泮对小鼠自发活动的影响,学习镇静催眠药的筛选方法。

【原理】　自发活动是正常动物的生理特征。自发活动的多少往往能反映中枢兴奋或抑制作用状态。具有镇静催眠安定等作用的中枢抑制药,均可明显减少小鼠的自发活动。自发活动减少的程度与中枢抑制药的作用强度成正比。

【材料】　小鼠 3～4 只

自发活动记录装置　注射器　鼠笼　天平

0.05％地西泮溶液　生理盐水　苦味酸溶液

【方法】　取活动度相近的小鼠 2 只,称记体重,编号。取 1 号鼠置于自发活动记录装置的盒内,使其适应环境约 5min。然后开始计算时间,观察并记录 5min 内的自发活动次数,作为给药前的对照值。将小鼠取出装置并腹腔注射地西泮 0.1mg/10g(0.05％溶液 0.2ml/10g)。给药后将小鼠放回盒内,每 5min 作为一个观察单位,按上法记录活动量 1 次,连续观察,直至 25min。

2 号鼠先按上法测试 5min 内的自发活动情况,然后腹腔注射生理盐水 0.2ml/10g,同样观察、记录 25min 内的活动情况,与 1 号鼠作比较。

【报告要点】

鼠 (编号)	体重 (g)	药物及剂量	5min 内活动情况	
			给 药 前	给 药 后
1				
2				

【注意事项】

1. 实验环境要求安静,有条件者可在隔音室内进行。
2. 动物活动与饮食条件、昼夜生活环境等有密切关系,观察自发活动最好各方面条件相近。
3. 动物宜事先禁食 12h,以增加觅食活动。

【讨论题】　用本方法测定小鼠自发活动应注意哪些问题?适用于哪几类药物活性筛选?

实验 28　药物的抗电惊厥作用

【目的】　观察苯妥英钠和苯巴比妥钠对电惊厥的保护作用。

【原理】　以一强电流刺激小鼠头颅可引起全身强直性惊厥,药物预防强直性惊厥发生,可初步推测该药有抗癫痫大发作的作用。

【材料】　小鼠 3～4 只

天平　注射器　药理生理多用仪

0.5％ 苯妥英钠溶液　0.5％苯巴比妥钠溶液

【方法】

1. 将药理生理多用仪的刺激方式旋钮置于"单次"位置,"A"频率置于"8Hz",后面板上的开关拨向"电惊厥"一边,电压调至最大。

2. 将输出线前端的两鳄鱼夹用生理盐水浸湿,分别夹在小鼠的两耳上。接通电源,按下"启动"按钮,即可使小鼠产生前肢屈曲、后肢伸直的强直性惊厥(如未产生强直惊厥,可将"频率"旋钮拨到"4Hz"试之,否则另换小鼠)。

3. 每实验组选择 3 只典型强直惊厥小鼠,称重标记。分别腹腔注射苯妥英钠 0.75mg/10g(0.5％溶液 0.15ml/10g)、苯巴比妥钠 0.75mg/10g(0.5％溶液 0.15ml/10g)及生理盐水 0.15ml/10g。

4. 给药后 40min,再以原电流强度给予刺激,观察并记录各鼠是否出现挣扎反应或强直惊厥。

【报告要点】

鼠　号	体重(g)	药物及剂量	致休克电流	通电后反应	
				给 药 前	给 药 后

【注意事项】

1. 引起惊厥的刺激电流参数因动物的个体而异,须通过试验而测得,不宜过大,以免引起死亡;本实验中设定 4Hz 和 8Hz 两档。

2. 夹住两鼠耳的鳄鱼夹严防短路,以免引起刺激器的损坏。

3. 动物惊厥可分为五个时期:潜伏期、僵直屈曲期、后肢伸直期、阵挛期以及恢复期。

【讨论题】　试从用药后动物的活动表现及对电刺激后的反应,比较苯巴比妥钠与苯妥英钠作用的异同。

实验 29　药物对抗中枢兴奋药惊厥的作用

【目的】　观察丙戊酸钠对二甲弗林惊厥的保护作用。

【原理】　二甲弗林是直接兴奋呼吸中枢的中枢兴奋药,剂量过大时可引起惊厥反应。药物对二甲弗林所致惊厥反应的保护作用,可用来初筛抗惊厥药和抗癫痫药。

【材料】　小鼠 2 只

天平　注射器

0.04%二甲弗林溶液　3%丙戊酸钠溶液　生理盐水

【方法】

1. 取小鼠 2 只,编号,称记体重。

2. 分别腹腔注射丙戊酸钠 6mg/10g(3%溶液 0.2ml/10g)和生理盐水 0.2ml/10g。

3. 30min 后,再分别皮下注射二甲弗林 0.2ml/10g。观察各鼠反应的出现快慢和强度(痉挛、跌倒、强直或死亡)。

【注意事项】　条件许可最好以戊四唑代替回苏灵进行实验。戊四唑所用剂量为 1.2mg/10g 皮下注射。

【报告要点】　丙戊酸钠的抗惊厥作用。

鼠　　号	体　重(g)	预先给药及剂量	注射二甲弗林后反应

【讨论题】　试从以上结果讨论各药的作用及临床应用。

实验 30　氯丙嗪的安定作用

【目的】　观察氯丙嗪对小鼠激怒反应的影响。

【原理】　小鼠足部持续受到一强电刺激后,可出现激怒行为,即逃避、吱吱叫、格斗、对峙、互咬。用抗精神失常药后可抑制此种激怒状态。

【材料】　4 只小鼠(雄性,异笼喂养)

药理生理多用仪　激怒刺激盒　注射器针头　天平

0.1%盐酸氯丙嗪溶液

【方法】

1. 调节刺激器刺激参数为:工作状态:激怒,输出电压:最小,刺激方式:连续 B,时间:1s,频率:8Hz。把交流电压输出线插入后板的"交流电压输出"插座中,另一端的 2 个鳄鱼夹夹在附件盒的红黑接线柱上。

2. 选择激怒的小鼠,将 2 只雄性异笼喂养小鼠放于附件盒内。接通电源,调节交流电压输出强度,逐渐由小增大,直至小鼠出现激怒反应为止(激怒反应指标:两鼠竖立,对峙,互相撕咬)。如小鼠不互相撕咬,则弃去另换。选两对有明显激怒反应的小鼠,记录阈电压(图 2-23)。

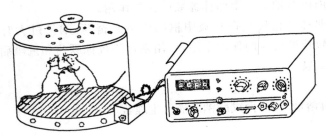

图 2-23　小鼠激怒试验装置

3. 给其中一对小鼠腹腔注射盐酸氯丙嗪 0.15mg/10g(0.1%溶液 0.15ml/10g),另一对腹腔注射生理盐水 0.15ml/10g。

4. 给药后 20min,分别再以给药前的阈值电压进行刺激,观察两对小鼠给药前后的反应差异。

【报告要点】　氯丙嗪对小鼠激怒反应的影响。

表 1

组　　别 处理(给药) 反应	氯 丙 嗪 组		对 照 组	
	给药前	给药后	给药前	给药后
激怒阈值电压 激怒潜伏期				

表 2

潜 伏 期 组 别 药 物		1	2	3	4	5	6	7	8	$\bar{X} \pm SD$
氯丙嗪	给药前									
	给药后									
生理盐水	给药前									
	给药后									

【注意事项】

1. 在 3min 内每对鼠典型激怒反应不少于 3 次者选做实验。给药后以原刺激参数刺激,典型激怒反应少于 3 次者称抑制。

2. 刺激盒应保持干燥,随时擦净小鼠尿液和粪便,以免引起短路,影响正常电压输出。

3. 出现典型激怒反应后应立即关闭电源,取出刺激盒中小鼠时应仔细检查有无电压输出,以免发生意外。

【讨论题】　试从上述结果讨论氯丙嗪的安定作用特点与用途。

实验 31　药物的镇痛作用(热板法)

【目的】　了解用热板法筛选镇痛药,并比较药物镇痛效价的方法。

【原理】　各种伤害引起的疼痛性刺激通过感觉纤维传入脊髓,最后到达大脑皮层感觉区而引起疼痛。中枢性镇痛药(如吗啡等)和外周性镇痛药(如非甾体抗炎药类)通过痛感觉中枢的整合作用,以及抑制或减少痛觉的传入而达到镇痛作用。中枢性镇痛药的镇痛作用较易用热板法试验加以证实,但某些外周性镇痛药如水杨酸类药的镇痛作用不易测定。

【材料】　小鼠(雌性)3～4 只

电热板　鼠笼　天平　注射器　针头　烧杯

0.1%盐酸吗啡溶液　4%水杨酸钠溶液　生理盐水

【方法】

1. 动物选择　将热板温度调节至 55±0.5℃,置小鼠于热板上,测定各小鼠的正常痛反应(舔后足或抬后足并回头)时间,共测 2 次。每次间隔 5min,以平均值不超过 30s 为合格,共选出甲、乙、丙 3 只小鼠。

2. 给药　给甲鼠腹腔注射盐酸吗啡 0.15mg/10g(0.1%溶液 0.15ml/10g),乙鼠腹腔注射水杨酸钠 6mg/10g(4%溶液 0.15ml/10g),丙鼠腹腔注射生理盐水 0.15ml/10g。

3. 给药后 15、30、45、60min,同前分别测定痛反应时间 1 次。如小鼠在热板上 60s 无痛反应,按 60s 计算。

4. 按下列公式计算痛阈提高百分率:

$$痛阈提高百分率 = \frac{用药后痛反应时间 - 用药前痛反应时间}{用药前痛反应时间} \times 100\%$$

(如用药后痛反应时间减去用药前痛反应时间得到负数,则以零计算)

【报告要点】　吗啡和水杨酸钠的镇痛作用比较

鼠编号	体重(g)	药物与剂量	痛反应潜伏期(s)						
			给药前			给药后时间			
			第1次	第2次	平均	15	30	45	60
甲									
乙									
丙									

【注意事项】

1. 测定痛反应时,一旦小鼠表现出典型痛反应即应移开热板,若 60s 无痛反应也要立即移开热板,以免造成烫伤。

2. 本实验不能使用雄性小鼠,因雄鼠受热后阴囊下坠,阴囊皮肤对热刺激敏感。

3. 室温对此实验有一定影响,以 15～20℃ 为宜。室温过低时小鼠反应迟钝,过高则过于敏感,且易引起跳跃,均能影响结果的准确性。

4. 正常小鼠一般放在热平板上 10～15s 内出现不安、举前肢、舔前足、踢后肢、跳跃等现象,但这些动作均不作为痛指标,只有舔后足才作为疼痛的指标。

【讨论题】 联系以上吗啡和水杨酸钠的镇痛实验结果讨论两类镇痛药的作用和应用(图 2-24)。

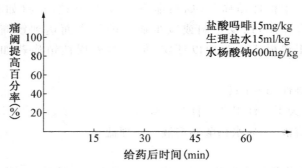

图 2-24　吗啡和水杨酸钠的镇痛作用

实验 32　药物的镇痛作用(扭体法)

【目的】 了解用腹腔注射刺激性物质后引起扭体反应,来筛选镇痛药的方法。

【材料】 小鼠 3 只

天平　注射器　针头　小鼠笼

0.1％盐酸吗啡溶液　4％阿司匹林混悬液　0.6％醋酸溶液　生理盐水

【方法】 取小鼠 3 只(编号),称记体重。甲鼠皮下注射盐酸吗啡 0.15mg/10g(0.1％溶液 0.15ml/10g),乙鼠灌胃阿司匹林 6mg/10g(4％混悬液 0.15ml/10g),丙鼠皮下注射生理盐水 0.15ml/10g。半小时后,各鼠分别腹腔注射醋酸溶液(0.6％溶液 0.1ml/10g),观察 15min 内各鼠有无扭体反应出现。扭体反应的表观为腹部收缩、躯体扭曲、后肢伸展及蠕行等。汇集全实验室的结果,评价两药的镇痛作用。用本法筛试抗炎镇痛药较易取得阳性结果。

【报告要点】

鼠(组别)	药物及剂量	试验鼠数	出现扭体反应鼠数	出现扭体反应百分率

【讨论题】　试从本实验及实验 31 的结果,讨论热板法和扭体法的区别。

实验 33　尼可刹米对抗吗啡的呼吸抑制作用

【目的】　学习常用的呼吸活动记录法,观察尼可刹米对抗吗啡中毒时呼吸抑制的对抗作用。

【原理】　大剂量吗啡可抑制延髓呼吸中枢,呼吸中枢兴奋药则可对抗吗啡引起的呼吸抑制。

【材料】　家兔 1 只

兔固定箱　生理记录仪　压力换能器　兔鼻插管(以橡皮导尿管改制)　铁支架　双凹夹注射器　针头

1.5%盐酸吗啡溶液　2.5%尼可刹米溶液

【方法】

1. 妥善装置压力换能器与记录仪,接通电源,使之预热。

2. 将家兔称重后放置兔固定箱内,兔的一侧鼻孔插入粗细适度的橡皮管。使橡皮管的另一端连接压力换能器,用生理记录仪描记呼吸。

3. 待呼吸平稳,打开记录开关,描记一段正常呼吸活动。

4. 静脉注射盐酸吗啡 15mg/kg(1.5%溶液 1ml/kg),记录呼吸变化情况,注意呼吸频率。当出现明显呼吸抑制时,立即缓慢静脉注射尼可刹米 50mg/kg(2.5%溶液 2ml/kg),观察动物反应并记录呼吸变化情况。

【报告要点】

记　　录	给　药　前	注射盐酸吗啡后	注射尼可刹米后
呼吸曲线			
呼吸频率(次/min)			

【注意事项】

1. 注射吗啡应缓慢,以便控制剂量到刚引起间歇性陈-施呼吸。

2. 注射尼可刹米的速度也宜稍慢,否则可致家兔惊厥。

【讨论题】

为什么尼可刹米较适用于吗啡急性中毒的解救? 使用时应注意什么?

实验 34　尼莫地平对小鼠获得记忆的增强作用

【目的】　观察 Y 型迷宫训练小鼠产生获得记忆的过程,了解影响学习记忆药物的常用试验方法。

【原理】　Y 型迷宫装置内设起步区、电击区和安全区。给动物电击刺激,由于非条件反射的存在,使它逃避并获得找到安全区的记忆力,以此来观察药物对记忆的影响。

【材料】　小鼠 8 只(22～24g)

鼠笼　注射器　Y 型迷宫(或八臂电迷宫)装置

6％尼莫地平溶液　生理盐水

【方法】　连接好仪器,训练时将小鼠放入起步区,使之适应环境 60s,打开闸门,操纵电击按钮给小鼠以电刺激。根据小鼠反应调节电压,以能引起小鼠奔跑、逃避为度。如小鼠在奔跑中最后窜到安全区,让其在安全区停留几分钟以巩固记忆,然后再将小鼠从安全区取出放回起步点,重复电击,反复训练。以鼠在电击后能从起步点直接进入安全区的反应为正确,通过其他区域或乱窜后再进入安全区为错误,直至小鼠在连续 10 次电击中有 9 次正确为训练成功(或称获得记忆)。记录小鼠达 9/10 次正确反应为所需电击次数。

将已训练成功的小鼠 4 只给予尼莫地平 10mg/kg,ip,4 只给予生理盐水,再连续给予电击,直至小鼠出现 9/10 次正确反应。记录此时电击刺激的总次数,计算记忆保存率,并与生理盐水组比较。

$$记忆保存率(\%)=\frac{A-B}{A}\times100\%$$

式中:A——给药前连续 10 次电击中有 9 次正确的所需电击刺激总次数;

　　　B——给药后连续 10 次电击中有 9 次正确的所需电击刺激总次数。

【报告要点】　按下表项目统计实验结果

鼠(组别)	剂量	动物数(只)	电击总次数		记忆保存率(％)
			给药前	给药后	

【注意事项】

1. 实验宜用成年小鼠进行。实验环境恒定,室内温度、光照强度适宜。

2. 电刺激以快速断续为宜,不能持续通电。

3. 每次电击后,不要将小鼠从安全区经迷路驱回起跑点,而须从安全区取出,直接回到起步点。

4. 本实验亦可以吡啦西坦代替尼莫地平进行,其剂量为 20～40mg/kg,ig。

第六节　内脏系统药物的药理实验

一、抗高血压药物

研究药物抗高血压作用的方法很多。从一些新化合物中筛选和研究抗高血压药物,通常分三步进行:首先是采用麻醉动物进行急性降压试验,然后用高血压动物模型作进一步的降压试验,最后为研究药物的降压作用机制。

1. 急性常压动物试验　方法简便,但与临床实际稍有距离,可用于初筛。一般是将动物麻醉后直接测量颈动脉或股动脉的血压,静脉注射供试药物。若能使血压水平下降40%,并维持30min以上,可初步认为该药有效。对作用缓慢或不宜作静脉注射的药物,可以用大鼠多次灌胃一次直接测压法试之。该法不论快作用或慢作用的药物,均可出现阳性结果。由于不能作给药前后的自身对比,该试验需用动物数量较多。

2. 实验治疗方法　用高血压模型动物来观察药物的降压作用比较接近临床实际情况,但过程复杂,一般用于复筛。高血压模型有肾型高血压大鼠和犬、自发性高血压大鼠(SHR)和醋酸去氧皮质酮(DOCA)大鼠等。用间接法测压(如犬颈动脉皮鞘法、大鼠尾动脉测压法等)给药时间一般为7~10天,血压下降超过20mmHg时可通过统计处理判断是否有效。

3. 作用机制的分析　在肯定药物的降压效果后进行。可以根据筛试药物作用的特点及药物的化学结构类型,通过适当的实验来进行探索。

(1) 中枢性降压作用:如用椎动脉给药法,观察小剂量药物有无降压作用;作脊猫实验,观察药物的降压效果有无变化等。

(2) 神经节阻断作用:如以猫颈上神经瞬膜实验法,观察药物对电刺激颈上神经节前纤维和节后纤维时瞬膜收缩反应的区别等。

(3) 对肾上腺素能神经递质的影响:如观察药物对电刺激交感神经节后纤维末梢递质释放量的影响等。

(4) 肾上腺素受体阻滞作用:如用豚鼠下腹神经输精管试验法观察药物对 α 受体的作用;用离体豚鼠心房或猫心乳头肌标本观察药物对 β 受体的作用等。

(5) 对肾素-血管紧张素系统的影响:如通过体外试验,观察药物对血管紧张素 II 转化酶活性的影响等。

(6) 直接松弛血管平滑肌作用:如离体兔耳血管灌流试验和大鼠下肢血管灌流试验等。

(7) 其他作用:药物也可以通过促进钠和水的排泄以减少血容量,通过钙通道阻滞作用以降低血管平滑肌的收缩性等方式,而产生降压作用。这些在分析药物的降压机制时都须加以考虑。

实验 35　利血平对正常血压大鼠的降压作用

【目的】　学习用"多次给药一次测压法"筛选降压药的方法,观察利血平的降压作用。

【材料】　大鼠(200~250g)20 只

手术器械　大鼠手术台　血压换能器　平衡记录仪　动脉夹　台秤　大鼠灌胃器　注射器　洗耳球　棉签

0.01%利血平混悬液　1%戊巴比妥钠溶液　生理盐水　肝素溶液

【方法】

1. 取大鼠 20 只,分成甲、乙两组,每组 10 只。甲组以灌胃法给利血平 1.0mg/kg(0.01%

混悬液 1.0ml/100g)，每天一次，连续 3 天。乙组按同法给生理盐水 1.0ml/100g。

2. 在末次灌胃后 60min，分别给两组大鼠腹腔注射戊巴比妥钠 50mg/kg(1%溶液 0.5ml/100g)。待麻醉后将动物仰卧固定，剪去颈部毛，自喉头下正中线切开皮肤约 3cm，分离气管，以细镊柄将气管垫起，作半切口。用洗耳橡皮球接玻璃细管，吸尽气管内分泌物，保持呼吸道通畅。分离出一侧颈总动脉，用棉签蘸生理盐水后，放在动脉下面(或以急性降压实验用的动脉夹法)阻断颈动脉血流。取"V"字形斜剪动脉口径一半，随即向心脏方向插入与血压换能器相连的动脉插管(管道内充满含有肝素的生理盐水)，连接平衡记录仪以记录血压变化。

3. 注射麻醉药后 60min 开始记录血压。只要保持呼吸道通畅，则血压稳定。分别记下甲、乙两组各鼠的血压，计算两组大鼠血压的均值，并作 t 检验，以判断甲组大鼠的血压均值是否显著低于乙组。

【注意事项】

1. 保持大鼠呼吸道通畅是实验成败的关键。

2. 本法筛选作用快(1～2h)及慢(2 天左右)的降压药均可得到阳性结果。如需判断药物的起效时间及持续时间，可于不同时间分批测量血压。

【报告要点】

组　别	大鼠数	药物及剂量	血压(mmHg)	
			每鼠之值	全组均值
甲				
乙				

两组血压均值之差：

t 值：　　　　　　　　　　　　　　　　P 值：

实验 36　卡托普利对急性肾型高血压大鼠的降压作用

【目的】　学习用急性肾型高血压大鼠试验药物降压作用的方法，观察卡托普利的降压作用。

【材料】　大鼠(体重 300g 左右)1 只

大鼠手术台　大鼠手术器械　血压记录设备　特制小金属夹(夹肾蒂用)　气管插管　动脉插管　静脉插管　注射器　纱布

1%戊巴比妥钠溶液　0.05%卡托普利溶液　肝素溶液　生理盐水

【方法】

1. 取体重 300g 左右的大鼠 1 只，静脉注射戊巴比妥钠 50mg/kg(1%溶液 0.5ml/100g)使之麻醉。将大鼠以俯卧位固定在手术台上，在腰部下方以纱布卷适当垫高。剪去腰背部的毛,在左肾的对应部位切开背部皮肤约 2cm。以小血管钳分开肌层,暴露左肾。在肾蒂部加小金属夹,使该侧肾脏的动、静脉与肾盂同时被夹闭。然后仿照实验 35 中的方法,在大鼠的气管上安置插管,以保证呼吸道畅通;在大鼠的颈动脉与股静脉上安置插管,分别供记录血压与注射药物之用。

2. 在夹闭肾蒂后 4~5h,打开颈动脉夹,描记血压曲线一段。再除去肾蒂部金属夹,使左肾恢复血循环,2~3min 后血压将有明显上升(上升 20mmHg 以上)。当血压在较高水平重新稳定后,从静脉插管缓慢注入卡托普利 1mg/kg(0.05%溶液 0.2ml/100g),观察对血压的影响。

连续描记血压 15min 后可改为间断描记,直至注射卡托普利后 1h 为止。

【注意事项】

1. 鉴于间隔一定时间后仍要使左肾恢复血液循环,故在肾蒂放置小夹子时必须轻重适度,勿损伤被夹持部分的组织。

2. 在肾蒂放置小夹子后可将大鼠暂时改为仰卧位固定,以方便进行在气管与动、静脉安插插管等操作。这一步骤完毕后仍将动物恢复俯卧位固定。

3. 描记血压变化的工作为本实验的成败关键,应参照实验 35 的方法仔细进行。环境温度较低时须注意对麻醉动物的保暖。

【报告要点】　记录大鼠的性别、体重、麻醉方法及所注射卡托普利的剂量等,复制血压曲线。

【讨论题】　联系课堂讲授的理论知识,讨论本实验中大鼠血压升高的原因与卡托普利的降压机制。

实验 37　药物对离体兔耳血管的作用

【目的】　学习离体兔耳血管灌流法,观察药物对血管平滑肌的作用。

【材料】　大耳家兔 1 只

手术台　手术器械　五角玻璃板　恒压灌流瓶　记滴器　铁支架　动脉插管　注射器　棉线

任洛液　10μg/ml 盐酸肾上腺素溶液　1%亚硝酸钠溶液　20%乌拉坦溶液　1U/ml 垂体后叶素溶液

【方法】

1. 取家兔 1 只,腹腔注射乌拉坦 1.2g/kg(20%溶液 0.6ml/kg)。麻醉后,俯卧位固定于手术台上,剪去右耳根部毛。自耳根部顺血管走向,纵形切开皮肤约 2~3cm,分离耳中央静脉和耳后动脉(与静脉平行,但较深)。在动脉下穿两根线,在静脉下穿一根线。结扎耳后动脉的近心端,在结扎部位外侧动脉壁剪一合适切口,向离心方向插入动脉插管(管内充满任洛液),结扎固定。再结扎静脉,并在结扎部位外侧将静脉剪断,立即开放任洛液,使在 30~40cm 水柱(2.94~3.92kPa)压力下注入耳后动脉。然后用锋利的剪刀在血管结扎部位外侧将兔耳剪下。

2. 把五角玻璃板以 45°角固定在铁支架上,将兔耳固定在玻璃板上,使自静脉流出的灌流液顺板角滴下。调节灌流瓶的放置高度,维持 50~70cm 水柱 (4.90~6.86kPa)的灌流压,使灌流液的流速保持在 30 滴/min 左右。用记滴器记录滴数(图 2-25)。待流速稳定后,记录连续 3min 的流速(滴/min),取其平均值作为给药前的对照值。

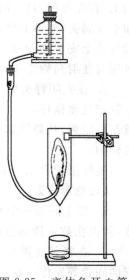

3. 依次由动脉插管上方的胶管内缓慢注入下列药液,观察并记录灌流液的流速变化。

(1) 10μg/ml 盐酸肾上腺素溶液 0.2ml。

(2) 1%亚硝酸钠溶液 0.4ml。

(3) 1U/ml 垂体后叶素溶液 0.4ml。

【注意事项】

1. 进行动脉插管操作时必须排尽灌流系统中的气泡,以免堵塞血管而影响结果。

2. 防止动脉扭曲,给药前、后应避免插管位置改变而影响灌流速度。

图 2-25　离体兔耳血管灌流装置

【报告要点】

药　物	给药量(ml)	灌流液流速(滴/min)						
		用药前	用　药　后					
			1min	3min	5min	10min	15min	20min
10μg/ml 盐酸肾上腺素溶液								
1%亚硝酸钠溶液								
1U/ml 垂体后叶素溶液								

【讨论题】　亚硝酸钠、肾上腺素和垂体后叶素对血管各有何作用? 作用机制如何?

二、强心苷类

研究强心苷类的药理作用时应注意实验动物的选择,因为不同种属的动物对强心苷类的敏感性有很大的差异:猫、犬、鸽子、蛙对强心苷类比较敏感,其次是豚鼠;家兔的敏感性约为猫的 1/2;蟾蜍、大鼠和小鼠对强心苷类不敏感。

1. 离体心脏试验法　离体心脏试验常用斯(Straub)氏法和八木法。这两种方法可观察强心苷对心脏收缩强度、频率及节律的影响,八木法还可以观察药物对心输出量的影响。在一定条件下,豚鼠的离体心脏及心房和猫心乳头肌等离体标本也可用于强心苷的研究。由于在衰竭的心脏上更能显示强心苷的作用,因此常以低钙生理溶液进行灌流,或将心脏长时间放置以造成心脏衰竭,然后再加药物进行试验。

2. 整体动物试验　可用在体蛙心实验,经淋巴囊给药,也可用在体猫心或兔心实验,经静脉给药,观察药物对心脏收缩强度、频率和节律的影响。在大动物用化学药物(如戊巴妥钠或普萘洛尔)造成心功能不全的模型上,可观察药物对心脏收缩性能和心泵血功能的多种指标。

实验 38　强心苷对离体蛙心的作用(斯氏法)

【目的】　学习斯氏离体蛙心灌注法,观察强心苷对离体蛙心收缩强度、频率和节律的影响以及强心苷和钙离子的协同作用。

【材料】　蛙(70g 以上)2 只

手术器械　蛙板　探针　斯氏蛙心插管　蛙心夹　张力换能器　记录仪　双凹夹　长柄木夹　铁支架　滴管　丝线

林格液　低钙林格液(所有 $CaCl_2$ 量为一般林格液的 1/4,其他成分不变)　5%洋地黄溶液(或 0.1%毒毛花苷 G 溶液)　1%氯化钙溶液

【方法】

1. 取蛙 1 只,用探针破坏脑及脊髓,背位置于蛙板上。先剪开胸部皮肤,再剪除胸部肌肉及胸骨,打开胸腔,剪破心包膜,暴露心脏。

2. 在主动脉干分支处之下穿一线,打好松结,备结扎插管之用。于左动脉上剪一"V"形切口,插入盛有林格液的蛙心插管,通过主动脉球转向左后方,同时用镊子轻提动脉球,向插管移动的反方向拉,即可使插管尖端顺利进入心室(图 2-26)。见到插管内的液面随着心搏而上下波动后,将松结扎紧、固定,然后剪断两根动脉。待插管提起心脏,用线自静脉窦以下把其余血管一起结扎,在结扎处下剪断血管,使心脏离体。用滴管吸去插管内血液,并用林格液连续换洗,至无血色,使插管内保留 1.5ml 左右的林格液(图 2-26)。

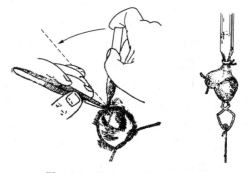

图 2-26　斯氏法离体蛙心制备

3. 用带有长线的蛙心夹夹住心尖,将长线连于张力换能器,在记录仪上记录心脏搏动。

4. 记录一段正常心搏曲线后,依次换加下列药液,每加一种药液后,密切注意心缩强度、心率、房室收缩的一致性等方面的变化。

(1) 换入低钙林格液。

(2) 当心脏收缩显著减弱时,向插管内加入 5%洋地黄溶液 0.1~0.2ml(或 0.1%毒毛花苷 G 溶液 0.2ml)。

(3) 当作用明显时,再向插管内加入 1%氯化钙溶液 2~3 滴。

【注意事项】

1. 本实验以用蛙心为好。蟾蜍因皮下腺体中含有强心苷样物质,其心脏对强心苷较不敏感。

2. 在实验中以低钙林格液灌注蛙心,使心脏的收缩减弱,可以提高心肌对强心苷的敏感性。

【报告要点】　剪贴或复制心脏的收缩曲线,图下注明加药、换药、心率、房室收缩的一致性、心室体积变化等方面的说明。

【讨论题】　在本实验中可以看到强心苷的哪几种药理作用？

实验 39　强心苷对离体蛙心的作用（八木法）

【目的】　学习八木蛙心灌流法，观察强心苷对离体蛙心收缩强度、频率、节律和心输出量的影响。

【材料】　蛙（70g 以上）2 只

手术器械　蛙板　探针　八木蛙心插管　蛙心夹　张力换能器　记录仪　双凹夹　长柄木夹　铁支架　小烧杯　滴管　丝线

林格液　低钙林格液（所含 $CaCl_2$ 量为一般林格液的 1/4，其他成分不变）　5％洋地黄溶液（或 0.1％毒毛花苷 G 溶液）

【方法】

1. 取蛙 1 只，用探针破坏脑及脊髓，背位置于蛙板上。剪开胸部皮肤，剪去胸部肌肉及胸骨，打开胸腔，剪破心包膜，暴露心脏。

2. 用线结扎右主动脉，于左主动脉下穿一线，打一松结，备结扎插管之用。再于左右主动脉下穿一线，把心脏向上翻转后，将该线打一松结，备结扎静脉插管用。于下腔静脉处剪一"V"形切口，插入充有林格液的静脉插管，连同近旁的其他血管一起结扎固定，冲洗心脏内血液。然后在左主动脉上剪一"V"形切口，插入动脉插管并结扎。

用剪刀剪断动、静脉，使心脏离体。先使含血林格液从动脉插管流出，用滴管在静脉插管中添加林格液。当从动脉插管流出的液体接近无色时，使静脉插管盛接动脉插管的流出液。动脉插管的液柱高度约为 5cm，静脉插管的液柱高度约为 2.5cm（图 2-27）。

3. 用带线的蛙心夹夹住心尖，将线连于张力换能器，在记录仪上记录心脏搏动。

4. 记录一段正常心搏曲线后，依次换加下列药液：

（1）换入低钙林格液。

（2）当心脏收缩显著减弱时，向插管内加入 5％洋地黄溶液 0.1～0.2ml（或 0.1％毒毛花苷 G 溶液 0.2ml）。比较给药前后心脏收缩的强度、频率以及从动脉插管搏出液体的流速（滴/min）。

（3）当作用明显时，再向插管内加入 1％氯化钙溶液 2～3 滴。

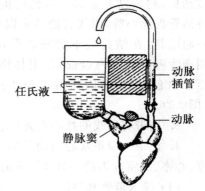

图 2-27　八木法离体蛙心制备

【注意事项】

1. 插静脉插管后，应该先以滴管吸取林格液，通过插管注入心脏，在证实插管在下腔静脉内后，方可进行结扎。

2. 结扎静脉插管时，将左右前大静脉及肺静脉等一并结扎在内，但须注意不能扎住静脉窦，否则心脏立即停止跳动。

【报告要点】　剪贴或复制心脏收缩曲线，图下应注明加药、换药、心率、心输出量等方面的说明。

【讨论题】　通过本实验的结果讨论强心苷主要药理作用及其临床意义。

实验 40　洋地黄中毒时的心电图变化

【目的】　学习用心电图描记药物对心律影响的方法,观察洋地黄中毒时几种典型的心电图变比。

【材料】　猫或豚鼠 1 只

手术台　手术器械　静脉插管　铁架台　碱式滴定管　注射器　丝线　心电图机　针形记录电极

20％乌拉坦溶液　含量约为 0.1U/ml 的洋地黄溶液(以洋地黄酊剂加适量生理盐水稀释而成)

【方法】

1. 取猫或豚鼠 1 只(雌性动物应无孕),称重,用乌拉坦 1g/kg(20％溶液 5ml/kg)腹腔注射麻醉,背位固定于手术台上。切开一侧腹股沟皮肤,分离出股静脉,安插与滴定管相连的静脉插管,用线结扎固定,以备注入药液(如用豚鼠,药液可由颈外静脉注入)。

2. 用标准 Ⅱ 导联,灵敏度 1mV＝10mm,纸速 50mm/s,作描记心电图的准备。先描记一段正常心电图,然后按 1ml/min 左右的速度连续向股静脉内输入含量约为 0.1U/ml 的洋地黄溶液,每隔 2min 记录心电图一次,直至心脏停搏。记录输入的洋地黄总量,计算出使动物致死所需要的洋地黄量(U/kg)。

中、小剂量的洋地黄制剂先引起心电图中 T 波压低或倒置、S-T 段降低,继而出现 P-R 间期延长(房室传导减慢)、Q-T 间期缩短(心室不应期缩短)、P-P 间距增大(心率变慢)等表现。更大剂量引起 P 波与 QRS 波融合,及室性早搏、三联律、二联律等种种异常波形,最后出现心室纤颤而使动物死亡。

【注意事项】　本实验最好用猫进行,因猫对强心苷比较敏感,且心率较慢,心电图的波形容易辨认。豚鼠也尚可用。家兔对强心苷的敏感性较差,大鼠的敏感性只及猫的 1/100,不宜采用。

【报告要点】　记录动物的种类、性别、体重和麻醉方法,该动物的洋地黄制剂致死量,从小量到大量向静脉内输入洋地黄制剂时所引起的各种心电图变化。

【讨论题】

1. 心电图检查对了解药物在心脏方面的药理和毒理作用有何价值?

2. 给病人用强心苷类药物进行治疗时为何需做心电图检查,并强调用药剂量个体化?

三、抗心律失常药

研究抗心律失常新药,一般先用实验性心律失常模型进行初筛,然后用电生理学方法观察药物对心律失常的心肌电活动的影响,进一步明确药物的作用并探讨其作用机制。

诱发动物心律失常的方法有:

(1)化学药物法,如乌头碱、毒毛花苷、钡盐与钙盐、氯仿与肾上腺素等;

(2)电刺激法;

（3）手术法，如结扎冠状血管和传导系统等。

诱发的心律失常标本有：

（1）离体部分心脏，如乳头肌、离体心房等；

（2）离体心脏；

（3）在体心脏。

在实验过程中，常记录Ⅱ导联心电图或心表面心电图，测心律失常发生的时间、类型和持续时间等来评价心律失常情况。而对心脏作用的电生理学分析需要采用细胞内微电极法进行。主要观察项目有窦房结与异位节律点的自律性、各型心肌细胞的兴奋性、静息膜电位、动作电位时间、有效不应期与浦氏纤维传导速度的变化等。

可用于心律失常实验的动物很多。由于冷血动物的心律失常与人的心律失常性质不同，除特殊情况外很少应用。小动物如大鼠的心律失常发生后，多数能自然恢复，可反复实验。大动物如犬和猴的心律失常则很难自然恢复。各种动物对不同方法诱发的心律失常反应也不同，实验时应注意动物的选择。

由于临床心律失常的类型众多，常用的实验模型与临床实际情况都有一定的差距，因而筛选新药时常需采用多种方法，经过综合分析，才能对药物的作用得出初步结论。

实验 41　奎尼丁和普萘洛尔对乌头碱诱发大鼠心律失常的保护作用

【目的】　学习用乌头碱诱发大鼠心律失常的方法，观察奎尼丁和普萘洛尔对此种心律失常的保护作用。

【原理】　乌头碱（Aconitine）能加速钠离子内流，促使细胞膜去极化，提高心肌细胞的自律性，引起室性及室上性异位节律及室性心动过速等心律失常，是一种经常用于产生实验性心律失常的工具药。用此种模型筛选抗心律失常药时，通常先将供试品给予实验动物，再静注乌头碱，以心律失常出现时间的延迟或动物对乌头碱耐受量增加为有效指标。

【材料】　大鼠 3 只

心电图机　心电图示波器　大鼠固定台　手术刀　止血钳　眼科镊　头皮静脉注射针头　注射器　秒表

20％乌拉坦溶液　0.1％硫酸奎尼丁溶液　20μg/ml 盐酸普萘洛尔溶液　6μg/ml 乌头碱溶液　生理盐水

【方法】

1. 取大鼠 3 只，编号，称重。各鼠均用乌拉坦 1.2g/kg（20％溶液 0.6ml/100g）腹腔注射麻醉，背位固定。在四肢皮下插入心电图机的针形电极，作描记心电图的准备。选用Ⅱ导联，灵敏度为 1mV＝10mm，纸速 50mm/s，连接心电图示波器，以便随时监视。

2. 各鼠均于一侧腹股沟部剪毛，沿股静脉走向剪开皮肤约 1.5cm，暴露股静脉，插入与注射器相连的头皮静脉注射针头，以备注射药物。

3. 给甲鼠静注硫酸奎尼丁 8mg/kg（0.1％溶液 0.8ml/100g，2min 注射完），乙鼠静注盐酸普萘洛尔 0.2mg/kg（20μg/ml 溶液 1ml/100g，2min 注射完），丙鼠静注生理盐水

1ml/100g作为对照。

4. 各鼠均于给药后 10min,静注乌头碱 30μg/kg(6μg/ml 溶液 0.5ml/100g,1min 注完)。各鼠均于注完乌头碱后开始计算时间,用心电图示波器监视心电图的变化,必要时描记心电图。密切注意异常心律(包括室性早搏、室性心动过速、室颤等)的出现时间。比较 3 只大鼠诱发心律失常所需时间(从注完乌头碱至出现心律失常所经时间)的长短。对照鼠的诱发心律失常所需时间一般为 2~3min。

【注意事项】

1. 乌头碱常以游离碱的形式供应。配制溶液时可称取少量,先用数毫升 0.1mol/L 盐酸溶解,加生理盐水稀释,再用 1mol/L NaOH 调节 pH 至 6,加生理盐水至足量,冰箱保存,3 天内有效。

2. 乌头碱、奎尼丁与普萘洛尔溶液对心脏的作用强烈,给药时必须以匀速在规定的时间内注完,否则将影响实验结果。

【报告要点】

组 别	给药及剂量	本组大鼠诱发心律失常所需时间(min)	全班大鼠诱发心律失常所需时间($\overline{X}\pm SD$)	抗心律失常作用是否显著
甲			(n=)	
乙			(n=)	
丙			(n=)	

【讨论题】 奎尼丁、普萘洛尔各属于哪类抗心律失常药,其作用、作用机制及适应证各如何?

实验 42 利多卡因对氯化钡诱发心律失常的治疗作用

【目的】 学习用氯化钡诱发大鼠心律失常的方法,观察利多卡因的抗心律失常作用。

【原理】 氯化钡能促使浦氏纤维的钠离子内流,提高舒张期的除极速率,从而诱发室性心律失常,可表现为室性早搏、二联律、室性心动过速、心室纤颤等,也是一种筛选抗心律失常药物的模型。奎尼丁、利多卡因、β受体阻滞药等对之有效。

【材料】 大鼠 2 只

心电图机 心电图示波器 手术剪 眼科剪 大鼠固定台 注射器 头皮静脉注射针头 棉球

10%水合氯醛溶液 0.4%氯化钡溶液 0.5%利多卡因溶液 生理盐水

【方法】 取大鼠 1 只,称其体重,用水合氯醛 0.3g/kg(10%溶液 0.3ml/100g)腹腔麻醉,背位固定于手术台上。于大腿内侧股动脉搏动处剪开皮肤约 2cm,暴露股静脉,插入与注射器相连的头皮静脉注射针头,以备给药。

将心电图机的针形电极插入大鼠四肢皮下,作描记心电图的准备。选用Ⅱ导联,振幅 1mV=10mm、纸速 50mm/s。描记一段正常心电图后,静脉注射氯化钡 4mg/kg(0.4%溶液

1ml/kg），立即描记心电图 20s，以后每隔 1min 再描记心电图一小段，或连续用示波器监视，直至恢复窦性节律。记录心律失常的持续时间。

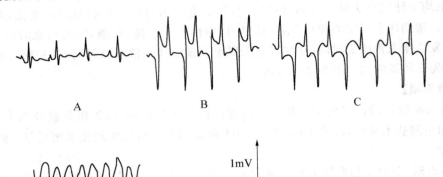

图 2-28 大鼠氯化钡中毒后的心电图变化
A. 给药前；B、C. 分别为给药后 3 与 5min，出现早搏，呈二联律；
D. 给药后 7min 出现室颤，均为 II 导联，纸速 50mm/s

取另一大鼠，用水合氯醛麻醉后以同样方法诱发心律失常。当出现心律失常的心电图后，即由股静脉注射盐酸利多卡因 5mg/kg（0.5% 溶液 1ml/kg），按上述要求描记心电图或用示波器监视。以能否立即制止心律失常或心律失常的持续时间有无缩短为指标，评价利多卡因对氯化钡诱发心率失常的诱导作用。

【注意事项】

1. 本实验中的麻醉药水合氯醛不能以戊巴比妥钠等替代，否则就不易引起较恒定的心律失常。用利多卡因拮抗氯化钡诱发心律失常作用，奏效极快。因而在推注利多卡因期间即可开始描记心电图，以便观察其转变过程。

2. 小鼠、大鼠、豚鼠等小动物即使发生心室纤颤，也常有自然恢复之可能。而犬、猴等大动物则不然，发生纤颤后多以死亡告终。

【报告要点】 两只大鼠前后所用药物，出现的心电图变化以及心律失常的持续时间。剪贴或复制有代表性的心电图段落。初步评价利多卡因对氯化钡诱发心律失常的拮抗作用。

实验 43 普萘洛尔对氯仿诱发小鼠心律失常的拮抗作用

【原理】 氯仿诱发小鼠室颤可能与自主神经及其递质有关。肾上腺素能促进氯仿诱发心律失常。

【材料】 小鼠 4 只
500ml 烧杯 手术器械 心电图机
生理盐水 氯仿 0.2% 盐酸普萘洛尔溶液

【方法】 取体重 25～30g 的小鼠，称重，其中 2 只腹腔注射生理盐水 0.1ml/10g，另 2 只腹腔注射盐酸普萘洛尔 20mg/kg(0.2% 溶液 0.1ml/10g)。于给药 20min 后,逐一将小鼠放入含 3～4ml 氯仿棉球的倒置 500ml 烧杯内,至出现呼吸停止时立即取出,记录心电图,或剖开胸腔,肉眼检查室颤发生率。

统计全班结果,比较生理盐水组和盐酸普萘洛尔组室颤发生率的差别。

【注意事项】

1. 由于各批小鼠对氯仿的敏感性不同,需先经抽样预试。生理盐水对照组的室速或室颤发生率在 80% 以上者,该批小鼠才可应用。宜选用体重 25g 以上、出生 4 周以上的小鼠。

2. 小鼠接触氯仿后,心电图变化顺序是:窦性心动过缓、房室传导阻滞、室速或室颤。

四、抗心绞痛药和调血脂药

心绞痛是冠心病的一种常见症状,由心肌缺血、缺氧引起。常用的抗心绞痛药可以通过舒张冠脉、促进侧支循环及减慢心率、减弱心脏的收缩力等方式,增加心肌的供血和供氧,降低心肌的耗氧量,从而发挥缓解心绞痛症状的效果。寻找抗心绞痛新药,一般先用小鼠常压耐缺氧试验和离体兔心灌流试验等方法进行初筛,然后再用犬或兔结扎冠脉造成的心肌梗死模型,观察药物对心外膜心电图 ST 段抬高量、缺血坏死区的范围、心肌耗氧量等方面的影响,来进一步论证药物的抗心肌缺血作用。

冠心病的发病与血脂(包括血清胆固醇和甘油三酯)过高有密切关系。控制高脂血症是防治冠心病的重要措施。筛选调血脂药,一般先用 150～200g 的大鼠或出生 9～11 周的来克亨鸡进行初筛,连续给药 4 天后测定血脂,以能使血清胆固醇下降 20% 为初步有效。然后再用高脂饲料喂养大鼠、兔和鸡等动物,造成实验性高脂血症,进行药物调血脂作用的进一步观察。

实验 44　普萘洛尔提高心肌耐缺氧力作用

【目的】　观察普萘洛尔提高心肌耐缺氧力作用。

【材料】　小鼠 3 只

可以密闭的 500ml 广口瓶　秒表　注射器

0.1% 盐酸普萘洛尔溶液　0.1% 硫酸异丙肾上腺素溶液　生理盐水　钠石灰

【方法】

取性别相同、体重差别不超过 1g 的小鼠 3 只,称重标号。给 1、2 号鼠皮下注射硫酸异丙肾上腺素 0.2mg/10g(0.1% 溶液 0.2ml/10g),3 号鼠皮下注射生理盐水 0.2ml/10g。15min 后给 1 号鼠腹腔注射盐酸普萘洛尔 0.2mg/10g(0.1% 溶液 0.2ml/10g),2、3 号鼠腹腔注射生理盐水 0.2ml/10g。再隔 3min,将 3 鼠一同放入容量 500ml 左右、底部置有新鲜钠石灰约 20g 的广口瓶中,加盖密闭。密切注意瓶内小鼠的反应,以秒表记录各鼠的呼吸停止时间,比较三鼠的存活时间。

【注意事项】

1. 所用广口瓶应密闭不漏气。如准备将各实验组的结果汇总统计,各组所用广口瓶应容量一致。

2. 钠石灰因吸水与二氧化碳作用而变色后,应即更换。

3. 本法简便易行,已知抗心肌缺血药多能获阳性结果,可作抗心肌缺血药的初筛方法。但中枢抑制药可造成假阳性结果。

【报告要点】

鼠（编 号）	给药及剂量	本小组小鼠存活时间（s）	全实验室小鼠平均存活时间±SD
1			
2			
3			

【讨论题】

1. 结合本次实验结果,讨论普萘洛尔与异丙肾上腺素对心肌耐缺氧力的影响及其机制。

2. 试讨论本筛选方法的设计原理与优缺点。

实验 45　药物对离体家兔(或豚鼠)心脏冠脉流量的影响

【目的】　学习离体心脏冠脉灌流实验方法,观察几种药物对兔(或豚鼠)心脏冠脉流量、心率和收缩力的影响。

【材料】　家兔(或豚鼠)1 只

灌流瓶　恒压管　电热恒温水浴　蛇形玻管　心脏保温套管　主动脉插管　温度计　换能器　记录仪　供氧装置　手术器械 1 套　培养皿　漏斗　量筒　小烧杯　注射器　秒表　粗剪　眼科剪

$10\mu g/ml$ 盐酸肾上腺素溶液　0.1%维拉帕米溶液　0.1U/ml 脑垂体后叶素溶液　1%亚硝酸钠溶液　任洛液

【方法】

1. **调节恒温装置**　在恒温水浴槽中加水,调节水温使之恒定在 $37\pm1℃$。浴槽中蛇形管的下端与主动脉插管相通(在胶管处备一弹簧夹),上端与稳压管连接。稳压管的另一端则与盛有任洛液的灌注瓶连通。调节稳压管的高度,使管内液面高出主动脉根部 50cm 左右。在全部管道内充满任洛液,排出气泡,先用弹簧夹夹住。按 40～60 个气泡/min 的速度通氧。

2. **离体心脏制备**　取家兔(或豚鼠)1 只,用木棒击其后脑致死。剪开胸壁,暴露心脏,剪破心包,轻轻提起心脏,保护好心脏,用眼科剪剪断与心脏连接的血管,取出心脏。立即将心脏放入 4℃的任洛液中,轻轻挤压心脏,排出余血。找出主动脉残端,套在主动脉插管上,结扎固定。打开弹簧夹,使任洛液由冠脉流经心肌而入右心房,从腔静脉、肺动脉的断端流出(图 2-29)。用蛙心夹夹住心尖部,连接换能器与记录仪,记录心缩曲线。在心脏下置一漏斗,下接量筒,以测定冠脉流量。

3. 冠脉流量的测定 使心脏适应约 10min 后,测量连续 3min 的每分钟流量。若数值相近,以其平均值作为给药前的正常流速。此值以 5～10ml/min 为宜,可根据心脏大小,适当调节灌流压而加以控制。

4. 观察药物的作用 测定正常流量后,从心脏插管的侧支依次注入下述各药,测定注药后 5～10min 内的每分钟流量(根据药物作用维持时间的长短而定),找出其极值,算出给药后流量的最大增减值。每给一种药物,需待其恢复至正常流量后,才可给予另一种药物。

(1) 10μg/ml 盐酸肾上腺素溶液 0.2ml;

(2) 0.1% 维拉帕米溶液 0.2ml;

(3) 0.1U/ml 脑垂体后叶素溶液 0.3ml;

(4) 1% 亚硝酸钠 0.3ml。

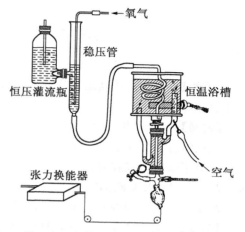

图 2-29 离体哺乳类心脏的灌流装置

【注意事项】

1. 任洛液必须用新鲜蒸馏水配制。

2. 制备离体心脏时不要伤及窦房结,操作要迅速。主动脉插管不宜过深,以免堵住冠脉口。

3. 据近年研究,认为如单纯以冠脉流量作为评价抗心绞痛药物的指标,易致错误结论。如能同时测定灌注液与流出液中氧分压之差,以考察药物能否降低心肌的耗氧量,则更有意义。

【报告要点】

给药次序	药物及注入量	心脏收缩力变化	冠脉流量(ml)												冠脉流量增减百分率
			给药前				给药后								
			1	2	3	均值	1	2	3	4	5	…	极值		
1															
2															
3															
4															

$$冠脉流量增减百分率(\%)=\frac{给药后极值-给药前均值}{给药前均值}\times100\%$$

流量增加 30% 以上时可认为有明显的扩张冠脉作用。

实验 46　氯贝丁酯的降血脂作用

【目的】　了解形成高脂血症动物模型及测定血清总胆固醇、甘油三酯的方法,观察氯贝丁酯的降血脂作用。

【材料】　大鼠(雄性,体重 200～250g)2 只

大鼠灌胃器　注射器　试管

氯贝丁酯原液或胶囊剂　乙醚　生理盐水　高脂饲料(含胆固醇 2%、猪油 10%、甲基硫氧嘧啶 0.2% 及基础饲料 88%)

测定血清总胆固醇及甘油三酯的材料另见相关文献。

【方法】　取雄性大鼠 2 只,采血前禁食 15～18h。用乙醚浅麻醉,用心脏穿刺法采血约 1.0ml。分离血清,测定血清中的总胆固醇及甘油三酯含量,作为正常组,然后喂以高脂饲料 10 天。同时 1 只大鼠每天用氯贝丁酯 0.35g/kg 灌胃,另 1 只大鼠每天灌胃生理盐水 0.35ml/kg 作为对照。至第 11 天,于禁食 15～18h 后再次采血,测定血清总胆固醇及甘油三酯含量(步骤详见相关参考书)。

【报告要点】　将各实验组的数据汇总列表,按下式算出服氯贝丁酯大鼠的总胆固醇、甘油三酯平均降低百分率。

$$总胆固醇(或甘油三酯)平均降低百分率 = \frac{(对照组\ \overline{X_2} - \overline{X_1}) - (给药组\ \overline{X_2} - \overline{X_1})}{对照组\ \overline{X_2} - \overline{X_1}} \times 100\%$$

式中:$\overline{X_1}$ 为试验开始时之均值,$\overline{X_2}$ 为试验期满时之均值。

【讨论题】　结合本次实验,讨论调血脂药对于防治动脉粥样硬化性心脏病的功效与价值。

附:氯贝丁酯对小鼠急性高胆固醇血症的防治作用

给小鼠腹腔注射蛋黄乳化液能使血清总胆固醇迅速升高,预给氯贝丁酯对之有防治作用。取小鼠 2 只,禁食 16h 后一只灌胃氯贝丁酯 0.75g/kg,另一只灌胃相当量的水。在灌胃后 2h,腹腔注射蛋黄乳化液(由新鲜鸡蛋黄 7.5 份和生理盐水 2.5 份制成)0.5ml/只。注射后 20h,断头取血分离血清,按实验 46 中的方法计算血清中的总胆固醇含量。在本实验中也能观察到氯贝丁酯的降血清总胆固醇作用。

五、利尿药和脱水药

观察药物对排尿功能影响的方法包括急性实验和慢性实验两类。前者可在短时间内得到结果,缺点是往往在麻醉或手术等非生理状态下进行试验。后者过程较长,但由于是在生理或接近生理状态条件下进行的试验,所得结果比较符合临床实际。

各种利尿药不仅促进水的排泄,而且也影响离子的排泄(这是主要药效之所在),因而研究利尿药时均需做尿液的离子分析。至于药物的利尿作用机制,多需通过用截流法(stopflow method)和微穿刺法(micropuncture)等手段,分析各段肾小管液组成的变化,以及研究药物对肾组织中各酶系活性的影响等,才能得出结果。

实验 47　利尿药和脱水药对家兔尿量的影响

【目的】　了解急性利尿实验方法,观察高渗甘露醇注射液和呋塞米对不麻醉兔的利尿作用。

【材料】　家兔(雄性,2kg 以上) 2 只
兔手术台　10 号导尿管　量筒　烧杯　兔灌胃器　注射器
1％呋塞米(或 2％依他尼酸钠)溶液　20％甘露醇注射液　生理盐水　液体石蜡

【方法】　取雄兔 2 只(编号),称重,分别灌胃给予温水 40ml/kg。30min 后,背位固定于手术台上。将 10 号导尿管尖端用液体石蜡润滑后自尿道慢慢插入。导尿管通过膀胱括约肌进入膀胱后,即有尿液滴出。再插入 1～2cm(共插入 8～12cm),用胶布将导尿管与兔体固定。将最初 5min 内滴出的尿液弃去不计。待滴速稳定后,在导尿管下接一量筒,收集 20min 内滴出的尿液,计其体积数(ml),作为给药前的对照值。然后分别给两兔药,并记录给药后 20min 内的尿量:

1 号兔:静脉注射 20％甘露醇注射液 5ml/kg。

2 号兔:静脉注射呋塞米 4mg/kg(1％溶液 0.4ml/kg)或依他尼酸钠 6mg/kg(2％溶液 0.3ml/kg)。

比较两兔给药前后尿量的变化。

【注意事项】　为避免导尿不畅,可在导尿管的尖端两侧各剪一小孔。导尿管插入的深度也应适当。

【报告要点】　实验动物的种类、性别、体重。预先给水负荷经过,收集尿液的方法。每只动物所给药物及剂量,给药前后尿量的变化。

【讨论题】　利尿药及脱水药的定义各是什么? 在本实验中能否看出两者的区别? 如不能则还应补充什么实验?

实验 48　氢氯噻嗪对大鼠的利尿作用

【目的】　观察氢氯噻嗪对尿量的影响,并通过尿液中钠、氯离子的含量测定,进一步了解药物对电解质平衡的影响。

【材料】　大鼠(200g 以上,同一性别) 8 只
代谢笼　大鼠灌胃器　注射器　量筒
0.5％氢氯噻嗪溶液　生理盐水

【方法】

1. 代谢笼集尿装置　目的在于准确收集尿液。一般可用直径 20cm、高 12～15cm 圆形铁丝笼,底部的铁丝网能防止粪粒掉落,但不影响尿液流下。笼下置一大漏斗,量筒承接尿

液。如图 2-30 所示为代谢笼,如图 2-31 所示为简易粪尿的分离装置,由于可将粪尿分离更为适用。

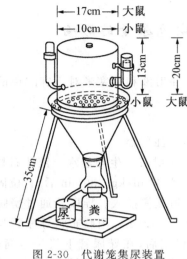

图 2-30　代谢笼集尿装置

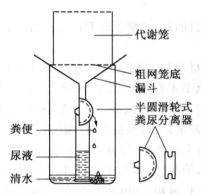

图 2-31　筒式粪尿分离装置

2. 动物分组　选择性性别相同,体重相近的大鼠 8 只,均分为实验组和对照组。

3. 给予水负荷　在给药前 1h,先给各鼠腹腔注射生理盐水 3ml/100g。大鼠的体液量较少,如未经水负荷,由于药物的强烈利尿作用,容易出现脱水状态而不能正常显示药效。

4. 给药　给水负荷后 10min,取大鼠逐一给药。给药前先挤压大鼠下腹部,使膀胱排空。实验组动物腹腔注射氢氯噻嗪 25mg/kg(0.5％溶液 0.5ml/100g)。对照组动物腹腔注射生理盐水 0.5ml/100g。给药完毕,将大鼠放入代谢笼内,开始记录时间,收集尿液。给药后每隔 30min 测量各鼠排尿量一次,记录各鼠给药后 120min 内排出的尿量。将两组大鼠相应时间内尿量的均值进行组间比较,并作差异的显著性检验。如时间允许,可将各组大鼠同一时间段内的尿液合并,共 6 个样本,进行钠离子和氯离子的含量测定,方法见实验 49。

附:利尿药的小鼠实验法

如不能获得大鼠,也可用体重 25g 以上的小鼠来观察利尿药的作用。实验前以生理盐水 0.3ml/10g 灌胃,给予水负荷。药物的剂量:氢氯噻嗪 5mg/10g(2.5％溶液 0.2ml/10g)灌胃,依他尼酸钠 5mg/10g(2.5％溶液 0.2ml/10g)灌胃。与对照组比较尿量。

【报告要点】

大鼠 (编号)	体重 (g)	给　药	给　药　后　尿　量(ml)			
			0～30min	31～60min	61～90min	91～120min
1						
2						
3						

大鼠（编号）	体重（g）	给药	给 药 后 尿 量（ml）			
			0～30min	31～60min	61～90min	91～120min
4						
均值						
1						
2						
3						
4						
均值						

实验 49　尿液中钠、钾和氯离子的含量测定

【目的】　学习用火焰光度法测定尿液中钠、钾离子含量和用银滴定法测定尿液中氯离子含量的方法。

（一）尿中钠、钾离子的火焰光度测定法

【原理】　尿液中的钠、钾金属离子经火焰激发后，可以产生特有的谱线。钠受激发则火焰呈黄色，波长为 589nm，钾的火焰是深红色，波长为 767nm。溶液中金属离子浓度越高，发射光的强度也越大。火焰光度计可利用光电管及检流计测定光的强度。被测样品中的钠、钾元素含量与检流计所显示的读数成正比，故用已知浓度的标准液与待测样品对比，即可测出样品中钠、钾离子浓度。

【仪器】　火焰光度计型号甚多，结构及性能亦不完全一致。如 630 型火焰光度计由主机、检流计、节流器和空气压缩器四个部件组成，按系统结构可分为喷雾燃烧系统、光学系统、光度测量系统三部分。

【试剂】

1. 钠贮存标准液（200mmol/L）　精确称取干燥的氯化钠（A. R.）11.6886g，以去离子水溶解并稀释至 1000ml。

2. 钾贮存标准液（10mmol/L）　精确称取干燥的氯化钾（A. R.）0.7456g，以去离子水溶解并稀释至 1000ml。

3. 钠、钾应用标准液（钠 1.4mmol/L，钾 0.04mmol/L）　取上述钠贮存标准液 7ml，钾贮存标准液 4ml，混匀后用去离子水稀释至 1000ml。

【操作】

1. 仪器准备　调整火焰光度计，使其处于工作状态。

2. 标本准备　参照下表将尿液用去离子水稀释成不同浓度。

3. 标本测定　先喷洒去离子水，以调节零点。然后喷洒标准液，得标准读数。最后逐

一喷洒测定液,得测定读数。钠、钾应分别测定,即用钠滤光板测定钠,钾滤光板测定钾。测定结束后,用去离子水喷洒,冲洗管道系统,依次关闭各开关。

钠、钾火焰光度分析法尿液稀释度及相应的含量计算公式

尿液种类与体积(ml)	去离子水(ml)	稀释倍数	计算公式	
			钠(mmol/L)	钾(mmol/L)
未稀释尿 0.5	9.5	20	$\frac{测定管}{标准管} \times 1.4 \times 20$	$\frac{测定管}{标准管} \times 0.4 \times 20$
未稀释尿 0.1	9.9	100	$\frac{测定管}{标准管} \times 1.4 \times 100$	$\frac{测定管}{标准管} \times 0.4 \times 100$
1:100 稀释尿 2.0	8.0	500	$\frac{测定管}{标准管} \times 1.4 \times 500$	$\frac{测定管}{标准管} \times 0.4 \times 500$
1:100 稀释尿 1.0	9.0	1000	$\frac{测定管}{标准管} \times 1.4 \times 1000$	$\frac{测定管}{标准管} \times 0.4 \times 1000$

【计算】　可以选择一种能产生与标准液近似读数的尿液稀释液,按上表中的公式进行计算。也可按下式计算:

$$尿液标本的钠(钾)浓度 = C_0 \times \frac{A_0}{A_x} \times 稀释倍数$$

公式中 C_0 为标准液的钠(钾)浓度,A_0 为标准液谱线光的强度读数,A_x 为稀释尿液谱线光的强度读数。应选择与 A_0 近似的 A_x 进行计算。

【注意事项】

1. 家兔膀胱内往往沉有盐类,影响测定结果。须于实验前一天上、下午各以 5% 葡萄糖溶液 200ml 灌胃,通过水利尿将膀胱中的盐类排尽。

2. 对样品进行稀释时,容量必须准确。

3. 在用火焰光度计测定钠、钾离子的过程中,可燃气体和压缩空气的压力、标本气雾的流速等均应保持先后一致,才能得到准确结果。

(二)尿中氯离子的银滴定法

【原理】　用硝酸银试剂将尿液中的氯离子沉淀为氯化银。如硝酸银略有过量,便与铬酸钾作用,形成橘红色的铬酸银。其反应式如下:

$$NaCl + AgNO_3 \longrightarrow AgCl \downarrow + NaNO_3$$
$$2AgNO_3 + K_2CrO_4 \longrightarrow Ag_2CrO_4 \downarrow + 2KNO_3$$

【器材】　滴定管　吸管　白瓷蒸发皿

【试剂】

1. 硝酸银标准液(每 1ml 相当于氯化钠 1mg 或氯离子 0.606mg):准确称取纯硝酸银 2.9063g,置于 1000ml 容量瓶内,加蒸馏水少许使之溶解,再以蒸馏水稀释至刻度。

2. 20% 铬酸钾溶液:称取铬酸钾(K_2CrO_4)20g,用蒸馏水溶解并稀释至 100ml。

【方法】　用吸管准确吸取尿液 1.0ml,置于白瓷蒸发皿中,加蒸馏水 10ml 和 20% 铬酸

钾溶液 2 滴,慢慢滴入硝酸银标准液,随滴随摇,至呈不褪的橘红色为止,记录所消耗硝酸银标准液的毫升数。

【计算】 Cl$^-$含量(mg/100ml)＝滴定时所消耗的硝酸银标准液毫升数×0.606×100

【讨论题】 比较各类利尿药对尿电解质排泄影响的区别,讨论这种区别与其临床用途的关系。

六、镇咳药、祛痰药和平喘药

镇咳、祛痰和平喘药是支气管炎和哮喘的对症治疗用药。现有药物虽已不少,但大多疗效不够理想,副作用较多,极易产生耐受性等缺点,因而尚需继续寻找新药。

1. 镇咳药　镇咳药分中枢性镇咳药与末梢性镇咳药两类。前者直接抑制延脑咳嗽中枢而镇咳,后者抑制咳嗽反射弧感受器或外周神经的某一环节而奏效。筛选新药时,常先用小鼠、大鼠或豚鼠进行初筛,然后再用猫或犬进行复筛与作用机制分析。咳嗽模型多由刺激呼吸道或胸膜的神经末梢而形成。

(1) 化学刺激法:可用氨水、二氧化硫、硫酸、枸橼酸的气雾或气体刺激呼吸道黏膜,以引发咳嗽。本法刺激强度可以定量,但同一个动物不能在短时间内反复试验。

(2) 机械刺激法:通过特制的气管插管,将猪毛、羽毛之类插入气管,并上下拉动引发咳嗽。本法简便易行,可于短时间内重复进行,缺点是刺激强度不易控制。

(3) 电刺激法:用电流刺激咳嗽反射传入通路上的任何环节,均可引起咳嗽。常用的刺激部位是气管黏膜、喉上神经或迷走神经。本法在短时间内连续使用,不致"钝化",可通过测定电流的引咳阈值,以评价药物的镇咳作用。如果能对延髓的咳嗽中枢直接进行刺激,还可用来判断药物的镇咳作用是否属于中枢性的。

2. 祛痰药　祛痰药通过各种方式,使气管的分泌物增多,痰液变稀、液化而易于咳出。筛选祛痰药有直接收集气管分泌液法和测定气管的酚红排泌量法等。

(1) 直接收集气管分泌液法:最好用猫、犬等大动物进行。也可将大鼠进行浅麻醉,取细玻管插入气管内,使分泌液通过毛细管作用进入玻管内,从收集到的液体量来判断药物的祛痰作用。

(2) 气管的酚红排泌量测定法:此法于 20 世纪 60 年代提出,简便易行。但有人认为其结果可能与药物的临床效价不平行,仅能用于初筛。

呼吸道黏膜的纤毛运动对于排除痰液有重要作用,因而研究祛痰药时也常常作这方面的观察。

3. 平喘药　支气管平滑肌痉挛是引起喘息的直接原因,目前寻找平喘药多着眼于各类器官平滑肌松弛药。鉴于哮喘是变态反应的一种表现,研究平喘药时,也应用一些免疫学实验法。

(1) 离体器官实验:经常采用的有气管链法、支气管灌流法、气管容积法等,方法简便,能直接观察药物对气管平滑肌的作用,但有其局限性,适用于初筛。

(2) 整体动物实验:常以组胺、乙酰胆碱等过敏反应介质气雾令动物吸入,引起喘息状态,观察药物的保护作用。此法较能反映药物在临床条件下的平喘作用。

实验50　用小鼠氨水喷雾法观察药物的镇咳作用

【目的】　学习小鼠的氨水喷雾引咳法，观察可待因等药物的镇咳作用。

【材料】　小鼠2只，体重22g左右

玻璃喷雾瓶　空气压缩泵　压水计　带塞玻璃钟罩（容积约500ml）　带塞玻璃三通管　秒表　注射器

0.2％磷酸可待因溶液　浓氨水（25％～27％氨水溶液）　生理盐水

【方法】

1. 取小鼠2只编号，称记体重。观察呼吸及其活动情况后，一鼠腹腔注射磷酸可待因0.4mg/10g（0.2％溶液0.2ml/10g），另一鼠腹腔注射等容量生理盐水，以作对照。

2. 给药后20min将两鼠放在同一钟罩内。使压缩空气的输出管连接氨水喷雾装置（图2-32）。先关闭活塞B，打开活塞A，将气压调节到300mmHg。再打开活塞B，关闭活塞A，将氨水的气雾均匀地喷入玻璃钟罩，持续达8s。使小鼠在钟罩内停留2min后移置罩外。

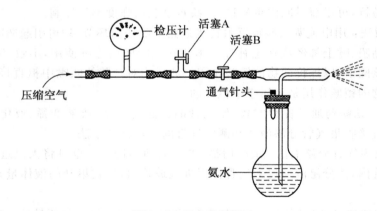

图2-32　氨水喷雾装置

3. 将小鼠取出后立即进行观察，记录各鼠的咳嗽潜伏期及每分钟咳嗽次数，比较两鼠的反应差别。

【注意事项】

1. 小鼠咳嗽的判断以剧烈收缩腹肌并张嘴为准，有时可闻轻微咳嗽声。咳嗽潜伏期系指从开始喷氨水到产生咳嗽的时间。

2. 如果先将压缩空气导入一缓冲箱，再通到喷雾瓶，更易让喷雾的压力保持稳定。如无专用喷雾瓶，可以喷薄层分析显色剂瓶代替。

3. 如需定量评价药物的镇咳作用，可以EDT_{50}（半数致咳时间）的延长程度为指标，即逐一测试每只小鼠的咳嗽潜伏期，然后以"上下法"算出全组动物的EDT_{50}。

4. 本实验也可用豚鼠来做：用容积约2L的玻璃钟罩，喷入1.5％枸橼酸溶液气雾1min，记录5min内豚鼠的咳嗽次数。其结果比小鼠法精确。

【报告要点】

鼠号	体重(g)	药物及剂量	咳嗽潜伏期	咳嗽次数					
				1min	2min	3min	4min	5min	合计

实验 51　用猫喉上神经刺激法观察药物的镇咳作用

【目的】　学习以猫喉上神经刺激引咳法评价药物镇咳作用的方法,观察可待因等药物的镇咳作用。

【材料】　猫 1 只

手术台　粗剪　手术剪　手术刀　止血钳　保护电极　张力换能器　记录仪　静脉注射装置(见实验 30)　纱布　棉花　丝线　缝针　注射器(2ml)　方波刺激器　秒表

0.3％磷酸可待因溶液　2.5％戊巴比妥钠溶液　液体石蜡

【方法】

1. 取 2kg 左右的猫一只,称体重,腹腔注射戊巴比妥钠 25mg/kg(2.5％溶液 1ml/kg)使之浅麻醉。

2. 将猫背位固定于手术台,在甲状软骨附近的颈中线切开皮肤,分离皮下组织,暴露甲状软骨,找到一侧迷走神经。甲状软骨上覆盖着甲状舌骨肌,该肌上有一条来自迷走神经、与肌纤维的走向近似垂直的神经,即喉上神经(图 2-33)。分离出喉上神经,于接近甲状软骨处将其剪断。在喉上神经的向中端放置保护电极,以备刺激,并涂以液体石蜡,用湿纱布覆盖,以防干燥。

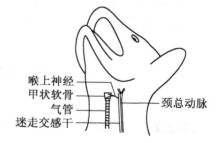

图 2-33　猫的喉上神经(左侧)位置示意

3. 于上腹部皮肤上缝一丝线,连接张力换能器,在记录仪上描记膈肌的收缩活动。猫咳嗽时膈肌活动加强,牵动腹壁,可以记录咳嗽的次数和强度。再分离一侧股静脉,连接静脉注射装置,以备给药。

4. 手术完毕,用方波刺激器刺激喉上神经,找出引起咳嗽的阈值。刺激参数一般为频率 25Hz,波宽 10ms,每次持续 5s,两次刺激之间应有 5min 以上的间隔。电压强度从 1V 试起,逐步递增,一般不超过 5V,即可引起咳嗽。可引起咳嗽的最小电压值即为该动物的引咳阈值。连续测试 3 次,取其平均数作为对照值。

5. 由股静脉注射磷酸可待因 3mg/kg(0.3％溶液 1ml/kg)。用药后每隔 5min 按原阈值刺激喉上神经一次,观察咳嗽次数和强度的变化。如此时已不能引起咳嗽反应,试逐步增大电压,找出给药后的引咳阈值。记录磷酸可待因的起效时间,作用充分时间和作用消失时间。

【注意事项】

1. 本法的引咳效果受麻醉深度的影响。麻醉过深,咳嗽反射将受抑制。最好以水合氯醛进行麻醉,因该药对神经反射的影响较小。

2. 用本法进行试验时,某些外周性镇咳药(如苯佐那酯)不能显示镇咳作用。

3. 本实验中如用盐酸右美沙芬进行试验,其剂量为 2.5mg/kg(iv);如用枸橼酸喷托维林进行试验,其剂量为 10mg/kg(iv)。

4. 实验也可用豚鼠来做。腹腔注射乌拉坦 1g/kg 使之麻醉。切开颈部皮肤,分离迷走神经,剪断后刺激其向中端,可以引发咳嗽。其他步骤仿猫法进行。

【报告要点】

动物号	药物及剂量	给药前引咳阈值(V)				给药后引咳阈值(V)					
		1	2	3	平均	15min	30min	45min	60min	90min	120min

【讨论题】

1. 镇咳药可用哪些方法筛试?各种方法的特点如何?

2. 结合实验结果,讨论可待因、右美沙芬和喷托维林的镇咳作用特点。

实验 52　药物的祛痰作用

【目的】　学习用酚红(PSP)呼吸道排泌试验来筛试祛痰药的方法,观察药物的祛痰作用。

【原理】　酚红给小鼠腹腔注射后,可部分地由呼吸道黏膜排泌。有祛痰作用的药物在使气管分泌增加的同时,也使酚红的排泌量增加,因而可从供试品对气管内酚红排泌量的影响来观察药物的祛痰作用。酚红在碱性溶液中呈红色,可用比色法定量。

【材料】　小鼠 2 只,体重 25g 左右。

离心机　分光光度计(或光电比色计)　小鼠灌胃器　手术剪　镊子　试管

桔梗(或远志)煎剂(取生药切片 100g,加适量水煎 25min,过滤,做成煎剂 100ml) 2.5%酚红溶液(准确称取酚红 2.5g,用 1mol/L 氢氧化钠溶液 2.5ml 溶解,加生理盐水至 100ml,摇匀即得)　1mol/L 氢氧化钠溶液　生理盐水

【方法】

1. 取 25g 左右的小鼠 2 只,雌雄均可,实验前停食(但不限饮水)12h。给其中一只灌胃

桔梗(或远志)煎剂 0.25ml/10g,另一只灌胃等量生理盐水。

2. 30min 后每只小鼠腹腔注射酚红 5mg/10g(2.5%溶液 0.2ml/10g)。再隔 40min 将小鼠处死,剖开胸腔,分离气管。剪下自甲状软骨至下端分叉处的一段气管,放入盛有 4ml 生理盐水的试管中,振荡 10min。取出试管内的气管,用离心法除去液体中的悬浮物。

3. 取所得上清液 3.5ml,加 1mol/L 氢氧化钠溶液 0.1ml,显色后用分光光度计(或光电比色计)比色。在 546nm 处(或用绿色滤光板)读取吸收度,在标准曲线上查对相应的酚红浓度。标准曲线可以从测定 0.5~10μg/ml 酚红溶液的吸收度读数来绘制。

4. 对照鼠气管洗出液的酚红浓度一般在 1μg/ml 以下。给药鼠的酚红浓度达到对照鼠数值的 2 倍时可以认为该药有效,超过 3 倍时为显效。

【注意事项】

1. 解剖分离气管时应尽量避免损伤周围血管。如发生出血,应立即以滤纸吸净,以免将血液带入气管洗出液而影响比色结果。

2. 剪下气管后应立即将其投入盛有生理盐水的试管中,以防气管内分泌液的流失。

3. 最好将全班的实验结果汇总,进行统计,以便更好地认识药物的作用。

【讨论题】　试从本次实验结果讨论桔梗等黏液分泌促进药的作用原理和应用。

实验 53　远志煎剂对蛙口腔黏膜纤毛运动的影响

【目的】　观察远志等黏液分泌促进药促进黏膜上皮纤毛运动的作用。

【材料】　蛙

蛙板　镊子　秒表　滴管　图钉及大头针　粗棉线　软木屑

10%桔梗(或远志)煎剂　林格液

【方法】　取较大的蛙 1 只,背位固定于蛙板上。将下颌扳开,用粗棉线贯穿,拉向下方,固定在钉于两后肢间的图钉上,并以大头针钉住上颌,使上颌的黏膜面得以充分暴露(图 2-34)。不时以少许林格液湿润暴露的黏膜面。

于两眼窝前缘间的黏膜上放置芝麻大小的软木屑一粒。由于黏膜上皮的纤毛运动,将能看到小木屑逐渐向食道口方向移动。在上下颌角之间置一细线,作为终点线。用秒表记录木屑从起始线移动到终点线所需时间,连续 3 次,求出其平均值。然后用滴管加桔梗煎剂 1~2 滴于上颌的黏膜面,3min 后再以同法测试木屑从起始线移动到终点线的所需时间 3 次,求出其平均值,并与加药前的结果相比较。

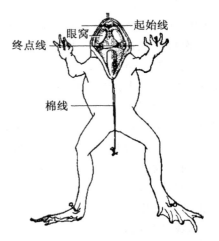

图 2-34　蛙口腔黏膜纤毛运动的观察

【注意事项】　供本实验用的蛙宜选较大的,使其上颌有较大的黏膜面。实验前不给麻醉药,亦不破坏其脑和脊髓。

【报告要点】

试验次数	木屑自起始线移至终点线所需时间(s)	
	给药前	给药后
1		
2		
3		
均值		

【讨论题】　试述黏膜面的纤毛运动与祛痰作用的关系。

实验 54　药物的平喘作用

【目的】　学习以乙酰胆碱和组胺喷雾引起豚鼠哮喘的方法。观察几种药物的平喘作用。

【材料】　豚鼠(200g 左右)3 只

玻璃喷雾箱　喷雾瓶　空气压缩泵　检压计　缓冲瓶　注射器　秒表

12.5%氨茶碱溶液　0.2%沙丁胺醇气雾剂　生理盐水　2%氯化乙酰胆碱溶液　0.4%磷酸组胺溶液

【方法】　取幼年豚鼠(体重 200g 左右)数只,逐一测定其引喘潜伏期,挑选适用动物。将豚鼠放入体积约 4L 的玻璃喷雾箱内,以 400mmHg 的恒压喷入 2%氯化乙酰胆碱和 0.4%磷酸组胺(2∶1)混合液 8～15s,密切注意豚鼠的反应,一般不久即发生呼吸困难与抽搐。如见到豚鼠跌倒,应立即将其取出,以免死亡,并记录引喘潜伏期(从喷雾开始到抽搐跌倒的时间)。正常豚鼠的引喘潜伏期一般不超过 150s,超过 150s 者认为不敏感,不予选用。

次日取经过预选的豚鼠 3 只,1 号鼠腹腔注射氨茶碱 125mg/kg(12.5%溶液 1ml/kg),30min 后测定其引喘潜伏期。与前一天相比有何改变?2 号鼠先放入一容积约 2L 的玻璃容器内,喷入沙丁胺醇 0.1mg,让它吸入 3min。再转移到引喘喷雾箱内,测定其引喘潜伏期。与前一天相比有何变化?3 号鼠作为对照,腹腔注射生理盐水,不给药物,也测定其引喘潜伏期,并与前一天测得的数值相比较。

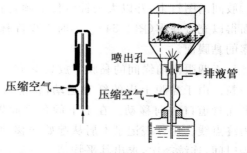

图 2-35　豚鼠的喷雾引喘装置

【注意事项】

1. 须选用体重不超过 250g、引喘潜伏期不超过 150s 的豚鼠。幼年豚鼠对于引喘物质比较敏感。

2. 豚鼠每天只能测引喘潜伏期一次。如一天内多次测试,将会影响实验效果。

3. 判断药物平喘作用的指标：① 用药后引喘潜伏期明显延长；② 用药后动物不会因呼吸困难、窒息而跌倒。一般观察 6min(360s)，超过这一时间不跌倒者，其引喘潜伏期以 360s 计算。

4. 实验结果受药液浓度、喷雾压力、喷雾头结构、吸入时间及动物个体差异等因素的影响。喷雾颗粒直径小于 5μm 者能吸入肺泡，作用快而强；喷雾颗粒直径稍大者在支气管吸收；喷雾颗粒直径更大者就在气管或上呼吸道凝聚，作用慢而效力弱。

【报告要点】

豚鼠(编号)	药物	剂量	给药途径	引喘潜伏期(s)	
				给药前	给药后
1					
2					
3					

【讨论题】　讨论氨茶碱和沙丁胺醇平喘作用的特点及其临床应用。

实验 55　用气管连环法观察药物对气道平滑肌的作用

【目的】　学习豚鼠气管连环实验法，观察药物对气道平滑肌的作用以及它们之间的相互影响。

【材料】　豚鼠 1 只(400g 以上)

麦(Magnus)氏浴槽(容量 250ml)　恒温水浴　L 形通气管　拉力换能器　记录仪　供氧气囊　温度计　铁支架　双凹夹　粗剪　眼科剪　镊子　培养皿　注射器　棉线

0.1%磷酸组胺溶液　0.05%氯化乙酰胆碱溶液 0.01%盐酸肾上腺素溶液　0.2%硫酸阿托品溶液 2%氨茶碱溶液　克氏(Kreb)液

【方法】　取豚鼠 1 只，击毙后剖开颈部皮肤及肌层，直至胸腔。从甲状软骨以下至气管分叉处，剪下整条气管。将气管置于有克氏液的培养皿中，按照图 2-36 在软骨环之间由前向后和由后向前，交叉以剪刀横向剪开，制成含有 10～15 个软骨环的气管连环，仿照离体肠段实验法(实验 18)，将气管连环下端系于 L 形通气管的小钩上，放入盛有预热至 37℃克氏液的麦氏浴槽中。从通气管缓缓通入氧气。把气管连环的上端系于拉力换能器(或描记杠杆)，记录气管连环的舒缩变化情况。让气管连环在营养液中适应 10～15min 后，依次加入下述药物，观察其反应：

(1) 加入 0.05%氯化乙酰胆碱溶液 0.2ml。作用明显后再加 0.1%硫酸阿托品溶液 0.2ml。

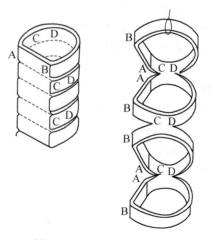

图 2-36　气管连环示意图
AB 间为气管平滑肌，沿着虚线剪开，上下环在 CD 部分保持连接

(2) 更换营养液 2 次并稍经适应后,加入 0.1% 磷酸组胺溶液 0.2ml。作用明显后再加 0.01% 盐酸肾上腺素溶液 0.2ml。

(3) 更换营养液 2 次并稍经适应后,加入 0.1% 磷酸组胺溶液 0.2ml。作用明显后再加 2% 氨茶碱溶液 0.2ml。

【注意事项】

1. 由于气管平滑肌比较脆弱,在整个实验过程中须避免拉扯。

2. 气管平滑肌在加药之前并无自发的节律性收缩,与肠段有所不同。

【报告要点】 复制气管连环的舒缩曲线,并在曲线下注明加药、换液等。讨论各药引起气管平滑肌舒缩变化的原理。

【讨论题】

1. 肾上腺素、氨茶碱、阿托品等药物在豚鼠气管连环上所显示的作用有何临床意义?

2. 肾上腺素和氨茶碱对组胺的拮抗作用与阿托品对乙酰胆碱的拮抗作用在机制方面是否相同? 能否用本实验中获得的资料来证明?

七、消化系统药物

消化系统由消化道和消化腺组成。整个消化过程包括食物的传输、消化、吸收和排泄等多个环节,是在神经和体液的调控下完成的。其中任何环节的障碍均可影响消化过程的正常进行,引起消化系统疾患。消化药理学的研究主要在于探讨药物对这些环节功能的影响以及对有关病理变化的纠正或防止效果。

1. 药物对胃肠道平滑肌运动功能的影响　有离体豚鼠、家兔胃肠道平滑肌运动记录法、麻醉动物胃肠吊悬法或内压记录法、清醒动物色素移动法或钡餐造影法以及胃肠生物电记录法等。

2. 药物对消化腺分泌功能的影响　观察内容常包括腺体的分泌量和分泌物的化学组成两方面。大鼠也可用以试验药物对胃液分泌的影响。其法为先做幽门结扎手术,隔一定时间后取胃洗出其中的内容物,做总酸度和胃蛋白酶活性的测定。当需要较多胃液、胰液以供实验研究时,常用预先造瘘的犬来进行。

3. 抗溃疡病药物的筛试法　大鼠、豚鼠和犬等可用结扎幽门(Shay 氏法)、给予阿司匹林、吲哚美辛、利血平等药物,或用束缚、浸水等手段使之承受应激负荷,来诱发胃溃疡,用于观察药物对溃疡病的防治作用。

4. 对胆汁排泄的影响　常用犬、猫、兔等动物麻醉后作总胆管插管引流,观察药物对胆汁排泄的影响。还可以自总胆管向肠道方向进行灌流,以观察药物对括约肌排放活动的影响。大鼠因无胆囊,尤便于从总胆管插管定量收集胆汁。

实验 56　药物对胃肠道蠕动的影响

【目的】 从测定卡红在胃肠道内的移动速度,观察药物对胃肠道蠕动功能的影响。

【材料】 小鼠(性别不拘)6 只

注射器　小鼠灌胃器　粗剪　眼科镊子　短尺

　　0.1％盐酸吗啡溶液　　10μg/ml 甲基硫酸新斯的明溶液　　生理盐水　　含1％卡红（胭脂红）的生理盐水

　　【方法】　取停食12h的小鼠6只，其中2只用盐酸吗啡0.2mg/ml（0.1％溶液0.2ml/10g）灌胃，2只用甲基硫酸新斯的明2μg/10g（10μg/ml溶液0.2ml/10g）灌胃，另2只用生理盐水0.2ml/10g灌胃。15min后每只小鼠均用含1％卡红的生理盐水0.2ml灌胃。再过15min将各鼠处死；剖开腹腔，取出胃肠道。剪开附着在肠管上的肠系膜，将肠管拉成直线，以幽门为起点，测量卡红色素在肠管内的移动距离和小肠（自幽门至回盲部）的全长，计算每只小鼠卡红的移动距离占小肠全长的百分率，比较3组动物结果之不同。

$$卡红移动距离占小肠全长的百分率(\%)=\frac{卡红移动距离}{小肠全长}\times100\%$$

【注意事项】

　　1. 卡红的灌胃量与将小鼠处死的时间必须准确，否则将造成结果误差。

　　2. 取出肠道后，先用水浸湿，再平铺于桌上，可免肠管与台面黏着。剪取肠道时应避免牵拉，否则将影响长度测量的准确性。

【报告要点】

鼠(编号)	体 重(g)	药物及剂量	卡红移动距离(cm)	小肠全长(cm)	移动百分率(％)

　　【讨论题】　联系实验结果，讨论盐酸吗啡和甲基硫酸新斯的明对胃肠道的作用及其临床意义。

实验 57　药物对实验性胃溃疡的防治作用

　　【目的】　学习结扎大鼠幽门以诱发胃溃疡的方法，观察几种药物对实验性胃溃疡的防治作用。

　　【原理】　将大鼠胃的幽门结扎以后，胃液在胃内停滞，对胃壁产生消化作用，可以造成溃疡。此法于1945年由 Shay 等首先报道，以后被广泛用于抗溃疡药物的筛试。

　　【材料】　大鼠(性别不拘，体重200～250g)6只

　　鼠笼　大鼠手术板　手术刀　手术剪　镊子　外科缝针　丝线　粗棉线　纱布　大鼠灌胃器　注射器

　　2％碘酊　75％酒精　乙醚　1％氢氧化铝凝胶　2％雷尼替丁溶液　1％甲醛溶液　生理盐水

　　【方法】　选用体重200～250g的大鼠6只，不拘性别，禁食(但可饮水)72h，然后进行手术。手术时将动物固定于手术板上，剃去腹部的毛，用乙醚浅麻醉，用2％碘酊及75％酒精

消毒皮肤。再自剑突下切开腹壁,用带扁平头的镊子将肝脏内侧的胃引出腹腔,寻找幽门和十二指肠的结合部,用在75%酒精中浸泡过的粗棉线在幽门和十二指肠的交界处作结扎,将胃放回原位,缝合腹壁,将大鼠放在笼内,不给任何食物与饮水,直至18h后解剖。将做完手术的大鼠分组,每组2只,分别给药,甲组大鼠灌胃氢氧化铝凝胶5ml/只,乙组大鼠皮下注射雷尼替丁5mg/100g(2%溶液0.25ml/100g),丙组大鼠不作任何处理。于手术后18h,将全部大鼠处死。剪开腹壁缝线,取出胃,用抽有10~15ml生理盐水的注射器从幽门插入胃内,进行冲洗。向胃内注入1%甲醛溶液10ml,并将胃浸入1%甲醛溶液中固定。20min后沿大弯将胃剪开,用自来水冲洗后用放大镜检查胃壁黏膜,计数溃疡点的数目。注意三组大鼠结果的区别。

【注意事项】

1. 手术前的绝对饥饿是造成溃疡的必要条件。应将大鼠关在架空的铁丝笼中,以防其吃食粪粒和铺垫物。

2. 结扎幽门时不得将胃十二指肠动脉扎死,以免妨碍胃部的血液循环。

3. 用镊子翻动、夹取胃部时,动作要轻微,以免器官组织受损。

【报告要点】

鼠(编号)	给 药	胃黏膜所见	溃疡点数目

【讨论题】 根据本次实验所见,讨论胃溃疡的成因及氢氧化铝凝胶、雷尼替丁对溃疡病的防治作用。

实验 58 去氢胆酸对大鼠的利胆作用

【目的】 学习测定大鼠胆汁分泌量的方法,观察去氢胆酸的利胆作用。

【材料】 大鼠1只,体重250~300g

手术剪 手术刀 眼科镊子 止血钳 大鼠手术板 注射器 塑料导管(插总胆管用) 刻度吸管(1ml) 烧杯 铁支架 纱布 棉线

20%乌拉坦溶液 10%去氢胆酸混悬液 生理盐水

【方法】

1. 取大鼠1只,称体重,灌胃生理盐水2.5ml,腹腔注射乌拉坦1.2g/kg(20%溶液0.6ml/100g)使之麻醉。

2. 将大鼠背位固定于手术板。腹部剃毛后,沿正中线切开腹壁约2cm,从幽门向下找出十二指肠及其白色的乳头部。从乳头部追踪总胆管,轻轻将其剥离。从总胆管下穿过两线,先将靠近乳头部的一线扎牢,再在总胆管上向肝脏方向作一斜切口,插入充满生理盐水的塑料导管,用另一细线扎牢。在确认有胆汁流出后,用胶布将导管固定,并将其另一端连接刻度吸管的顶部,以便收集与量记胆汁流出量。

3. 待胆汁流出恒定后，从十二指肠注入生理盐水 0.2ml/100g，记录 1h 内胆汁流出量，作为对照。然后再从十二指肠注入去氢胆酸 20mg/100g（10%混悬液 0.2ml/100g），再记录给药后第 1 小时与第 2 小时的胆汁流出量，与给药前作自身对照比较。

【注意事项】　在总胆管上剪切口时应小心进行，避免将其剪断。可在塑料导管上拉一外径约 1mm 的长颈，以便插入总胆管，并结扎固定。

【报告要点】

对照阶段 1h 胆汁量（ml）	给去氢胆酸后第 1 小时		给去氢胆酸后第 2 小时	
	流出胆汁量（ml）	增加百分比（%）	流出胆汁量（ml）	增加百分比（%）

【讨论题】　从实验结果讨论去氢胆酸的作用特点及临床用途。

八、止血药与抗凝血药

止血药和抗凝血药的种类繁多，筛试方法各不相同，常用的方法有以下几类：

1. 体外凝血法　即在试管内观察药物对凝血时间或纤溶时间的影响，其操作简便，无需特殊设备，可用于药物的初筛。

（1）复钙凝血时间测试法：以药物对草酸钠抗凝血液加入氯化钙前后凝血时间的变化（缩短或延长）为指标，可用于测试促凝血药或抗凝血药对凝血因子的影响。

（2）纤溶试验法：系从延长或缩短链激酶所致纤维蛋白溶解的时间，来筛选影响纤溶酶的药物。

2. 出血时间和凝血时间测试法　给实验动物（常用家兔或小鼠）以待试药物，然后测定出血、凝血及凝血酶原时间，并与给药前或对照组比较，以观察和分析药物作用。本法主要用于筛选内用止血药或抗凝血药。

3. 创口局部止血法　如麻醉犬或家兔股动脉切开局部止血法、肝脏或脾脏切口局部止血法等，主要用于筛选外用止血药。

4. 病理性出血模型法　即在实验动物身上造成类似人体出血或凝血等病理状态，然后用促凝血药或抗凝血药进行实验治疗，以观察或分析药物作用。如实验前日给大鼠灌胃双香豆素以造成低凝血酶原症，静注尿激酶以造成纤溶系统亢进症，皮下注射四氯化碳以造成肝功能不良性出血症等各种出血性病理模型，用来复试止血药的作用。

实验 59　药物的体外抗凝血作用

【目的】　观察枸橼酸钠与肝素的体外抗凝血作用。

【材料】　家兔 1 只

兔手术台　恒温水浴　试管架　刻度吸管　试管　注射器　秒表　棉球　小玻璃棒

4％枸橼酸钠溶液　生理盐水　4U/ml 肝素溶液　0.25mol/L 氯化钙溶液

【方法】

1. 取试管 5 支,其中 1 支加生理盐水 0.1ml,2 支各加 4％枸橼酸钠溶液 0.1ml,另 2 支各加 4U/ml 肝素溶液 0.1ml。

2. 从家兔心脏穿刺采血约 5ml,迅速向每支试管中加入兔血 0.9ml,充分混匀后放入 37±0.5℃恒温水裕中。

3. 每隔 30s 将试管轻轻倒转,观察血液的流动性一次,直至出现凝血为止(以将试管慢慢倒转,血液不往下流为终点)。比较 5 支试管的凝血时间。如果后 4 支试管不出现凝血,则在第 2、4 两支试管中各加入 0.25mol/L 氯化钙溶液 2～3 滴,混匀,再次观察是否出现凝血,并比较凝血时间。

【注意事项】

1. 试管须清洁干燥,管径均匀。

2. 心脏穿刺采血动作要快,以免血液在注射器内凝固。

3. 试管内加入兔血后,须立即与试管内的药液混匀,混和时避免产生气泡。

4. 由采血至将小试管放入恒温水浴的间隔时间不得超过 3min。

5. 须严格控制水浴温度(37±0.5℃),因为温度降低可使凝血减慢,影响实验结果。

【报告要点】

步　骤	1	2	3	4	5
生理盐水	0.1ml	—	—	—	—
4％枸橼酸钠	—	0.1ml	0.1ml	—	—
4U/ml 肝素	—	—	—	0.1ml	0.1ml
兔血 凝血时间(s)	0.9ml	0.9ml	0.9ml	0.9ml	0.9ml
0.25mol/L 氯化钙 凝血时间(s)	—	2～3 滴	—	2～3 滴	—

【讨论题】　比较枸橼酸钠和肝素抗凝血作用的原理和应用。

实验 60　药物对凝血时间的影响

【目的】　学习测定小鼠凝血时间的方法,观察几种药物缩短或延长凝血时间的作用。

【材料】　小鼠 3 只(编号)

注射器　毛细玻管　载玻片　针头　停表　棉球

2.5％酚磺乙胺(止血敏)溶液　50U/ml 肝素溶液　生理盐水

【方法】

1. 毛细玻管法　取 20g 左右健康小鼠 3 只,做好标志。甲鼠腹腔注射酚磺乙胺 5mg/10g(2.5％溶液 0.2ml/10g),乙鼠静脉注射肝素 10U/10g(50U/ml 溶液 0.2ml/10g),丙鼠腹腔注射生理盐水 0.2ml/10g。30min 后,以毛细玻管作眼眶内眦穿刺,取 5cm 的血柱,然后每隔 30s 折断毛细玻管一小截,检查有无凝血丝。记录从毛细玻管采血至出现凝血丝的时间,即为凝血时间。

　　汇集全班实验结果,分别计算三组小鼠的平均凝血时间,并作均数之间差异的显著性检验,从而得出关于酚磺乙胺和肝素对凝血时间影响的结论。

　　2. 玻片法　作眼眶内眦穿刺后迅速取血,分别滴两滴血于清洁玻片的两端,血滴直径 5mm 左右。此后,每隔 30s 以干燥针头挑动血液一次,至针头能挑起纤维蛋白丝为止。记录凝血时间,以两滴血的凝血时间均数,按上法统计实验结果。

【注意事项】

　　1. 凝血时间可受室温影响,温度越低,凝血时间越长。进行本实验时,室温以 15℃ 左右为宜。

　　2. 测试凝血时间的毛细玻管内径最好为 1mm 左右,并均匀一致。

　　3. 如不便进行小鼠尾静脉注射,肝素亦可腹腔给药,但剂量须增加 4 倍。

　　4. 玻片法因混入的组织液较多,加之每次挑动,凝血时间可缩短,故准确性较差。

【报告要点】

鼠(组别)	小鼠数	给　药	凝血时间 $\overline{X} \pm SD$		凝血时间的影响
			毛细玻管法	玻片法	
甲					
乙					
丙					

　　【讨论题】　酚磺乙胺和肝素对血凝时间各有何影响?作用原理如何?它们的临床用途有哪些?

实验 61　药物对凝血酶原激活时间的影响

　　【目的】　学习凝血酶原激活时间测定法,观察几种药物对凝血酶原激活时间的影响。

　　【原理】　纤维蛋白原、凝血酶原、组织凝血致活酶和 Ca^{2+} 是外源性凝血过程中的四大要素。其中纤维蛋白原的含量变化较少,若再在试验系统中加入过量的组织凝血致活酶(存在于兔脑粉浸出液中)与 Ca^{2+},则凝血时间的长短主要取决于血液中凝血酶原的含量,故这是测定血液中凝血酶原含量的一种方法。

　　【材料】　家兔 3 只(编号)

　　灌胃器　灌胃导管　注射器　秒表　试管　小玻棒

　　1% 双香豆素混悬液　　1% 维生素 K_1 溶液　干燥兔脑粉　0.1mol/L 草酸钠溶液 0.025mol/L 氯化钙溶液　生理盐水　蒸馏水

　　【方法】

　　1. 取家兔 3 只。1 号兔灌胃水 3ml/kg,2、3 号兔灌胃双香豆素 30mg/kg(1% 混悬液

3ml/kg）。12h 后 1、2 号兔肌内注射生理盐水 1.5ml/kg，3 号兔肌内注射维生素 K_1 15mg/kg（1％溶液 1.5ml/kg）。

2. 灌服双香豆素后 24h，从各兔心脏或耳中央动脉取血，加入 1/10 量的 0.1mol/L 草酸钠溶液抗凝。将抗凝兔血离心（1500r/min，10min），取上层血浆供实验用。

3. 取干燥兔脑粉 0.3g，置试管内，加生理盐水 4.9ml，加 0.1mol/L 草酸钠溶液 0.1ml，用玻棒搅匀，在 45℃水浴中加热 10min（在加热时应搅拌 4～5 次）。将兔脑粉混悬液离心（1000r/min，1min），取上层乳白色液体供用。

4. 取试管 3 支，做好标志。于 1、2、3 号管分别加入 1、2、3 号兔的血浆 0.1ml。随后每管各加兔脑粉浸出液 0.1ml，混匀，置 37℃恒温水浴预热 1min。再迅速加入 0.025mol/L 氯化钙溶液 0.1ml，继续 37℃保温，并立即用秒表记时。经 5～6s 后，每隔 2～3s 倾斜观察 1次，直至停止流动（呈乳白色胶冻状），所经历时间即为凝血酶原激活时间。以同样方法测试 3 次，求出各兔凝血酶原激活时间的平均值。

【注意事项】

1. 兔灌胃前禁食 6h。
2. 采血后应尽快测定。血浆不宜在室温久置，以免凝血酶原等破坏。
3. 实验用试管、吸管等均应清洁、干燥。

【报告要点】

兔（组别）	体重（kg）	给 药	凝血酶原激活时间（s）			
			1	2	3	均值
1						
2						
3						

【讨论题】 结合本次实验结果，讨论双香豆素和维生素 K_1 的药理作用。

附：兔脑粉的制备

取新鲜兔脑 1 个，去除脑膜及附着的血管后，置研钵或玻璃匀浆器内打碎。加 3 倍量的丙酮，再研磨约 0.5min（注意不要研成胶状）。静置 10min 后倒去清液，再加丙酮如上操作 5～6 次，以脱去水分，直至当加入丙酮后，搅匀的脑组织呈颗粒状，液体澄清为止。用滤纸过滤后将湿兔脑粉摊于清洁搪瓷盘、置 37℃烘箱中干燥（约需 1h），再用研钵研成粉状。称取 0.3g 左右的小份，置小试管中，封口后置 4℃冰箱保存，可用 1 年。

实验 62　药物对纤溶过程的影响

【目的】 通过体外试验，观察链激酶的促纤维蛋白溶解作用和氨甲苯酸的抗纤维蛋白溶解作用。

【材料】　试管　刻度吸管　恒温水浴　温度计

3.8％枸橼酸钠溶液　pH7.5 硼酸缓冲液（取硼酸 11.25g、氯化钠 2.25g、硼酸钠 4g,加蒸馏水至 1000ml）　兔血浆硼酸缓冲液（由兔血浆 1 份,加硼酸缓冲液 5 份制成）　链激酶硼酸缓冲液（100U/ml）　1％氨甲苯酸（PAMBA）溶液　0.1mol/L 氯化钙溶液（取 CaCl₂ 11.1g,加蒸馏水至 1000ml）

【方法】　取试管 6 支,以 2 支为一组分成三组,按表内步骤加入血浆硼酸缓冲液或药液。摇匀后立即放入 37℃恒温水浴中保温,密切注意出现纤维蛋白凝固的时间和凝固后再溶解的时间,比较三组试管结果之不同。

步　骤	链激酶组		链激酶＋氨甲苯酸组		对照组	
	1	2	3	4	5	6
加血浆硼酸缓冲液	0.8ml		0.8ml		0.8ml	
加链激酶硼酸缓冲液	0.1ml		0.1ml		—	
加硼酸缓冲液	—		—		0.1ml	
加 1％氨甲苯酸溶液	—		1 滴		—	
加 0.1mol/L 氯化钙溶液	0.25ml		0.25ml		0.25ml	
37℃水浴保温,观察纤维蛋白的凝固及重新溶解并计时。						
纤维蛋白凝固出现时间						
纤维蛋白溶解出现时间						
纤维蛋白溶解时间						

【报告要点】　三组试管所加药液、经过步骤、出现纤维蛋白凝固的时间和凝固后再溶解的时间。

【讨论题】　联系实验结果,讨论链激酶和氨甲苯酸的主要药效和临床应用。

附：兔血浆制备法

取一有刻度的容器,预先置 3.8％枸橼酸钠溶液 2～3ml。然后经心脏（穿刺）或耳中央动脉采取兔血。根据采得血量,再加枸橼酸钠溶液适量,使其在血中的浓度为 0.4％～0.5％,摇匀后离心（1500r/min,10min）。分取血浆,供实验用。若不立即使用,须置 4℃冰箱保存。

实验 63　药物对血小板聚集的影响

【目的】　学习观察血小板聚集的比浊法,试验阿司匹林对血小板聚集性的影响。

【原理】　富含血小板的血浆具有一定浊度。在加入 ADP 等血小板聚集诱导剂,并经搅拌后,由于一部分血小板聚集,血浆的浊度便下降,因而可用比浊法来测定血小板的聚集性。

【材料】 家兔1只

注射器 试管 定量吸管 血小板聚集试验仪 比浊管 铁芯小搅棒

3.8％枸橼酸钠溶液 生理盐水 1％阿司匹林生理盐水溶液 80μmol/L ADP 生理盐水溶液

【方法】

1. 取家兔,经心脏穿刺取血,用枸橼酸钠抗凝(3.8％枸橼酸钠溶液1份加血液9份)。将抗凝血离心(800r/min,10min),吸取上层血浆,这一部分为富血小板血浆(PRP)。剩余部分再次离心(3000r/min,15min),吸取上层血浆,这一部分为贫血小板血浆(PPP)。

2. 用已加有1ml PPP 的比浊管调节血小板聚集仪的透光率到100％。再取比浊管2支,以1、2编号,各加 PRP 0.85ml,并放入铁芯小搅棒1根。在1号管内加生理盐水约0.1ml,2号管内加入以生理盐水配制的1％阿司匹林溶液0.1ml。两管同样在37℃1000r/min电磁搅拌2min。将血小板聚集仪的透光率调为0％,然后各加80μmol/L ADP 生理盐水溶液50μl。观察并记录透光率的变化,即为聚集率。

3. 然后按下式计算药物对血小板聚集的抑制百分率:

$$血小板聚集抑制百分率(\%)=\frac{I-II}{I}\times100\%$$

式中：I为对照管聚集率,II为加药管聚集率。

【报告要点】 主要实验步骤、有关数据及阿司匹林对血小板聚集的抑制百分率。

【讨论题】 阿司匹林何以能抑制血小板的聚集？该作用有何实际意义？

第七节 激素、组胺及有关药物的药理实验

一、糖皮质激素类

糖皮质激素类药物具有抗炎症、抑制免疫及抗毒素等药理作用。试验药物的抗炎作用有大鼠足跖炎症性水肿、小鼠二甲苯致炎及大鼠棉球肉芽肿等方法,其中有些可兼用于非甾体抗炎药的筛选。试验药物对免疫功能影响的基本方法另见本章第八节,这里介绍几种补充方法。观察药物的抗毒素作用则有家兔内毒素致热、犬内毒素性休克等方法。

实验64 糖皮质激素对炎症毛细血管通透性的影响（小鼠耳片法）

【目的】 观察氢化可的松对二甲苯所致小鼠耳廓水肿及毛细血管渗透的影响。

【材料】 小鼠10只,雄性,体重26～30g

注射器 打孔器(直径9mm) 天平

二甲苯 0.6％氢化可的松溶液 0.2％伊文(Evans)氏蓝溶液 生理盐水

【方法】 取小鼠10只,称记体重,均匀分为两组。甲组各鼠腹腔注射氢化可的松

60mg/kg(0.6％溶液 0.1ml/10g),乙组腹腔注射等容积生理盐水。1h 后给各鼠尾静脉注射伊文氏蓝 20mg/kg(0.2％溶液 0.1ml/10g),将二甲苯 0.05ml 滴于小鼠右耳(左耳不滴,留作对照),记录滴二甲苯的时间。注意观察各鼠耳廓的颜色变化,记录耳廓蓝染的初现时间及蓝染深度。2h 后将小鼠颈椎脱臼致死,沿耳廓基部剪下两耳,用直径 9mm 的打孔器分别在左、右耳的同一部位打下圆形耳片,称重,求同一小鼠左、右耳片重量之差,作为肿胀度。然后分别汇集两组结果,比较组间差异的显著性。

【注意事项】

1. 致炎剂的滴涂部位应一致,并与最后打耳片的部位吻合。打孔器须锋利,能一次打下耳片。

2. 尚可将各鼠的耳片浸泡于 4ml 的 35％丙酮水溶液中,48h 后取浸出液,经离心后在波长 590nm 处比色,将用药组和对照组的结果作比较。

3. 阿司匹林等非甾体抗炎药在本试验中同样可显示其抗炎症性渗出作用。

【报告要点】

组　别	小鼠号	耳片重量(mg)			耳廓蓝染	
		左	右	差值	初现时间	深度(60min 时)

【讨论题】　滴涂二甲苯后,两组小鼠耳片增重与蓝染程度的不同说明什么问题? 氢化可的松何以能发挥此种作用?

实验 65　糖皮质激素与非甾体抗炎药的抗炎症性渗出作用(大鼠足跖法)

【目的】　以致炎物质引起大鼠后肢足跖炎症性肿张,观察两类药物的抗炎症性渗出作用。

【材料】　大鼠 3 只(体重约 250g)。

大鼠固定筒　大鼠后足容积测量装置　注射器　记号笔

生理盐水　1％角叉菜胶溶液(或鲜鸡蛋白)　0.4％地塞米松磷酸钠溶液　1％吲哚美辛混悬液

【方法】

1. 取大鼠 3 只(同性别),标号,称记体重,分别腹腔注射下列药物:甲鼠生理盐水 1ml/kg,乙鼠地塞米松磷酸钠 4mg/kg(0.4％溶液 1ml/kg),丙鼠吲哚美辛 10mg/kg(1％混悬液 1ml/kg)。

2. 依次将各鼠右后肢踝关节以下的毛剪去,在围绕踝骨的突起点处用记号笔画圈,作为测试标志。

3. 按以下步骤测试后足容积:大鼠后足容积测量装置如图 2-37 所示,将三通活塞(C)的红箭头旋到(3),这时(1)(2)(3) 三孔相通。再将注射器(D)推进到底,使测量管(B)与测试池（A）的水银平面调节到（B）的零位上，然后将活塞箭头逆时针方向旋转到零位上。

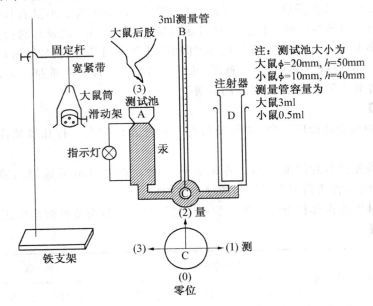

图 2-37　大鼠后肢容积测定装置

将各实验鼠依次放入固定筒内，使后肢与尾暴露在筒外，用螺丝固定。再把装入大鼠的固定筒用宽紧带将顶部挂在铁支架的横杆上，使大鼠的后足刚好在测试池上方，相距约6cm。再把活塞（C）箭头逆时针旋转到（1），此时（1）与（3）相通。用左手慢慢拉下鼠固定筒，使后肢浸入测试池内，指示灯亮，浸入深度以画圈处为界。同时，用右手抽起注射器，使测试池内水银面徐徐下降到原有水平，即指示灯不亮的临界点上。这时松开左手，鼠固定筒由宽紧带弹回原位而离开测试池，以左手迅速将活塞箭头旋转到（2），这时（1）与（2）相通。右手把注射器内的水银推进到测量管（B），记录水银上升高度，所得毫升数即后肢容积。依次测定各鼠右后足的正常体积。

4. 在各鼠腹腔注射药液后 15min，从右后足掌心向踝关节方向皮下注射 1％角叉菜胶溶液 0.1ml 或鲜鸡蛋白 0.1ml。

5. 在注射致炎剂后 0.5、1、2 及 3h，分别测量注射足的容积。从各鼠注射致炎剂以后的容积减去原先的容积，即为各个时间的右后足跖肿胀度。

【注意事项】　致炎剂除了 1％角叉菜胶溶液和鲜鸡蛋白以外，尚可用 1％甲醛溶液、10％酵母混悬液或 0.02％ 5-羟色胺溶液。

【报告要点】

鼠号	体重(g)	药物及剂量	右后足的正常体积(ml)	注射致炎剂后足跖的肿胀度(ml)			
				0.5h	1h	2h	3h

综合各小组结果,算出各给药组及对照组大鼠右后足不同时间肿胀度的平均值,然后以肿胀度平均值作纵坐标,时间作横坐标,绘出各抗炎药物与对照组的作用时程曲线。

【讨论题】 结合本次实验结果,讨论地塞米松、吲哚美辛抗炎作用的区别。

实验 66 糖皮质激素对肉芽增生的抑制作用

【目的】 将无菌棉球埋植于大鼠蹊部皮下,引起肉芽组织增生(与临床某些炎症的后期病理改变相似),观察地塞米松对这一过程的抑制作用。

【材料】 大鼠 2 只

注射器 消毒手术器械(剪刀、手术刀、小镊子、缝针及线等) 灭菌棉球

碘酊 青霉素 G 钾及硫酸链霉素混合液(每毫升含青霉素 800 单位,链霉素 650 单位) 0.5%地塞米松磷酸钠注射液 1%戊巴比妥钠溶液

【方法】 取大鼠 2 只,腹腔注射戊巴比妥钠 3mg/100g(1%溶液 0.3ml/100g)使之麻醉。在每鼠的左右两蹊部各切一长约 1cm 的小口,每侧切口皮下埋入一无菌棉球(重 10±1mg,直径 6.5~8.5mm,加有青链霉素混合液 0.2ml)。将切口的皮肤对合,缝 1~2 针。从术后当日开始,1 号鼠每天肌注地塞米松磷酸钠 0.5mg/100g(0.5%溶液 0.1ml/100g);2 号鼠每天肌注等量生理盐水,作为对照,连续给药 7 天。到第 8 天,打开原切口,将棉球连同周围结缔组织一起取出,剔除脂肪组织,60℃烤干称重。从该值减去棉球原重量即得肉芽肿的重量,再按 mg/100g 体重比较两鼠的肉芽增生程度。

【注意事项】

1. 植入棉球过程须按无菌操作进行,以防引起感染。

2. 棉球的表面积对实验结果影响较大。为此,应使棉球的形状、松紧度和植入的部位及深浅度保持一致。

3. 以本法试验非甾体抗炎药,效果较差。

【报告要点】

鼠(编号)	药物剂量及疗程	肉芽干重(mg/100g 体重)	
		均 数	抑 制 率
1			
2			

综合各实验小组的结果,求出给药组及对照组的肉芽干重的均数与标准差。

二、抗糖尿病药

抗糖尿病药通过改善机体糖代谢,降低血糖而奏效,有胰岛素和口服降血糖药两大类。筛试药物的降血糖作用常先用正常动物。如能在正常动物身上出现降血糖效果,再在用化学药物诱发高血糖症的动物身上作进一步试验。四氧嘧啶(alloxan)与链脲霉素(streptozotocin)皆可选择性地破坏胰岛 β 细胞,形成的高血糖动物须经常给予胰岛素注射方能生存,称为胰岛素依赖糖尿病(IDDM)模型。应当注意的是,某些通过促进胰岛素分泌而奏效的降血糖药(如磺酰脲类)在 IDDM 模型上并不能显示其降血糖作用。尚有自发性高血糖动物(如 BB 大鼠、ob/ob 小鼠),属于非胰岛素依赖糖尿病(NIDDM)模型,近年也渐多用于抗糖尿病药的研究。

试验药物的降血糖作用时,须以特异性高、手续简便的方法测定血糖。在一般情况下,可采用邻甲苯比色法。如能获得酶试剂(有现成试剂盒),还可用葡萄糖氧化酶测定法。后者不易受杂质干扰,其线性范围也较好。

实验 67　　胰岛素和格列本脲的降血糖作用

【目的】　观察胰岛素和格列本脲对正常家兔血糖含量的影响。

【材料】　家兔 2 只

注射器　灌胃器　小试管

2U/ml 胰岛素溶液　2％格列本脲混悬液　草酸钾　10％葡萄糖注射液

【方法】　取停食 24h 的家兔 2 只,标号,称重。分别自耳静脉取血约 1ml 于置有草酸钾少许的试管中,摇匀,供测定给药前血糖值用。给甲兔皮下注射胰岛素 2U/kg(2U/ml 溶液 1ml/kg),乙兔灌胃格列本脲 90mg/kg(2％混悬液 4.5ml/kg)。给药后每隔 1h 采血一次,直至给药后 6h,均以草酸钾抗凝,测定血糖含量。

实验结束后给每兔静注 10％葡萄糖液 6ml/kg,以资保护。

【注意事项】

1. 必须用停食 24h 的家兔进行实验,否则血糖不易降低。

2. 如限于实验教学时间,可将服格列本脲的家兔提前 3h 取空腹血及给药,实验课内与注射胰岛素的家兔同时进行血糖含量测定。于观察到明显的血糖降低现象后就结束实验。

【报告要点】

兔(编号)	药物	剂量	给药途径	血糖含量(mg/dl)						
				给药前	给药后(h)					
					1	2	3	4	5	6

根据所得结果绘制血糖变化曲线,纵坐标表示血糖含量(mg/dl),横坐标表示时间(h)。

【讨论题】　简述胰岛素和格列本脲的降低血糖机制。根据实验结果说明两药的作用特点。

附1：血糖的邻甲苯胺比色测定法

【原理】　本测定法系根据葡萄糖可在热醋酸中与邻甲苯胺缩合,生成蓝色雪夫氏碱的原理而设计。

【仪器】　试管　吸管　离心管　水浴锅　离心机　光电比色计

【试剂】

1. 邻甲苯胺试剂　取硫脲2.0g,溶于400ml冰醋酸中,加入邻甲苯胺100ml,混匀。再加入饱和硼酸液(约6%)40ml,最后加冰醋酸至1000ml,贮于棕色瓶中备用。

2. 5%三氯醋酸溶液

3. 葡萄糖标准液

贮存液(10.0mg/ml):取干燥无水葡萄糖1.0g放入100ml容量瓶内,用饱和苯甲酸溶液加到刻度处。

应用液(0.1mg/ml):取贮存液1ml放入100ml容量瓶内,用0.3%苯甲酸溶液加到刻度处。若置于冰箱内,可用1周。

【步骤】

1. 先制备血样上清液。在盛有5%三氯醋酸溶液3.6ml的离心管中加入全血0.4ml,充分混匀,离心5min,取上清液备用。

2. 取10ml试管3支,编号。测定管内加入血样上清液2ml,标准管内加入葡萄糖应用液2ml,空白管加入蒸馏水2ml。每管加入邻甲苯胺试剂5ml,混匀。

3. 将3支试管同时放入沸水浴内加热15min,取出,置冷水浴中冷却后用650nm(红色)滤光片于30min内进行比色,以空白管校正零点,记录吸收度读数。

【计算】

$$全血葡萄糖含量(mg/dl) = \frac{测定管吸光度}{标准管吸光度} \times 0.2 \times \frac{100}{0.2}$$

【注意事项】　邻甲苯胺为浅黄色的油状液体。如呈红色,说明已氧化变质,宜重蒸馏后使用,收集199～201℃的馏分。

附2：大鼠四氧嘧啶性糖尿病的形成法

取体重为200～250g的雄性大鼠(实验前禁食24h,但不限饮水),自鼠尾采血测定正常空腹血糖。然后按150mg/kg的剂量给予四氧嘧啶(用生理盐水配成3%的溶液,0.5ml/100g),在鼠蹊部皮下注射给药,每日1次,连续2日。再取血测定空腹血糖。此时多数鼠的血糖浓度在400～500mg/dl以上,最高可达900mg/dl。对空腹血糖超过300mg/dl的大鼠,宜每日皮下注射胰岛素2～6单位,以免因血糖过高而死亡。2日后停用胰岛素,继续观察一周,可得较稳定的大鼠糖尿病模型,成活率70%～80%。

三、组胺与抗组胺药

体内有H_1、H_2和H_3三类组胺受体亚型。前者存在于肠道和支气管平滑肌等处,后者存在于胃壁细胞等处，H₃ 受体亚型存在于突触前膜。抗组胺药也各有其选择性，本节介绍观察 H₁ 受体拮抗药对组胺的竞争性拮抗作用的方法。另在第六节实验 57 中介绍观察 H₂ 受体拮抗药防治胃溃疡作用的方法。

实验 68　组胺对其受体亲和力常数（pD₂）和苯海拉明对组胺拮抗参数（pA₂）的测定

【目的】　利用离体豚鼠回肠制备，观察组胺对组胺受体的亲和力及苯海拉明对组胺的竞争性拮抗作用，并了解 pD₂ 和 pA₂ 值的测定方法及意义。

【原理】　组胺作用于豚鼠回肠的 H₁ 受体，引起肠肌收缩。pD₂ 是激动剂与受体亲和力的定量参数，称为亲和力指数，是 50% 最大效应（$E = \frac{1}{2}E_{max}$）的负对数摩尔浓度（$-\lg[D]$），与药物和受体的亲和力成正比。本实验根据组胺（激动剂）不同浓度引起肠段收缩的高度（效应），应用直线回归法，求出回归线，当 $E = \frac{1}{2}E_{max}$ 时，组胺的摩尔浓度的负对数即为 pD₂ 值。当加入 H₁ 受体拮抗剂苯海拉明后，若提高组胺浓度，仍能达到未加拮抗剂前的收缩高度，则表示苯海拉明对组胺呈竞争性拮抗。pA₂ 是一种用以表示竞争性拮抗剂作用强度的参数，其意义为当在实验系统中加入一定浓度（[B]）的拮抗剂，激动剂在提高到原来浓度的 2 倍时就能产生原来浓度的效应水平，这种拮抗剂摩尔浓度的负对数（$-\lg[B]$）即为 pA₂ 值；pA₂ 的值愈大说明拮抗剂的作用愈强。

【材料】　豚鼠 1 只

离体器官恒温浴槽　张力换能器及记录仪等描记装置（同实验 18）　剪刀　镊子　培养皿　注射器

磷酸组胺溶液[3×10^{-7} mol/L、3×10^{-6} mol/L、3×10^{-5} mol/L、3×10^{-4} mol/L、3×10^{-3} mol/L。磷酸组胺（$C_5H_9N_3 \cdot 2H_3PO_4$）的相对分子质量为 307.1]

盐酸苯海拉明溶液[3×10^{-5} mol/L、3×10^{-4} mol/L、3×10^{-3} mol/L。盐酸苯海拉明（$C_{17}H_{21}ON \cdot HCl$）的相对分子质量为 291.8]　蒂罗得液

【方法】

豚鼠肠段的制备法见实验 18。麦氏浴槽中加 30ml 蒂罗得液，水温保持 38 ± 0.5℃，并通氧气。取上述备用的回肠一小段，两端用缝针穿线，一端系在通气钩上，放入麦氏浴槽，另一端与张力换能器连接，通过记录仪记录肠段收缩情况。

使离体回肠在浴槽内稳定约 10min，描记一段基线，再依次在麦氏浴槽内加入下列药液，每加一种药液后观察 2min。当肠段收缩到达顶点时，记录仪暂停描记，放去浴槽中的液体，用蒂罗得液冲洗两次，再加蒂罗得液至固定高度。使基线恢复到用药前的水平后，启动记录仪，继续描记，加入第二种药液进行试验。

1. 依次加入不同量的磷酸组胺：3×10^{-6} mol/L 0.1ml，3×10^{-5} mol/L 0.1ml，3×10^{-5} mol/L 0.25ml 及 0.5ml，3×10^{-4} mol/L 0.1ml，0.25ml 及 0.5ml，使浴槽中磷酸组胺的最终浓度分别达到 10^{-8} mol/L（3×10^{-6} mol/L $\times$ 0.1/30 $= 10^{-8}$ mol/L）、10^{-7} mol/L、2.5×10^{-7}

mol/L、5×10^{-7} mol/L、10^{-6} mol/L、2.5×10^{-6} mol/L、5×10^{-6} mol/L,描记不同浓度磷酸组胺所致的肠段收缩曲线。

2. 在浴槽中加入 3×10^{-5} mol/L 盐酸苯海拉明溶液 0.1ml,使其最终浓度为 10^{-7} mol/L。然后再分别加入不同浓度的磷酸组胺,描记当溶液中有 10^{-7} mol/L 的盐酸苯海拉明存在时,5×10^{-7} mol/L、2.5×10^{-6} mol/L、5×10^{-6} mol/L、10^{-5} mol/L、5×10^{-5} mol/L 等浓度磷酸组胺所致的肠段收缩曲线。

3. 再试验溶液中的盐酸苯海拉明浓度为 10^{-6} mol/L、10^{-5} mol/L 时,对磷酸组胺(可试用 10^{-6} mol/L、10^{-5} mol/L、10^{-4} mol/L 等浓度)的拮抗作用。

描记完毕,测量每次加入磷酸组胺后的收缩曲线高度,将加盐酸苯海拉明前,磷酸组胺引起的肠段收缩极限高度作为 100%($E_{\max}$),计算不同浓度组胺(包括加入苯海拉明前后)引起肠段收缩高度相当于极限高度的百分率。以磷酸组胺剂量(摩尔浓度)的对数值为横坐标,以收缩高度占极限高度的分数($E/E_{\max}$)为纵坐标,作剂量反应曲线图(仿图 2-38)。

4. 计算磷酸组胺对组胺受体的亲和力 pD_2 值。

(1) 将不同浓度组胺引起肠段收缩高度(E_1,$E_2 \cdots$)与该药引起的最大收缩高度($E_{\max}$)的比值($E/E_{\max} \times 100\%$)为纵坐标,组胺的对数摩尔浓度($\lg[D]$)为横坐标,画出组胺的量效关系曲线,从曲线上找出 $E = \dfrac{1}{2} E_{\max}$ 效应的 $-\lg[D]$,即 pD_2 值。pD_2 的粗略估算法可见实验 5。

(2) pD_2 的精确计算法:$1/E$ 对 $1/[D]$ 呈线性关系,其直线方程式为:

$$\frac{1}{E} = \frac{1}{E_{\max}} + \frac{K_D}{E_{\max}} \cdot \frac{1}{[D]}$$

该直线在纵轴上的截距为 $1/E_{\max}$,斜率为 $K_D/E_{\max}$。
上式可换算为:

$$\frac{E_{\max}}{E} = 1 + \frac{K_D}{[D]}$$

若设 $E_{\max}/E = x$,$-\lg[D] = pD_x$,则又可转化为:

$$\lg(x-1) = \lg K_D + pD_x$$

以上是 pD_x 对 $\lg(x-1)$ 的直线方程式,斜率为 1,在横轴上的截距即为 pD_x。
若回归直线为:

$$y = a + bx$$

则 $pD_2 = -a/b$

回归线可由最小二乘法求得。

5. 计算盐酸苯海拉明对磷酸组胺竞争性拮抗作用的 pA_2 值。

(1) 从剂量反应曲线上求得加苯海拉明前组胺引起 50%($E = \dfrac{1}{2} E_{\max}$)反应所需要的摩尔浓度,以 $[A_0]$ 表示。加入不同浓度苯海拉明后,组胺的剂量反应曲线右移。从曲线上求出苯海拉明存在时,组胺产生 50% 反应所需的摩尔浓度,以 $[A_B]$ 表示。

（2）以 $\lg\left(\dfrac{[A_B]}{[A_0]}-1\right)$ 为纵坐标，相应的苯海拉明摩尔浓度的负对数（$-\lg[B]$）为横坐标，作图得一直线，此直线的方程式为：

$$pA_x = -\lg[B] + \lg\left(\frac{[A_B]}{[A_0]}-1\right)$$

令 $\dfrac{[A_B]}{[A_0]}=x$，则

$$pA_x = -\lg[B] + \lg(x-1)$$

式中：$[B]$ 为拮抗剂的摩尔浓度；

pA_x 表示存在浓度为 $[B]$ 的拮抗剂时，激动剂需加大 x 倍浓度才能达到未加拮抗剂时的效应，即以 pA_x 表示拮抗剂的拮抗效能；

pA_2 表示当存在某浓度拮抗剂时，需将激动剂的浓度加大一倍始能达到未加拮抗剂时的效应，即当 $[A_B]=2[A_0]$，$\lg\left(\dfrac{2[A_0]}{[A_0]}-1\right)=0$ 时

$$pA_2 = -\lg[B]$$

上式表示当 $\lg(x-1)=0$ 时，$-\lg[B]$ 轴的截距即为 pA_2 值。

例：以离体豚鼠回肠进行组胺对组胺受体亲和力测定和苯海拉明与组胺竞争性拮抗实验，所得结果如下，试计算 pD_2 与 pA_2 之值。

磷酸组胺浓度（mol/L） / 盐酸苯海拉明浓度（mol/L）	0		10^{-7}		10^{-6}		10^{-5}	
	E	(E/E_{max})	E	(E/E_{max})	E	(E/E_{max})	E	(E/E_{max})
2.5×10^{-7}	1.7	0.17						
5.0×10^{-7}	3.8	0.38	1.0	0.10				
2.5×10^{-6}	8.0	0.80	4.0	0.40	2.5	0.25		
5.0×10^{-6}	9.0	0.90	7.0	0.70	6.0	0.60	4.0	0.40
1.0×10^{-5}	10.0	1.00	9.0	0.90	8.0	0.80	6.5	0.65
5.0×10^{-5}			9.8	0.98	9.2	0.92	8.5	0.85
1.0×10^{-4}					10.0	1.00	9.5	0.95
5.0×10^{-4}							10.0	1.00

注：E 为磷酸组胺的效应，在本实验中即为回肠的收缩高度（cm），E_{max} 为未加苯海拉明时，磷酸组胺引起的最大效应。

【计算步骤】

1. pD_2 值计算　将上表磷酸组胺引起豚鼠回肠收缩的实验结果，按计算直线方程式的要求归成下表：

磷酸组胺 [D](mol/L)	$-\lg[\mathrm{D}]$	$E_{\max}/E = x$	$\lg(x-1)$
2.5×10^{-7}	6.6	$10/1.7=5.88$	0.69
5.0×10^{-7}	6.3	$10/3.8=2.63$	0.21
2.5×10^{-6}	5.6	$10/8.0=1.25$	-0.60
5.0×10^{-6}	5.3	$10/9.0=1.11$	-0.21

（1）图解法　以 $y=\lg(x-1)$ 为纵轴，$-\lg[\mathrm{D}]$ 为横轴，作直线（图 2-38）。当 $\lg(x-1)=0$，即 E 为 $50\%E_{\max}$ 时，直线在横轴上的截距即为 $\mathrm{pD_2}$ 值。本例即为组胺对豚鼠回肠 H_1 受体的亲和力 $\mathrm{pD_2}$ 值。从图 2-38 中求得 $\mathrm{pD_2}=6.08$。

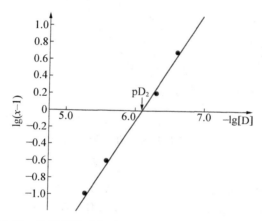

图 2-38　以图解法求组胺对豚鼠回肠 H_1 受体的 $\mathrm{pD_2}$ 值

（2）计算法　以最小二乘法计算回归线方程式。令

$$y=\lg\left(\frac{E_{\max}}{E}-1\right),\ x=-\lg[D],$$

则

$$b(\text{斜率})=\frac{\sum xy-\overline{y}\sum x}{\sum x^2-\overline{x}\sum x}=\frac{\sum x}{n}=\frac{23.8}{4}=5.95,$$

$$\overline{y}=\frac{\sum y}{n}=\frac{-0.66}{4}=-0.165$$

$$\sum x^2=142.6,\ \sum xy=-2.82$$

$$b=\frac{-2.82-(-0.165\times23.8)}{142.6-5.95\times23.8}=\frac{1.11}{1}=1.11$$

$$y=\overline{y}+b(X-\overline{x})$$

$$y=-0.165+1.11(X-5.95)$$

$$y=-6.765+1.11x$$

$$\mathrm{pD_2}=-\frac{a}{b}=-\left(\frac{-6.765}{0.11}\right)=6.09$$

按计算法求得组胺对豚鼠回肠 H_1 受体的亲和力 pD_2 值为 6.09。图解法求得的 pD_2 (6.08)与计算法求得的 pD_2 接近。

2. pA_2 值计算

(1) 以 $y = E/E_{max}$（各浓度效应与极限效应的比值）为纵轴，激动剂（磷酸组胺）的摩尔浓度对数值为横轴，作浓度反应曲线图（图 2-39）。从曲线上算出 $y = 0.5$（即 50% 效应）时磷酸组胺的摩尔浓度，分别以 $[A_0]$、$[A_{B1}]$、$[A_{B2}]$、$[A_{B3}]$ 表示。

(2) 分别算出 $\lg(x-1)$ 值，即 $\lg\left(\dfrac{[A_{B1}]}{[A_0]}-1\right)$、$\lg\left(\dfrac{[A_{B2}]}{[A_0]}-1\right)$、$\lg\left(\dfrac{[A_{B3}]}{[A_0]}-1\right)$ 值。

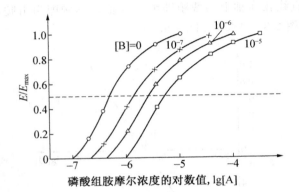

图 2-39　苯海拉明对组胺的竞争性拮抗作用

(3) 以 $\lg(x-1)$ 为纵坐标，拮抗剂苯海拉明摩尔浓度的负对数值为横坐标，作一直线图。此直线通过横轴的截距，即 $\lg(x-1)=0$ 时，苯海拉明摩尔浓度的负对数值（$-\lg[B]$），即为 pA_2 值。

本例从图 2-39 得出 $[A_0] = 6 \times 10^{-7}\,\text{mol/L}$，$[A_{B1}] = 2 \times 10^{-6}\,\text{mol/L}$，$[A_{B2}] = 4 \times 10^{-6}\,\text{mol/L}$，$[A_{B3}] = 7 \times 10^{-6}\,\text{mol/L}$。

$$\lg\left(\frac{[A_{B1}]}{[A_0]}-1\right) = \lg\left(\frac{2\times10^{-6}}{6\times10^{-7}}-1\right) = \lg\left(\frac{1}{3}\times10-1\right) = \lg2.334 = 0.368$$

$$\lg\left(\frac{[A_{B2}]}{[A_0]}-1\right) = \lg\left(\frac{4\times10^{-6}}{6\times10^{-7}}-1\right) = \lg5.667 = 0.753$$

$$\lg\left(\frac{[A_{B3}]}{[A_0]}-1\right) = \lg\left(\frac{7\times10^{-6}}{6\times10^{-7}}-1\right) = \lg10.67 = 1.028$$

以上述各值为纵坐标，相应的 $-\lg[B_1] = -\lg[10^{-7}] = 7.0$，$-\lg[B_2] = -\lg[10^{-6}] = 6.0$，$-\lg[B_3] = -\lg[10^{-5}] = 5.0$ 为横坐标，顺各点的分布趋势作直线。当 $\lg(x-1) = 0$ 时，$-\lg[B] = 8.2$，此即本实验所得的 pA_2 值（图 2-40）。

【讨论题】

1. 为什么 pD_2 值要以 $E = 50\% E_{max}$ 效应时激动剂的负对数摩尔浓度来表示？

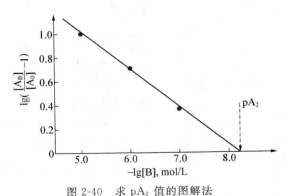

图 2-40　求 pA_2 值的图解法

2. 为什么 pA$_2$ 值要以在有拮抗剂存在时，加大一倍激动剂浓度达到原来的效应，这时拮抗剂的负对数摩尔浓度来表示？

第八节　治疗药物药理实验

一、抗菌药

观察药物有无抗菌作用及作用强弱，有体外及体内两种实验方法。通常先进行体外初步筛选，如发现药物有抑菌或杀菌作用，则进一步作体内观察。

1. **体外抗菌试验**　体外实验主要用以筛选抗菌药物或测试细菌对药物的敏感性，实验主要在玻皿的培养基中进行。其优点为方法简便，用药量少，实验周期短，有利于作广泛筛试。但由于这是在玻皿内的细菌与药物的直接接触，没有机体因素参加，所获结果与体内实验不一定完全相符，故尚须用体内法复试。

（1）细菌：所试细菌应包括主要致病菌。革兰阳性球菌包括金黄色葡萄球菌（产酶与不产酶菌株）、表皮葡萄球菌、链球菌、肠球菌等。革兰阴性球菌如淋球菌等。革兰阴性杆菌包括流感杆菌、肠杆菌科细菌 8～10 种，绿脓杆菌与其他假单孢菌属及不动杆菌属等，厌氧菌包括脆弱类杆菌、消化球菌和消化链球菌等。对临床应用有代表性的菌株数量，创新药物应不少于 1000 株。其他类新药根据新药抗菌谱宽窄可作 200～500 株。试验时应包括有国际公认质控菌株（如金黄色葡萄球菌 ATCC25925、大肠杆菌 ATCC25922 和绿脓杆菌 ATCC27853 等）。

（2）培养基：选用 MH(Mueller-Hinton)培养基。链球菌、流感杆菌需接种到巧克力琼脂平板上或加 5% 羊血。淋球菌接种到哥伦比亚培养基上。

（3）药物配制：试验样品与阳性对照药品均应用称重法求出效价并按盐基比例折算出实际效价。所试药物用磷酸缓冲液或灭菌注射用水溶解，配制成溶液。少数难溶药物可加少许相应助溶剂，再用缓冲液或灭菌注射用水稀释至所需浓度。

（4）实验方法

1）最小抑菌浓度（MIC）测定法：采用平皿或试管二倍稀释法测定。无细菌生长平皿或试管中所含药物的最小浓度即为最小抑菌浓度。

2）最小杀菌浓度（MBC）测定法：先测出 MIC，再依次将未见细菌生长的各管培养物分别吸取 0.1ml 倾倒于平皿上，37℃ 再培养 18h，平皿上菌落数小于 5 个的最小稀释度的药物浓度即为最低杀菌浓度。

3）杀菌曲线（KCs）实验：将所试菌液约 10^5 菌落计数单位（CFU/ml）与抗菌药物混合，定量取样于平皿培养基，孵育后计算其活菌数，并绘制出时间-杀菌曲线。实验应设空白对照管与已知药物对照试验。

4）培养条件对 MIC 的影响

① pH 值的影响：调整培养基的 pH，测定药物对所试细菌（临床常见致病菌）1～2 株 MIC 的影响。

② 细菌接种量的影响：在其他条件不变时改变细菌接种量，比较不同菌量对 MIC 值的影响。

③ 血清蛋白结合的影响：如采用 25％、50％、75％等不同的血清浓度与不含血清的培养基观察血清含量对 MIC 的影响。

2. 体内抗菌试验　在体外实验中呈现抗菌作用的药物还可能由于毒性大或体内过程、代谢动力学等原因，在体内未能体现抗菌效果，因此尚需进一步了解其对感染动物是否有效。体内实验不仅测定敏感性，还包括影响新药治疗的其他变化因素，如宿主反应、药物到达感染部位的能力、药物的灭活情况等。如果在体内也有效，且毒性不大，才有可能过渡到临床。

(1) 动物选择：选用有合格证健康小鼠，体重 18～22g，雌雄各半，随机分组，每组动物至少 10 只。

(2) 感染菌种：根据所试药物的抗菌作用特点选择不同菌株进行试验。常用致病菌如金黄色葡萄球菌、肺炎链球菌、大肠杆菌、克氏肺炎杆菌、变形杆菌、痢疾杆菌、伤寒杆菌、绿脓杆菌等。试验广谱抗生素时感染菌株应包括金黄色葡萄球菌与革兰阴性菌各 1～2 种。创新药革兰阳性菌与阴性菌均需做 2 种以上，每一种菌 2 株以上，并包括有临床分离的致病菌。

(3) 感染菌量及感染途径

1) 感染菌量：感染前需先测出所试菌株的最小致死量（MLD，即能引起 80％～100％动物死亡的菌液浓度）作为感染菌量。

2) 感染途径：菌源液用 5％胃膜素（或干酵母）稀释至所需浓度，经腹腔或尾静脉注射相当于 100％致死量的菌液感染小鼠。

(4) 实验方法：将小鼠随机分组，不少于 5 组，每组 10 只。一般于感染后即刻与 6h 后以口服、静注或皮下注射等方法给药。注意观察动物反应，连续 7 天，记录动物死亡数，计算半数有效量（ED_{50}）及 95％可信限。实验必须设不给药对照组与已知同类药物阳性对照组。

实验 69　药物的体外抗菌实验

【目的】　学习测定抗菌药物抑菌实验的试管二倍稀释法及纸片法。

【材料】　灭菌小试管　试管架　吸管　棉花　眼科镊　直尺　恒温箱
10^{-4}金葡菌 209P 菌液　MH 培养基　MH 琼脂培养基平板　青霉素 G 钠　含青霉素 G 钠、头孢呋新、硫酸庆大霉素、硫酸阿米卡星、诺氟沙星的药敏试验纸片

【方法】

1. 试管二倍稀释法　取灭菌小试管 10 支，分别加入 MH 培养基 0.5ml。用吸管吸取新鲜配制的 40U/ml 青霉素 G 钠溶液 0.5ml 于第一管，并反复吹吸。从第一管吸出 0.5ml 放入第二管，同样吹匀后吸出 0.5ml 放入第三管。依此法逐管进行稀释至第九管，弃去 0.5ml。第十管不加药液作为对照管。

各管加入 0.5ml 新鲜配制的 10^{-4}金葡菌 209P 菌液，放入 37℃孵箱内孵育。24h 后取出观察细菌生长情况。细菌不生长的最小浓度即为青霉素对金葡菌的 MIC。

2. 纸片法　以无菌小棉签蘸取金葡菌液，然后将其在管壁上旋转几周挤去多余的接种液后，用棉签在 MH 琼脂培养基平板的全部干燥表面划线接种，重复三次。每次平板旋转

60°,保证接种液均匀分布。接种后 15min 内尽快放上各种抗菌药的药敏试验纸片。用无菌小镊子夹取含药纸片,放到平板上的不同区域,微压纸片使其与琼脂表面完全接触。一旦纸片放到平板表面,就不能移动。为了位置间隔准确,最好事先在皿底用记号笔做上记号。150mm 的平板可容纳 12 张纸片。9 张纸片置于距平板外周边缘 25mm 处,3 张置于中间,纸片间相距 15～20mm。

将贴好纸片的平板于 37℃培养 18h,观察纸片周围有无抑菌圈,并测量抑菌圈的直径,比较各药的抗菌效力。

【注意事项】

1. 实验中所用试管、吸管、棉签、小镊子、纸片及各种药液配制均应无菌,并按微生物实验常规进行操作。

2. 药敏试验纸片为中国药品生物制品检定所制备,应夹于称量用纸中并保存于－20℃干燥器内。

3. 琼脂平板的厚度可影响抑菌圈的大小,一般为 2～3mm。

【报告要点】

1. 试管二倍稀释法

管　号	1	2	3	4	5	6	7	8	9	10
稀释倍数	1	1/2	1/4	1/8	1/16	1/32	1/64	1/128	1/256	0
稀释浓度	10	5	2.5	1.25	0.625	0.313	0.16	0.08	0.04	—
有无混浊										

2. 纸片法

药　物	含　量	抑菌圈直径(mm)
青霉素 G 钠		
庆大霉素		
阿米卡星		
头孢呋新		
诺氟沙星		

【讨论题】　比较青霉素 G 钠、庆大霉素、阿米卡星、头孢呋新、诺氟沙星在体外抑菌的强弱,体外筛试具有抗菌作用的药物能否直接应用于临床? 为什么?

附：MH 培养基及 MH 培养基琼脂平板的制备法

近年来 MH(Mueller-Hinton)培养基为各种体外试验所广泛采用,其组成如下:

牛肉粉	300.0g
水解酪蛋白	17.5g
可溶性淀粉	1.5g

蒸馏水加至 1000ml,pH 调至 7.4 ± 0.2

按上述配方配成的培养基每升约含 Ca^{2+} 50mg、Mg^{2+} 25mg;若加入琼脂 17g,则为 MH 琼脂平板培养基。

按上述配比称取各试剂于烧杯内,加入蒸馏水加热溶解,调整 pH 值,使高压灭菌后的 pH 为 7.4,加蒸馏水至所需体积,放于三角烧瓶内,用棉塞塞好,以 15~20 磅压力灭菌 20min,趁热倒入预先灭菌过的培养皿内,平放冷却,即为 MH 培养基琼脂平板。

实验 70　药物的体内抗菌实验

【目的】　了解细菌感染实验治疗方法的基本过程,并观察青霉素的体内抗菌作用及 ED_{50} 的测定。

【材料】　小白鼠 30 只(18~22g)

注射器(1ml)　小试管　试管架

MH 培养基　金葡菌液　5%胃膜素悬液　青霉素 G 钠　2.5%碘酊　70%乙醇　5% 石炭酸溶液

【方法】

1. 制备菌液　将保存的金葡菌接种于 MH 培养基中,于 37℃培养 16~18h。用平皿表面计数法(附 1)测定实验感染用的活菌数(如条件一致,则不必每次测定)。将上述菌液用生理盐水以 10 倍顺序稀释为 10^{-1}、10^{-2}、10^{-3}……不同浓度菌液;再取此不同浓度的菌液 1ml 加 5%胃膜素悬液(附 2)9ml,即制成浓度为 10^{-2}、10^{-3}、10^{-4}……的菌悬液。

2. 预试　将不同浓度的菌悬液分别腹腔注射于 3~5 只小鼠,每只 0.5ml,观察其死亡情况。正式实验时选用最小致死量,即感染后引起小鼠 80%~100%死亡的菌液浓度进行感染。常用病菌的参考用量见本实验附 3。

肺炎球菌和链球菌的腹腔感染可不用胃膜素稀释,而是将在血清 MH 培养基中培养 16~18h 的菌液腹腔注射 0.2~0.5ml,观察 24~48h 动物死亡情况。

3. 实验治疗　取 18~22g 的小鼠 30 只,雌雄均可,雌者须无孕。按性别、体重随机分为 6 组,每组 5 只。用预试中选定并适当稀释的菌悬液,每鼠腹腔注射 0.1ml,以感染各组小鼠。第 1、5 组于感染的同时及感染后 6h 肌内注射不同剂量青霉素,剂量分别为 20 万 U/kg 体重、14 万 U/kg 体重、9.8 万 U/kg 体重、6.9 万 U/kg 体重、4.8 万 U/kg 体重(亦可于实验前根据细菌敏感情况调整用量)。连续观察 2~3 天,记录各组小鼠死亡情况。

【注意事项】

1. 本实验须按微生物实验中处理感染动物之常规进行,严防菌液污染。

2. 实验结束后,应将全部接种过菌液的动物不论死活进行焚化或丢入置有 5%石炭酸溶液的缸内,用肥皂洗手后用碘酊及酒精擦手,以防传播疫病。

【报告要点】　实验结果填入下表,并计算该药的半数有效量(ED_{50})及 95%可信限,并根据其半数致死量计算治疗指数。

$$治疗指数=\frac{LD_{50}}{ED_{50}}$$

药物名称	剂量 （mg/kg）	对数剂量 X	动物数 （只）	死亡动物数 （只）	死亡百分率 （%）	ED$_{50}$与 95%可信限
受试药物						
对照药物						

附1：活菌数测定法

将培养基的菌悬液依 10 倍顺序稀释，使其浓度为 10^{-1}、10^{-2}、10^{-3}……10^{-8}（即以 9ml 无菌生理盐水加 1ml 菌悬液为 10^{-1}，依次类推）。选取适当浓度的菌悬液 0.1ml 放在 MH 琼脂平板培养基上，轻轻推开菌液，注意不要碰到平板边缘，以免影响计数。共作三个平皿，都放入 37℃孵箱，培养 18～20h 后计算菌落群数。平板玻璃盖可换为瓦盖（因瓦盖能吸水，可避免细菌在平板上繁殖成一片）。挑选平板上生长 30～300 个菌落的平板计数。一般取两个平板的平均数进行计算。根据细菌稀释浓度（一般为 10^{-4}、10^{-5}、10^{-6}、10^{-7}），算出每毫升菌液的活菌数。例如，10^{-6}两个平板上生长菌落数为 68、70 个，平均值为 69/0.1ml，即每毫升有活菌数 690×10^{6}/ml，即 6.9×10^{8}/ml。

附2：5%胃膜素悬液制备法

称取胃膜素 5g 放于研钵内，加少量生理盐水研磨，边研边加水，最后加至 100ml，于 10 磅加压 10min 灭菌即可。临用时调整其 pH 至中性。

附3：做小鼠体内保护实验时常用病菌的接种量

菌 株	感 染 浓 度	（胃膜素稀释后）	死 亡 时 间
金黄色葡萄球菌	10^{-2}	10^{-3}	24h 内
痢疾杆菌	10^{-1}	10^{-1}	24h 内
大肠杆菌	10^{-3}	10^{-4}	24h 内
变形杆菌	10^{-4}	10^{-5}	24～48h 内
绿脓杆菌	10^{-3}	10^{-4}	48～72h 内

【讨论题】

1. 抗菌药物的体内抗菌实验包括哪些基本步骤，应如何进行？
2. 治疗指数在新药临床前评价中有何意义？

二、抗寄生虫病药

抗寄生虫病药的筛试也有体外试验与体内试验两类方法。体外试验手续简便，如配合应用生理学和生物化学的观察法,还可揭示药物的作用机制。但其实验条件与体内环境差距较大,多数寄生虫不能在此种情况下长期正常存活,加药试验时常可出现假阳性与假阴性,因而其所获结果尚需用体内试验法来证实。体内试验需在人工接种(或自然感染)某些特殊寄生虫的动物身上进行,手续繁琐;但其实验条件接近于临床实际情况,多数动物寄生虫与人体寄生虫有对应关系,所得结果比较可靠,因而为新药研究者所重视。筛选各类抗寄生虫病药的具体方法将结合有关实验加以介绍。

实验 71　氯喹对鼠疟的实验治疗

【目的】　用感染鼠疟的小鼠作为病理模型,观察氯喹的药效,了解筛选控制疟疾症状用药的基本方法。

【材料】　小鼠(体重 18～22g)20 只

鼠疟原虫保种小鼠数只　显微镜　血细胞计数器　粗剪　眼科弯镊　载玻片　烧杯　量筒　注射器

吉姆萨(Giemsa)染液　0.05％盐酸氯喹溶液　0.1％肝素溶液　生理盐水　香柏油

【方法】

1. 接种疟原虫　取感染鼠疟原虫($Plasmodium\ berghei$)后 4～6 天的小鼠数只,断尾取血,涂薄血片,用吉姆萨法染色。在油镜下观察 1000 个红细胞,计数其中有疟原虫的红细胞数,求出各鼠的红细胞原虫感染率(％)。

选感染率高(10％～20％)的小白鼠作为种源,已消毒并吸有 0.1％肝素溶液 0.1ml 的注射器穿刺心脏取血,记录取血量。首先以红细胞计数法求出每 mm³ 血液内的红细胞数,根据此数及已求得之感染率计算出所取的血液中每 mm³ 内的感染红细胞数。然后用加有适量肝素的无菌生理盐水稀释至每毫升含 2500 万个感染红细胞的血液稀释液,给每只待试小鼠腹腔注射此液 0.2ml(即每鼠接种 500 万个感染红细胞)。

2. 实验治疗　在接种后 24h,将小鼠随机分为两组,每组 10 只。一组腹腔注射盐酸氯喹 0.1mg/10g(0.05％盐酸氯喹溶液 0.2ml/10g),每日 1 次,连续 2 天。另一组腹腔注射生理盐水 0.4ml/只,作为对照。

3. 疗效判断　停药 48h 后,将两组小鼠断尾取血,涂薄血片,染色后在油镜下观察计数 1000 个红细胞中感染原虫的红细胞数,算出每只小鼠的红细胞感染率,然后按照下式算出所用药物对疟原虫的抑制率:

$$对疟原虫的抑制率(\%) = \frac{C-T}{C} \times 100\%$$

式中:C 为对照组各鼠红细胞感染率的平均值;T 为给药组各鼠红细胞感染率的平均值。

【注意事项】

1. 小鼠经血液接种疟原虫后,如未经治疗,一般在 10 天左右后死亡,故本实验应在规定时间内完成。

2. 试验新药时给药剂量不宜过大,否则易致小鼠中毒死亡。最好先通过预试得出小鼠对新药的最大耐受量。

3. 自保种鼠取血时须注意防止凝血,应使用足量之抗凝剂。自取血至稀释的时间间隔也不宜过长。

4. 血涂片要求血细胞相连而不重叠,分布均匀,便于镜检及准确计数。

【报告要点】　简要记述实验步骤,准确计算及记录各项数据(红细胞计数、感染率、接种感染红细胞数、给药剂量、治疗组与对照组红细胞感染率的平均值、药物对疟原虫的抑制率等),分析实验结果并作出结论。

附：吉姆萨(Giemsa)血片染色法

1. 吉姆萨染色液的成分　　吉姆萨染料 0.5g,中性甘油(化学纯)25ml,甲醇(分析纯)25ml。

2. 配制法　　将吉姆萨染料 0.5g 放入研钵,先加少量甘油充分研磨,然后边加边磨至甘油加完为止,倒入 60ml 有色玻塞瓶中。在研钵中加入少量甲醇,洗下甘油溶液,倒入瓶内,再多次用甲醇洗研钵,至用完 25ml 甲醇并洗清研钵中甘油溶液为止。瓶子加塞后充分摇匀,在50~60℃水浴中放置 2h(并不时摇匀),即成储备液。临用时取储备液 5~7ml,加中性生理盐水至 100ml,即为应用液。

3. 使用方法　　染色时,先将血片凉干,用甲醇固定 30s,然后在染色缸中用染色应用液浸染 0.5~1h,用水冲洗,凉干后即可用油镜观察。

三、抗肿瘤药

本章简介目前国内外广泛使用的抗肿瘤药物研究方法。

1. 体外法　　主要以人或动物肿瘤细胞的短期和长期培养作为筛选系统,来观察药物的抗肿瘤作用。体外法具有方法简便、用药量少、判断结果快、能大量筛选等优点。缺点是脱离了机体的整体性,不能反映出药效、毒性和机体代谢各方面之间的相互关系,常有假阳性和假阴性,所以体外试验必须配合体内试验。体外试验的主要方法如下:

(1) 染料排斥法:动物的腹水癌细胞稀释液加药以后,被杀死的癌细胞因膜的通透性改变,可被台盼蓝染色,活的癌细胞则否。可在显微镜下进行鉴别计数。

(2) MTT 法:肿瘤细胞增殖代谢过程中,其线粒体内的脱氢酶可将与之共同培养的黄色的四甲基偶氮唑盐(3-4,5-dimethyl-thiazol-2,5-diphenyl-tetrazolium,MTT)还原为蓝紫色的甲䐶(formazan),而死细胞则无此功能。本法对受到一定程度抑制、细胞形态尚存,但脱氢酶活性已下降的细胞即可有所反映,因而更为灵敏。

(3) 直接计数法:用 KB 细胞、Hela 细胞、K562 等肿瘤细胞株,在同等细胞浓度下,加入不同浓度的试验药物,经一定时间培养后计数存活细胞数并与对照组细胞数相比较。本法尚可同时观察细胞形态变化等。

此外,尚有用组织呼吸仪测定药物对肿瘤细胞需氧代谢的影响,以及同位素掺入法、干细胞克隆形成法等体外方法,均各有一定的优点和限制。

2. 体内法　　常用动物的移植肿瘤作为病理模型,来进行抗肿瘤药物的筛选。这些模型也有其局限性,主要是不能很好地反映人体肿瘤的许多特点。但目前用于临床的抗肿瘤药多数通过这一途径获得,因而在现阶段仍不失为筛选抗肿瘤药物的主要方法。

常用的动物移植肿瘤及其特点见下表。

表　常用的动物移植肿瘤及其特点

肿瘤名称及其类型	代　号	取种时间（天）	接种量（ml）	接种途径	荷瘤动物寿命（天）	备　注
小鼠艾氏腹水癌	ECA	6～8	0.2	ip	8～30	腹腔接种癌细胞不少于1 000万/ml
小鼠腹水型肝癌	HEPA	6～8	0.2	ip	8～30	
小鼠肉瘤180	S_{180}	10～12	0.2	sc	18～49	皮下接种瘤块或1∶3匀浆
大鼠瓦克癌肉瘤	W_{256}	5～7	0.2～0.4	sc 或 im	14～70	
白血病615	L_{615}	5～6	0.1	胸部 sc	约7天	1/4脾脏+5ml盐水制成匀浆
小鼠白血病	L_{1210}	6～7	0.1	ip	9～14	1ml中含10^5个癌细胞
淋巴白血病	P_{388}	6～7	0.1	ip	9～17	

　　表中前三种肿瘤可用昆明种小鼠。大鼠瓦克癌肉瘤可用 Wistar 大白鼠。白血病615是小鼠网织细胞白血病（L_{615}）应用纯种615小鼠。L_{1210} 和 P_{388} 应用纯种 D8-A/2 或 CDF_1 或 BDF_1 小鼠。

　　目前常用的动物实验瘤株可分腹水癌、肉瘤及白血病三类。腹水癌以小鼠艾（Ebrlich）氏腹水癌为最常用，目前小鼠腹水型肝癌也颇多用。它们对各类药物均较敏感，常用于初筛。肉瘤以小鼠肉瘤（sarcoma 180）为最常用，对烷化剂和抗肿瘤抗生素都比较敏感，但对抗代谢药及中草药的敏感性较差。瓦克癌肉瘤对药物敏感性一般较 S_{180} 要好，实验期也较 S_{180} 短，表中三种白血病对药物均敏感，且生长快，但宿主动物生活力低，不易繁殖，因而价格贵。各实验室应视其具体条件选用，初筛时宜选癌与肉瘤各一株，有条件时再增加白血病一株。

　　美国国立癌症研究所将药物筛选分为三阶段进行。初筛用 P_{388} 和 KB 细胞；二筛用 L_{1210}、B_{16} 黑色素瘤、M-5076 网状细胞肉瘤等；然后用乳腺癌、结肠癌、肺癌等人癌异种移植物在裸鼠（nude mice）上进行试验。其结果经讨论后决定是否有必要做进一步研究。

实验72　氟尿嘧啶对小鼠肉瘤 S_{180} 的实验治疗

【目的】　学习药物对实体型肿瘤的实验治疗方法，认识氟尿嘧啶的抗肿瘤活性。

【材料】　小鼠（18～22g）20只　生长10～12天的 S_{180} 瘤源小鼠
　组织匀浆器　解剖剪　弯眼科镊　培养皿　注射器　烧杯　棉球（上述器材使用前均经15磅30min蒸汽灭菌，置无菌橱中备用）　搪瓷盘　蜡盘　小天平
　0.25%氟尿嘧啶溶液　灭菌生理盐水　碘酒　70%酒精

【方法】

1. 制备供接种用的肿瘤细胞悬液　将已接种并饲养10～12天的 S_{180} 瘤源小鼠拉断脊

椎处死,腹面向上固定于蜡盘上。依次以碘酒、酒精消毒肿瘤部位及其周围皮肤。于灭菌室或无菌罩内(均应事先用紫外灯消毒 30min)以无菌操作要求剖取肿瘤。正常肿瘤组织呈粉红色,略有弹性,含丰富血管。瘤块中心常有坏死,坏死组织呈灰白色,质地松脆。用消毒手术剪剪取呈粉红色之良好肿瘤组织,放入灭菌培养皿中,加入适量灭菌生理盐水洗去血污。

将已称重的肿瘤组织剪碎,按每克肿瘤组织 3ml 的比例加入灭菌生理盐水,于组织匀浆器中小心研磨,制成均一的细胞悬液,加盖置冰箱中保存备用。合格悬液应呈粉红色,若红色较深,表示带入血液过多,质量不佳。

2. 接种小鼠　接种时以左手抓住小鼠的头背部,用碘酒、酒精消毒右前肢腋下部位皮肤后,右手持已吸取肿瘤细胞悬液的注射器,刺入腋下皮下组织(刺入后可轻轻摆动针头以验证是否在皮下部位),注入悬液 0.2ml。每次吸取悬液前应先摇匀。接种操作力求准确敏捷,在较短时间内将全部小白鼠接种完毕。

3. 分组给药　接种 24h 后将小鼠编号,并随机分为两组,对照组与试验组各 10 只。试验组各鼠腹腔注射氟尿嘧啶 0.25mg/10g(0.25%溶液 0.1ml/10g),每天 1 次,连续 10~14 天。对照组各鼠以相同途径给予相应量的生理盐水。给药期间注意观察小鼠有无排稀便、拒食等现象。如有异常,体重下降过多,甚至发生死亡,表明给药量偏大,应减量给药或暂停给药。给药剂量应以疗程结束时动物的体重下降不超过 15% 为宜。实验期间对照组动物的死亡率不应超过 20%。

4. 结果观察与疗效评价　疗程结束后之次日,将两组小鼠逐个称体重,拉断脊椎处死,分别排列于蜡盘中。逐只剖取肿瘤,称记瘤重,并检查肿瘤有无坏死、感染等情况。如对照组小鼠的平均瘤重大于 1g,或 80% 以上小鼠的瘤重大于 0.4g,表示该次实验肿瘤生长正常,可以算药物的肿瘤抑制率;否则实验结果就失去意义。

$$肿瘤抑制率（\%）=\frac{C-T}{C}\times 100\%$$

式中:C 为对照组平均瘤重,T 为试验组平均瘤重。

所试药物的抑制率大于 30%,经统计学处理两组的平均瘤重有显著差异,经 3 次试验证明有效者,可以评定该药对所试肿瘤有一定疗效。

【注意事项】

1. 接种肿瘤的全过程应注意严格消毒及无菌操作,以免因感染而干扰肿瘤生长。

2. 剥取瘤块时不要带上周围正常组织及血块,以便准确称重。

3. 正式试验药物的抗肿瘤活性时,供试品应有几个剂量组,并设阴性对照组与阳性对照组。

【报告要点】

组别	药物剂量和疗程	动物数		平均体重		瘤重 $(\overline{X}\pm SD)$	抑制率 (%)	P 值
		开始	结束	开始	结束			
试验组								
对照组								

【讨论题】

1. 给荷瘤动物用药时,应按什么原则确定给药剂量和给药途径? 在给药期间须注意哪些问题？

2. 肿瘤动物试验治疗结束时应进行哪些项目的观察？各有何意义？

实验 73　甲氨蝶呤对小鼠肝癌 H₂₂ 的实验治疗

【目的】　学习药物对腹水型肿瘤的实验治疗方法，了解甲氨蝶呤的抗肿瘤活性。

【材料】　小鼠(18～22g)20 只　接种 6～8 天的 H₂₂ 瘤源小鼠

解剖剪　镊子　具盖小瓶　小烧杯　量筒　注射器　注射针头　灌胃针头(以上器材须预先灭菌)　搪瓷盘　天平

120μg/ml 甲氨蝶呤混悬液　灭菌生理盐水　碘酒　70％酒精

【方法】

1. 接种　取接种 6～8 天的瘤源小鼠，颈椎脱臼致死，消毒后剪开并剥去皮肤，用无菌注射器穿过腹壁肌层抽取腹水，放入无菌小瓶。质量良好的腹水应呈乳白色。如血色太重，则表明已生长过时。按 1∶2～1∶4 加入无菌生理盐水，将腹水加以稀释(或通过癌细胞计数，将腹水稀释成 2500 万个细胞/ml 的悬液)。按无菌操作要求，给每鼠腹腔注射腹水稀释液 0.2ml。整个操作过程须在 1h 内完成。

2. 分组给药　接种 24h 后，将小鼠随机分为两组，对照组与试验组各 10 只。试验组各鼠灌胃甲氨蝶呤 12μg/10g(120μg/ml 混悬液 0.1ml/10g)，每天 1 次，连续 7 天。对照组各鼠以相同途径给予相应量的生理盐水。给药剂量以疗程结束时动物的体重下降不超过 15％为度。

3. 结果观察与疗效评价　接种后逐日检查动物情况，记录死亡时间，计算生存天数。如对照组内 20％动物存活超过 4 周，说明腹水癌生长不良，实验作废。在接种后 30 天或 60 天，按以下公式计算生命延长率：

$$生命延长率(\%) = \frac{T - C}{C} \times 100\%$$

式中：C 为对照组平均生存天数，T 为试验组平均生存天数。

如试验组动物生存超过 60 天，以长期存活论。计算长期存活率或长期存活动物数。非腹腔内给药时生命延长率大于 30％，腹腔内给药时生命延长率大于 50％，经统计学处理两组的生存天数有显著差异，3 次试验证明有效者，可评定该药对所试肿瘤有一定疗效。

【注章事项】

1. 在接种肿瘤的全过程，注意严格消毒及无菌操作。

2. 在正式试验时，供试品应有几个剂量组，并设阴性与阳性对照组。

3. 本法也适用于艾氏腹水癌的实验治疗。

【报告要点】

组　别	药物、剂量和疗程	动物数		平均体重		生存天数 $(\overline{X} \pm SD)$	生命延长率(％)	P 值
		开始	结束	开始	结束			
试验组								
对照组								

【讨论题】

1. 腹水型肿瘤与实体型肿瘤的实验治疗方法有何异同？
2. 在实验治疗过程中，药物的抗肿瘤活性是如何认定的？

实验 74　顺氯铵铂对体外培养肿瘤细胞的影响

【目的】　熟悉 MTT 法体外抗肿瘤试验，该法常用于抗肿瘤药的初筛。

【原理】　本法于 1983 年由 Mosmann 首次报道，80 年代后期引入我国。当黄色的四甲基偶氮唑盐（MTT）与肿瘤细胞共同培养时，细胞内线粒体中的还原酶能将其还原为蓝紫色的甲臜产物，后者沉积于细胞内外，经酸化异丙醇溶出后可用比色法定量。由于甲臜的生成量与细胞的活力呈正比，因而本法可用以测试细胞的活力状态。

【材料】　人红白细胞 K562 细胞系

96 孔细胞培养板　移液器　血细胞计数板　显微镜　二氧化碳培养箱　超净工作台　酶联免疫检测仪

RPMI 1640 培养基　小牛血清　青霉素 G　链霉素　含 0.04mol/L HCl 的异丙醇 0.1% MTT 溶液　顺氯铵铂储备液（10^{-3}mol/L）

【方法】

1. 培养液与供试液的准备　在 RPMI 1640 培养基中添加小牛血清（0.1ml/ml）、青霉素 G（100U/ml）、链霉素（100μg/ml），作为肿瘤细胞的培养液。以顺氯铵铂储备液用细胞培养液配制 10^{-4}mol/L、10^{-5}mol/L 和 10^{-6}mol/L 三档浓度的供试液。

2. 细胞悬液的准备　以无菌操作将 K562 细胞混匀，用移液器吸取少量，滴加在血细胞计数板上，按白细胞计数法进行计数，并算出每毫升悬液中的细胞数，再加适量培养液将细胞密度调整至 5×10^{-4}/ml，以备应用。

3. 用定量移液器在培养板的每孔加 5×10^{-4}/ml 的细胞悬液 180μl。再在各试验孔加各档浓度的顺氯铵钠供试液 20μl，在对照孔加培养液 20μl。每种浓度药液及无药培养液都做 3 个平行孔。混匀后将培养板置二氧化碳培养箱中培养 48h（可根据需要缩短或延长）。

4. MTT 试验　到达预定培养时间后，在培养板的试验孔与对照孔各加 0.1% MTT 溶液 50μl（50μg），放回培养箱继续培养 4h。然后将培养板倾倒于吸水纸上以吸干培养液。此时，如将培养板置于倒置显微镜下，便可在孔底见到肿瘤细胞及由 MTT 转化形成的甲臜结晶。在已倾去培养液的每个孔内各加含 0.04mol/L HCl 的异丙醇 100μl，放置 15～20min 以待甲臜结晶溶解。孔内液体呈蓝紫色后，用酶联免疫检测仪在波长 570nm 处逐一测定培养孔内液体的吸收度（A）。A 值愈大，表明细胞生长愈旺盛。对照孔的 A 值一般在 0.5 之上。

5. 按下式计算药物的抑制百分率：

$$抑制百分率(\%)=\frac{C-T}{C}\times100\%$$

式中：C 为无药对照孔吸收度的均值，T 为加药孔吸收度的均值。

在获得多档药物浓度的抑制作用结果后，可以抑制百分率为纵坐标，药物浓度的对数为横坐标,绘出药物浓度与抑瘤率的相关线,再从该线推算出药物的半数抑制浓度(IC_{50})。

【注意事项】

1. 细胞培养须严格按无菌操作要求进行。培养箱中的二氧化碳浓度应保持稳定。

2. 有条件时也可在培养孔中加酸性异丙醇后将培养板置平板振荡器上振荡,以助甲臜结晶溶解。

【报告要点】

药物名称及溶液浓度(mol/L)	抑瘤率(%)			$\overline{X} \pm SD$
	1	2	3	

【讨论题】 抗肿瘤药的体外试验法有哪些优、缺点和实际应用价值?

第九节　影响免疫功能药物的实验

机体由免疫系统识别和排除抗原性异物,以维持体内环境稳定和生理功能平衡。然而,复杂的免疫应答过程对机体具有两重性,通常对机体是有利的;但在某些条件下也可呈现有害的结果。影响免疫功能药物通过作用于免疫过程的不同环节,治疗病理性免疫所导致的某些疾病。下文根据药物作用所涉及的免疫过程主要环节,将影响免疫功能药物的实验方法分三类作一概述。

1. 非特异性免疫功能测定法　免疫器官重量法简便易行。摘取小鼠胸腺和脾脏,称重后换算为胸腺指数和脾指数,可直接观察到药物对免疫器官的影响。通过小鼠碳粒廓清实验(体内法)、小鼠腹腔巨噬细胞吞噬鸡红细胞实验(半体内法)和巨噬细胞吞噬发光实验(体外法),可以观察药物对单核巨噬细胞吞噬功能的影响。测定溶菌酶含量和白细胞介素-1活力,能够了解药物作用下巨噬细胞分泌功能的变化。

2. 特异性体液免疫功能测定法　循环抗体数量和抗体分泌细胞数量是反映机体特异性体液免疫功能的重要指标。血清凝集素测定法和血清溶血素测定法,通过血球凝集程度和溶血过程中释放的血红蛋白量变化,检测药物对致敏动物循环抗体水平的影响。溶血空斑实验则可以反映出药物对抗体分泌细胞数量的影响,该法特异性高,筛选力强。反应条件由液相介质代替溶血空斑半固体介质的定量溶血分光光度法,不仅反映抗体分泌细胞的数量,而且提示其合成抗体的能力,较溶血空斑法精确而操作简便。

3. 特异性细胞免疫功能测定法　通过形态学方法和同位素标记测定法观察药物对淋巴细胞转化功能的影响,已被广泛应用于免疫增强药和免疫抑制药的筛选研究中。近年来采用的四甲基偶氮唑盐(MTT)比色法,具有与 ^3H - TdR 掺入法结果平行相关而又无需应用放射性同位素的优点。迟发型超敏反应除用于观察药物对细胞免疫的作用之外,还常被用来制备细胞免疫功能增高和低下模型。T 淋巴细胞亚群的检测方法可采用茶碱法,单克隆抗体间接免疫荧光法具有特异性高、重复性好的特点。测定白细胞介素-2 的变化可以反映药物对辅助性 T 细胞活性的影响。

　　筛选影响免疫功能的药物时,不仅需选用正常动物,还应选用一种以上免疫功能异常的动物模型,以评价药物作用。由于药物对免疫系统的作用受剂量、给药时间和机体状态的影响,故实验中应尽可能采用纯系动物以减少个体差异,选择已知药物的适宜剂量和给药时间制备免疫功能增高或低下模型。筛选实验应采用涉及免疫过程主要环节的多种方法和测定指标,至少包括非特异性免疫功能、体液免疫功能和细胞免疫功能各有一项的测定指标,以便综合评定药效。

实验 75　糖皮质激素对单核巨噬细胞吞噬功能的影响(小鼠碳粒廓清法)

　　【目的】　学习小鼠碳粒廓清法,观察可的松对单核巨噬细胞吞噬功能的影响。

　　【原理】　一定大小的颗粒状异物(如印度墨汁等),静脉注射入血液后,迅速被单核吞噬细胞所清除,故恒定异物量时,其在血流中的消除速率可反映单核巨噬细胞的吞噬功能。血中碳粒浓度对数值与时间呈直线关系,该直线斜率 K 可表示吞噬速率(或称廓清指数)。

　　因动物肝、脾重量可影响 K 值,故可换算为吞噬指数 α。

　　【材料】　小鼠 2 只(编号)

试管　采血吸管　吸管　注射器　小鼠固定器　鼠笼　天平　剪刀　镊子　分光光度计

1% 醋酸可的松溶液　生理盐水　0.1% Na_2CO_3 溶液　1∶5 稀释的印度墨汁

　　【方法】

　　1. 实验前 4 天,取体重 18～22g 的小鼠 2 只,标记,称重。给甲鼠腹腔注射醋酸可的松100mg/kg(1% 溶液 0.1ml/10g),乙鼠腹腔注射生理盐水 0.1ml/10g,每日 1 次,连续 3 日。

　　2. 实验当天(即末次给药后 24h),给每只鼠尾静脉注射 1∶5 稀释的印度墨汁 0.1ml/10g,并记时。注射印度墨汁后 1min 和 5min 用采血吸管(预先用肝素溶液湿润)分别从眶后静脉丛取血 20μl,加入盛有 0.1% Na_2CO_3 溶液 2ml 的试管内,摇匀。在 680nm 波长下比色,记录吸收度(A)值(旧称光密度 OD)。最后将小鼠颈椎脱臼处死,取肝、脾,用滤纸吸干后称重。

　　1. 按下列公式计算廓清指数和吞噬指数 α:

$$K = \frac{\lg A_1 - \lg A_2}{t_2 - t_1}$$

$$\alpha = \sqrt[3]{K} \cdot \frac{W}{W_{LS}}$$

式中:A_1、A_2 为血样吸收度值,t_1、t_2 为采血时间,W 为体重,W_{LS} 为肝脾合重。

　　【注意事项】

　　1. 印度墨汁临用前用生理盐水稀释 5 倍,经超声处理后,3000r/min 离心 15min,弃去沉淀物后供用,以免凝聚的碳粒阻塞毛细血管,引起动物猝死。

　　2. 经尾静脉注射的印度墨汁量必须准确。

3. 采血时间也可于注射印度墨汁后 2min 和 20min 进行,但必须准确无误。

【报告要点】

鼠(编号)	药　物	剂量与途径	廓清指数(K)	吞噬指数(α)
1				
2				

综合各实验小组的结果,对两组小鼠的廓清指数和吞噬指数差异进行统计学处理。

【讨论】 糖皮质激素对免疫过程的哪些环节有作用? 本实验结果说明什么问题?

实验 76　环磷酰胺对小鼠血清抗体形成的影响

【目的】 学习血清中溶血素的分光光度测定法,观察环磷酰胺对血清溶血素形成的影响。

【原理】 经绵羊红细胞(SRBC)免疫后的动物,其淋巴细胞可产生抗 SRBC 抗体-溶血素,并释放至外周血。溶血素与 SRBC 一起体外温育,在补体参与下可以发生溶血反应。溶血产生的全部血红蛋白与 Drabkin 试剂反应,变成氰化血红蛋白,可以检测出免疫动物血清溶血素的含量。

【材料】 小鼠 2 只(编号)

试管　试管架　吸管　长针　注射器　天平　恒温水浴　冰浴　离心机　分光光度计

0.1%环磷酰胺溶液　生理盐水　Alsever 溶液(葡萄糖 2.05g,氯化钠 0.42g,柠檬酸钠 0.80g,蒸馏水 100ml,无菌过滤(G5 漏斗)或 8 磅压力 10min 灭菌后备用)　Drabkin 试剂(碳酸氢钠 1.0g,氰化钾 0.05g,高铁氰化钾 0.2g,蒸馏水 1000ml)。

3:5(V/V)SRBC 悬液　无菌条件下自健康成年绵羊外颈静脉取血,置于有玻璃珠的三角瓶中,摇动 10min 以除去纤维蛋白,加入 2 倍量的 Alsever 溶液,混匀,置 4℃冰箱备用,保存期不超过 2 周。临用前用生理盐水洗涤 3 次,前两次 1500r/min 离心 5min,弃上清液,最后经 2000r/min 离心 10min 得压积红细胞。按 3:5(V/V)以生理盐水稀释即得所需 SRBC悬液。

补体　将新鲜豚鼠血清按 10:1(V/V)加入压积 SRBC 中,于 4℃放置 30min,经常振荡,2000r/min 离心 10min,吸取上清液,用生理盐水 1:10 稀释即得。原血清可置-20℃以下备用。

【方法】

1. 给药与免疫　取体重 20g 左右的小鼠 2 只,标记,称重。甲鼠皮下注射环磷酰胺 20mg/kg(0.1%溶液 0.2ml/10g),乙鼠皮下注射生理盐水 0.2ml/10g。30min 后,给每只鼠腹腔注射 3:5(V/V)SRBC 悬液 0.2ml 进行免疫。

2. 制备血清样品　免疫 4 天后,摘除两鼠眼球。将血液分别滴集于 2 支小试管内,室温下放置 1h,用长针将凝固的血块与管壁划开,使血清充分渗出。以 2000r/min 离心 10min,取上层血清,用生理盐水稀释 500 倍。

3. 溶血反应　取 2 支试管,分别加入已稀释好的两鼠血清样品各 1ml,再逐支加入 3∶5 SRBC 悬液 0.5ml,冰浴中冷却试管,向每管内加入补体 1ml。将试管移至 37℃ 恒温水浴中,保温 10min,随即置入冰浴中以终止反应。以 2000r/min 离心 10min,取上清液供比色测定用。

另取 1 支试管,加入生理盐水 1ml 代替血清样品,其他操作与上述相同。该试管作为空白对照管供比色测定用。

4. 比色测定

(1) 测定样品的吸收度值:分别取上述上清液 1ml 置入试管中,加入 Drabkin 试剂 3ml,充分摇匀,放置 10min 后,于 540nm 波长下比色,记录吸收度值。

(2) 测定 SRBC 半数溶血时的吸收度值:取 3∶5 SRBC 悬液 0.25ml,加 Drabkin 试剂稀释至 4ml,摇匀,放置 10min,于 540nm 比色,即得本实验中所用 SRBC 半数溶血时的吸收度值。

5. 计算结果

按下式计算样品半数溶血值(HC_{50}):

$$HC_{50} = \frac{样品的吸收度值}{SRBC\ 半数溶血时的吸收度值} \times 稀释倍数$$

汇集各实验小组的结果,计算两组小鼠的平均 HC_{50} 值,进行 t 检验以判断差异的显著性。

【注意事项】

1. 溶血反应时,应严格控制试管在恒温水浴中的保温时间。

2. 小鼠血清的稀释和吸取量必须准确。

3. 制备补体时,豚鼠血清一定要经 SRBC 吸收,以消除非特异性溶血。

【报告要点】

组　别	药　物	剂量与途径	本组 HC_{50}	全实验室 HC_{50} ($\overline{X} \pm SD$)	平均 HC_{50} 差异的显著性

【讨论题】　根据本次实验结果,初步分析环磷酰胺的相应作用原理。

实验 77　糖皮质激素对迟发型超敏反应的影响

【目的】　观察地塞米松对二硝基氟苯诱导的迟发型超敏反应的抑制作用。

【原理】　依赖 T 细胞的迟发型超敏反应,是致敏机体在抗原攻击 24～48h 后发生的组织损伤。半抗原二硝基氟苯(DNFB)的稀释液被涂于小鼠腹壁皮肤后,可与皮肤蛋白结合形成完全抗原,从而刺激 T 淋巴细胞增殖为致敏淋巴细胞。机体致敏 4～7 天后,再次将 DNFB 涂抹于皮肤,则抗原攻击部位出现迟发型炎症反应。高峰期测定组织肿胀度可代表迟发型超敏反应强度。

【材料】 小鼠 2 只

注射器　天平　鼠笼　剃毛刀片　打孔器　电子天平　微量注射器

0.2％地塞米松磷酸钠溶液　生理盐水　1％ DNFB 溶液　1∶1 丙酮麻油溶液

【方法】

1. 给药与致敏　取体重 20g 左右的小鼠 2 只,标记,称重。给甲鼠肌内注射地塞米松磷酸钠 8mg/kg(0.2％溶液 0.04ml/10g),乙鼠肌内注射生理盐水 0.04ml/10g。给药次日,用剃毛刀片将每鼠腹部去毛,范围约 3cm×3cm。用微量注射器取 1％ DNFB 溶液 50μl,均匀涂抹在剃毛区内致敏。

2. 抗原攻击　致敏后第 5 天,将 1％ DNFB 溶液 10μl 均匀涂抹于每鼠右耳(两面)进行攻击。每鼠左耳则均匀涂抹 1∶1 丙酮麻油溶液 10μl 作为对照。

3. 反应强度测定　抗原攻击 24h 后,将小鼠颈椎脱臼处死,沿耳廓基线剪下左右耳廓,用打孔器于同一部位分别取下直径为 8mm 的耳片,并称重(mg)。以左右耳片重量之差作为肿胀度。

根据全班实验结果,对给药组和对照组的小鼠耳肿胀度进行 t 检验,以判断差异的显著性。

【注意事项】

1. DNFB 溶液应在临用前配制。首先配制 1∶1 丙酮麻油溶液备用,然后称取所需量 DNFB,将其置于洁净干燥小瓶之中,倾入事先配好的丙酮麻油溶液适量,盖好并用胶布密封,摇匀后用微量注射器通过瓶盖取用。

2. 实验中应避免 DNFB 接触操作者皮肤。

3. 小鼠腹部既要尽量去毛,又要避免皮肤破损。

4. 也可在致敏次日再次涂抹 DNFB 溶液强化,于致敏后第 7 天进行抗原攻击。

5. 实验过程中环境温度宜控制在 20℃。

药　　物	剂量与途径	本组鼠耳肿胀度 （Δmg）	全班鼠耳肿胀度 （$\overline{X}\pm SD$）	平均鼠耳肿胀度 差异的显著性

【讨论题】 联系实验结果,讨论地塞米松对细胞免疫的影响及其临床意义。

实验 78　环磷酰胺对小鼠淋巴细胞转化的影响(形态学计数法)

【目的】 观察环磷酰胺对有丝分裂原刺激引起的 T 淋巴细胞转化的影响。

【原理】 T 淋巴细胞在植物凝集素(PHA)和刀豆素 A(ConA)等有丝分裂原的刺激下,发生一系列形态和代谢变化,细胞内蛋白质和核酸合成增加,有丝分裂旺盛,转化成为淋巴母细胞。以淋巴母细胞比例的增减或以反映 DNA 合成速率的[3]H –胸腺嘧啶核苷([3]H – TdR)掺入值为指标,可定量表示淋巴细胞转化程度,从而反映 T 细胞的免疫功能。

【材料】　小鼠 2 只

注射器　天平　鼠笼　剪刀　显微镜　载玻片

0.25％环磷酰胺溶液　生理盐水　0.15％ PHA 溶液　Giemsa 染色液

【方法】

1. 取体重 18～22g 的小鼠 2 只,标号,称记体重。给每只小鼠肌内注射 PHA 6mg/kg (0.15％溶液 0.04ml/10g),每日 1 次,连续 3 日。注射 PHA 的第 1 天和第 3 天,同时给甲鼠皮下注射环磷酰胺 25mg/kg(0.25％溶液 0.1ml/10g),乙鼠皮下注射生理盐水 0.1ml/10g。

2. 末次给药后 48h,依次将小鼠剪尾,取血推片,作 Giemsa 染色。根据下表列出的淋巴细胞形态学特征,油镜下计数 200 个淋巴细胞(包括转化和未转化的细胞)。

未转化和转化的淋巴细胞的形态特征

细胞类别		转化的淋巴细胞		未转化的淋巴细胞
		母细胞	过渡型	
细胞体积(直径,μm)		12～20 或更大	12～16	6～8
胞	大小	增大	增大	不增大
	染色质	疏松	疏松	密集
核	核仁	清晰可见 1～4 个	＋或－	－
	有丝分裂	＋或－	－	－
胞	增多	＋＋	＋	
	着色	嗜碱	嗜碱	天青色
浆	空泡	＋或－	＋或－	－
	伪足	＋或－	＋或－	－

按下式计算淋巴细胞转化率(％):

$$淋巴细胞转化率(\%)=\frac{转化的淋巴细胞数}{转化的淋巴细胞数＋未转化的淋巴细胞数}\times100\%$$

【注意事项】

1. PHA 活力因批号不同而有所差异,剂量参考范围 6～10mg/kg。

2. 本实验关键在于掌握淋巴细胞的形态学标准,核仁的出现和核质疏松是淋巴细胞转化的重要指标。

【报告要点】

鼠(编号)	有丝分裂原剂量及途径	药物、剂量及途径	淋巴细胞转化率(％)
1			
2			

第十节 生物检定

生物检定又称生物测定,是利用药物对整体动物、离体器官或微生物所起的药理作用,来测定药物效价或毒性的一种定量药理学方法。

一、生物检定的应用范围及其特殊问题

生物检定主要用于:① 效价测定;② 毒性测定;③ 杂质测定;④ 药理学核对。对不能用理化方法控制质量的药物,需用生物检定法测定其有效物质的含量,这一类药物有激素、洋地黄类强心苷、青霉素、链霉素等。药物的生产工艺或剂型改变后也须进行药理学核对。生物检定有如下特点:

1. 生物差异大 生物检定中最大的困难是生物差异性大。不同种类动物对药物的敏感性有量的差异,有时还有质的差异。如家兔、大鼠及小鼠没有呕吐反应,试验药物的催吐作用就不能选用这些动物,而应选用犬、猫或鸽子。即使在同一类动物中,重复做同样的实验,各次结果也会不尽相同。在同一动物或离体器官上,多次给予同一药物相同的剂量,所表现的反应也会不完全相同。不论实验条件掌握得如何好,每一次实验中生物差异性总是存在的。如不把生物差异及其影响减少到最小程度,那就很难利用生物方法来准确地测定药物的效价。这给实验的设计、观察、计算等增加了不少困难。

2. 实验误差大 实验结果一般不及理化检验准确,实验误差通常在 $10\% \sim 20\%$ 之间,甚至更高。

3. 实验过程长 人力、物力消耗大。

二、减少生物差异性影响的方法

减少生物差异的根本点在于减少误差来源和将差异随机分布于不同实验组以利于统计鉴别。

1. 实验前 加强实验设计。选择适当的观察指标,使之能准确反映所含有效成分的作用。尽可能采用同一品系、同一来源的动物,随机分组,适当加大样本等可减少实验误差。同时,可采用适当的比较方法,如对比试验、自身对照或交叉试验。设计在同一实验中或相同条件下,同时比较不同药物的毒性和疗效,生物差异性和实验条件对这些药物作用的影响相似,可以相互抵消,误差减小。在临床试用新药时,可采用单盲法或双盲法,使对药物的评价更客观一些。

2. 实验中 严格控制实验的操作条件,以减少实验条件对结果的影响。实验过程是获得检定结果的关键,如这一部分工作做得不好,则无论下一阶段的统计处理如何完善,都不能获得良好的检定结果。

3. 实验后 在定量药理检验中,由于生物差异性的存在,所得的实验资料常常参差不齐,往往不可能用简单的算术方法得到恰当的结论,而必须应用统计处理从实验数据中估计出真正的结果。

三、效价计算的基本公式

生物检定的目的是检定检品（test，T）的效力，即效价强度（potency，P）。若达到某一反应的剂量越大，则效价强度越低。如以 d_S 和 d_T 分别表示标准品和检品的剂量，以 P_S 和 P_T 分别表示标准品和检品的效价强度，则 d_S 和 d_T 中所含的有效单位应该相等。

$$P_S d_S = P_T d_T \quad \text{或} \quad \frac{d_S}{d_T} = \frac{P_T}{P_S} = R$$

$$P_T = \frac{d_S}{d_T} \times P_S = R \times P_S$$

上式中，P_S 是已知的，d_S 和 d_T 是实验中产生相同反应的剂量，R 是检品和标准品效价的比值。

由于存在生物差异性，同一药物的相同剂量重复注射的反应值一般都不会相同，故应多重复几次，将结果进行统计处理，除计算药物的效价外，还要估计实验的误差。

现以四点法为例，介绍生物检定中的生物统计问题。

四点法适用于药物的对数剂量和反应（或反应函数）呈直线关系的检定。要求标准品和检品的性质完全相同，标准品和检品两直线有平行关系，剂量间的比值相等。四点法可用于量反应或时间反应，亦可用于质反应。

量反应或时间反应各剂量组内的反应个数（或动物数）m 应相等。调节剂量，使标准品和检品各反应总和相近，可减少实验误差。四点法实验和计算简单，结果较比较平均法准确，还可估计实验误差和可信限。

实验以四个剂量 d_{S2}、d_{S1}、d_{T2}、d_{T1} 为一小组。一般实验用 3～4 组，标定参考标准品等精密度要求较高的实验用 6～8 组。每一小组内 4 个剂量的给药次序应该用随机法进行轮换，如 ABCD、BADC、CDAB、DCBA、ACBD、CADB 等次序给药，以消除组内给药顺序的差异。

四点法的效价和 95％可信限计算如下：

$$\frac{T_2 - T_1}{i} = \frac{S_2 - S_1}{i}$$

$$\frac{T_2 - S_2}{M} = \frac{T_1 - S_1}{M}$$

$$\frac{\frac{1}{2}(T_2 - T_1 + S_2 - S_1)}{i} = \frac{\frac{1}{2}(T_2 - S_2 + T_1 - S_1)}{M}$$

令 $\quad W = \frac{1}{2}(T_2 - T_1 + S_2 - S_1)$

$$V = \frac{1}{2}(T_2 - S_2 + T_1 - S_1)$$

$$M = X_S - X_T = \frac{iV}{W}$$

$$R = \frac{R_T}{R_S} = \lg^{-1}\left(\frac{iV}{W}\right) = \lg^{-1} M$$

$$P_T = T_{标示量} \times \frac{d_{S2}}{d_{T2}} \lg^{-1}\left(\frac{iV}{W}\right)$$

式中：S_2、S_1 分别为标准品高、低剂量的反应值；

　　　T_2、T_1 分别为检品高、低剂量的反应值；

　　　$i = \lg d_{S2} - \lg d_{S1} = \lg d_{T2} - \lg d_{T1}$；

　　　M 为等反应的对数剂量之差，$M = X_S - X_T$；

　　　d_{S2}、d_{S1} 分别为标准品的高、低剂量；

　　　d_{T2}、d_{T1} 分别为检品的高、低剂量。

误差项的均方 S^2 为

$$S^2 = \frac{m \sum Y^2 - \sum (\sum Y_K)^2}{K \cdot m(m-1)}$$

式中：K 为剂量数；m 为组数。

M 的标准误 SE_M 为

$$SE_M = \frac{i}{W^2} \sqrt{mS^2(W^2 + V^2)}$$

　　　自由度 $n' = k(m-1)$

　　　R 的可信限 $= \lg^{-1}(M \pm t_{(n')\,0.05} SE_M)$　（$P = 0.95$）

P_T 的可信限：T 标示量 $\times R$

　　　斜率 $b = \dfrac{W}{im}$

　　　平均可信限率 $= \dfrac{\text{高限} - \text{低限}}{2P_T}$

例　用大鼠子宫法检定缩宫素。标准品含 1.5U/mg，配成 0.01U/ml。检品按标示量 10U/ml，用生理盐水稀释成 0.01U/ml。标准品和检品高剂量均用 0.5ml，低剂量均用 0.4ml。子宫收缩的高度如下表，求检品的效价和可信限。

组　　别	$d_{S2} = 0.5$ml S_2	$d_{S1} = 0.4$ml S_1	$d_{T2} = 0.5$ml T_2	$d_{T1} = 0.4$ml T_1
	83.0	51.5	78.0	34.0
	77.0	41.0	81.5	42.0
Y	77.5	42.0	66.0	30.0
（反应高度,mm）	78.0	43.5	72.0	40.0
	78.0	44.0	74.0	47.0
	81.5	56.0	65.0	24.0
$\sum Y_K$	475.0	278.0	436.5	217.0
$\sum Y_K^2$	37634.5	13061.5	31967.25	8205.0

$\sum Y^2 = \sum (\sum Y_K^2) = 37634.5 + 13061.5 + 31967.25 + 8205.0 = 90868.25$

$\sum (\sum Y_K)^2 = 475.0^2 + 278.0^2 + 436.5^2 + 217.0^2 = 540530.25$

$i = \lg \dfrac{0.5}{0.4} = 0.0969$

$$W = \frac{1}{2}(T_2 - T_1 + S_2 - S_1) = \frac{1}{2}(436.5 - 217 + 475 - 278) = 208.25$$

$$V = \frac{1}{2}(T_2 - S_2 + T_1 - S_1) = \frac{1}{2}(436.5 - 475 + 217 - 278) = -49.75$$

$$R = \frac{d_{S2}}{d_{T2}} \times \lg^{-1}\left(\frac{iV}{W}\right)$$

$$= \frac{0.5}{0.5} \lg^{-1}\left[\frac{0.0969 \times (-49.75)}{208.25}\right]$$

$$= \lg^{-1}(-0.0231) = 0.948 = 94.8\%$$

$$P_T = T_{标示量} \times R = 10 \times 0.948 = 9.48 \mathrm{U/ml}$$

平均可信限率计算如下：

$$误差项的方差 S^2 = \frac{m\sum Y^2 - \sum\left(\sum Y_K\right)^2}{K \cdot m(m-1)}$$

$$= \frac{6 \times 90868.25 - 540530.25}{4 \times 6 \times (6-1)} = 38.996$$

$$SE_M = \frac{i}{W^2}\sqrt{mS^2(W^2 + V^2)}$$

$$= \frac{0.0969}{208.25^2} \times \sqrt{6 \times 38.996 \times [208.25^2 + (-49.75)]^2}$$

$$= 0.00732$$

自由度 $n' = k(m-1) = 4 \times (6-1) = 20$，查 t 值表，$t_{(20)0.05} = 2.086$

$$R 的可信限 = \lg^{-1}(M \pm t_{(n')0.05} SE_M)$$

$$= \lg^{-1}(-0.0231 \pm 2.086 \times 0.00732)$$

$$= \lg^{-1}(-0.0231 \pm 0.0153) = \lg^{-1}(-0.0384 \sim -0.0078)$$

$$= 0.915 \sim 0.982 \quad (P = 0.95)$$

$$P_T 的可信限 = T_{标示量} \times R = 10 \times (0.915 \sim 0.982) = 9.15 \sim 9.82 \mathrm{U/ml}$$

$$平均可信限率 = \frac{P_{T高限} - P_{T低限}}{2P_T}$$

$$= \frac{9.82 - 9.15}{2 \times 9.48} = 0.035 = 3.5\%$$

$$斜率 b = \frac{W}{im} = \frac{208.25}{0.0969 \times 6} = 358.2$$

实验 79　缩宫素的生物检定

【目的】　学习用大鼠子宫法测定缩宫素或垂体后叶素效价的步骤和四点法的计算。

【材料】　雌性未孕大鼠 1 只

离体肠肌实验的器材　显微镜　载玻片　盖玻片　滴管　秒表　注射器　刻度吸管　青霉素瓶　量筒

垂体后叶素标准品(0.01U/ml)　垂体后叶素或缩宫素检品　戴雅隆子宫肌营养液

己烯雌酚注射液(1mg/ml)　生理盐水

【方法】　取断乳后即与雄鼠隔离,体重160~240g的健康雌性大鼠,用阴道涂片法选择在动情前期中者(实验前38~42h皮下注射己烯雌酚0.4~0.6mg可促使动物进入动情前期)。

实验时将上述大鼠猛击头部致死,剖腹取出子宫,避免牵拉而使子宫受损。在子宫的两角相连处下端剪断,取出子宫,置于盛有营养液的培养皿内。皿内放棉花少许,将子宫平放在浸湿的棉花上,仔细清除残余的结缔组织和脂肪。然后将子宫的两角相连处剪开,取一条作试验,另一条置营养液中,冷藏备用(一般放置时间不宜超过48h),将供实验的一条子宫用线结扎其阴道端,缚于通气管的小钩上,使其位于浴槽的底部;再用线结扎卵巢端,连于换能器。浴槽内预先盛有一定量的营养液,须能浸没子宫。连续均匀地通入空气或氧气小泡,除供给子宫充分氧气外,并能起到搅拌作用。注意通入气泡不能太急太大,以免冲击子宫而影响实验。调节水浴的温度在28~35℃之间的任一温度,保持恒定(±0.5℃)。调节换能器使子宫肌的负荷约1g。静置约15min,使子宫适应。取标准品或检品稀释液0.3~0.8ml加入浴槽中,记录子宫的收缩,待收缩至最高点并开始松弛时(约60~90s)停止记录。将营养液放去,用保温的新营养液洗涤一次。再加入固定量的营养液,静置片刻,进行第二次药液加注。加注药液的间隔时间必须恒定,通常约3~5min。

选择标准品和检品各高、低两个剂量(其比值一般为4∶3或5∶4,不得大于10∶7)为一组,标准品高低剂量之比应与检品相同。做出4~6组子宫收缩记录。每组内各剂量排列次序应各不相同(如ABCD、BCDA、CDAB、DABC、ACBD、CBDA、BDAC、DACB、ADBC、DCAB、CBAD、BCDA……排列法中随选六组)。实验要求检品高、低剂量引起的反应相似;在同一组内高剂量引起的反应要显著大于低剂量引起的反应;低剂量各反应高度的平均值不得超过高剂量各反应高度平均值的75%。

实验完毕后,测量各次反应的高度(图2-41),按量反应四点法计算出检品效价强度、可信限和平均可信限率。

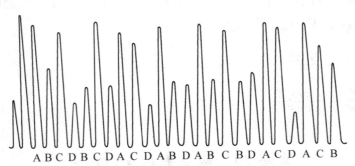

ABCDBCDACDABDABCBDACDACB

图2-41　用大鼠子宫法测定催产素效价的实验记录

大鼠体重210g;水浴温度32±0.5℃;A、B分别为
标准品高低剂量;C、D分别为检品高低剂量。

【注意事项】

1. 剂量的选择　实验开始时先用小剂量。如果相同剂量各反应间高度参差较大,可适当提高剂量。一般地,提高剂量后相同剂量各反应间高度参差就减小且较稳定。以此作为低剂量,然后再选择一个高剂量进行试验。

2. 子宫营养液最好于试验当日配制。如于试验前一天配制，应保存于 4℃下。

3. 垂体后叶素标准品的配制方法可查阅 2005 年版药典二部附录第 101 页，于试验当日取标准品溶液一定量，用生理盐水稀释成 0.01～0.02U/ml。

【报告要点】　记录实验日期、大鼠体重、阴道涂片、浴槽中营养液的体积和温度、作用时间、间歇时间、检品的稀释倍数、标准品稀释液的浓度、高低剂量间的比值和所用的剂量、各次子宫收缩高度、效价及可信限和平均可信限率。

附：用阴道涂片法观察大鼠动情周期的方法

取管径 1mm 的滴管（滴管口必须圆钝，以免损伤阴道）吸取生理盐水数滴，左手抓住大鼠的背部，右手将滴管小心插入阴道约 1cm，将生理盐水挤入阴道，然后再吸入滴管，如此往返数次。将取得的阴道内容物滴于载玻片上，作一涂片。干燥后用碱性美蓝溶液染色 5min 左右，用蒸馏水冲洗剩余美蓝溶液，待其干燥。置显微镜下（约 250 倍）观察。在大鼠的阴道内容物中可见到白细胞、上皮细胞和角化细胞（图 2-42）。

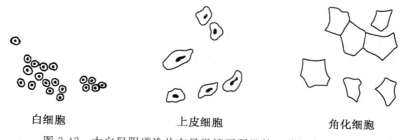

白细胞　　　　　　上皮细胞　　　　　　角化细胞

图 2-42　大白鼠阴道涂片在显微镜下所见的三种细胞（×250）

大鼠的动情周期为 4～6 天，可分为三个周期：① 动情间期：涂片上表现为大量的白细胞及少量的上皮细胞或两者各半，全期 48～60h。② 动情前期：涂片上表现为全部上皮细胞，偶有少量角化细胞，全期 12h。③ 动情期：涂片上表现为全部角化细胞或角化细胞和上皮细胞各半，全期 24～36h。

碱性美蓝溶液的配制：取美蓝 0.3g，溶于 95％乙醇 30ml 中，再加蒸馏水 100ml 及 10％氢氧化钠水溶液 0.1ml 即得。

第三章

一般药理学评价

广义的一般药理学(general pharmacology),是指对主要药效学作用以外进行的广泛的药理学研究,尤其是潜在的不期望出现的对生理功能不良的影响,包括安全药理学(safety pharmacology)和次要药效学(secondary pharmacodynamic)研究。本章所指的一般药理学,仅限于安全药理学研究内容。一般药理学是评价新药在拟推荐临床使用的剂量下(或略高于该剂量)对重要生命活动(如心血管系统功能、中枢神经系统功能、呼吸系统功能、胃肠道的分泌与运动功能、内分泌功能、外周神经功能,特别是其体液传递机制及其神经冲动和骨骼肌功能等)的影响的研究,以此预期用于临床防治疾病主要目的以外的其他广泛药理作用,从而达到基本认识全身用药对机体主要器官系统影响的目的。根据需要可能进行追加和(或)补充的安全药理学研究。

追加的安全药理学研究(follow-up safety pharmacology studies):根据药物的药理作用和化学类型,估计可能出现的不良反应。如果对已有的动物和临床试验结果产生怀疑,可能影响人的安全性时,应进行追加的安全药理学研究,即对中枢神经系统、心血管系统和呼吸系统进行深入的研究。

补充的安全药理学研究(supplemental safety pharmacology studies):是评价受试药物对中枢神经系统、心血管系统和呼吸系统以外的器官功能的影响,包括对泌尿系统、自主神经系统、胃肠道系统和其他器官组织的研究。

通过该项研究,达到尽可能地挖掘新药所有潜在的药效作用,扩大临床适应证。所获信息不仅可用于探索治疗作用,还可了解药物在使用时不可避免的副作用,揭示潜在的不良反应,如哪些组织应特别作形态学研究,哪些代谢系统应该密切关注。

同时尽可能地了解药物作用的靶位及其作用机制,并为开展临床前毒性研究作相应准备。一般药理实验尚可通过对行为、记忆等方面的评价,发现药物对高级神经活动的影响。这在常规的毒理研究中一般较难发现,因此可预测新药在临床研究时,可能存在不可避免的不良反应。现在各国有关新药评价的技术要求均把一般药理学研究作为新药临床前药理评价必须完成的项目,该项试验一般单独进行,特殊情况下可结合毒性试验进行。

注册分类 1 的新药必须提供一般药理学评价资料,除此以外需提供一般药理学资料的还有:由动物或其组织、脏器提取的新的多组分生化药;注册分类 2 改变给药途径且尚未在国内外上市销售的制剂;注册分类 4 中如为改变已知盐类药物的酸根、碱基或金属元素而不改变其药理作用者。

各种系统的一般药理研究均应采用 2~3 个剂量,低剂量应与它在该种动物主要药效作用的 ED_{50} 一致。有些作用如考虑成为其不良反应的话,还应测定阈剂量,总之剂量设置应包括或超过主要药效学的有效剂量或治疗范围。小动物每组一般不少于 10 只,大动物每组一般不少于 6 只,动物一般要求雌雄各半。

一般可选用溶媒和（或）辅料做对照。如为了控制实验体系的可靠性，并体现受试物的特性与已知药物的异同，也可选用阳性对照药。

我国现行的新药临床前研究技术对一般药理学研究内容的要求，主要体现在：

1. 精神神经系统　　通常用小鼠等小动物，仔细观察给药后的活动情况和行为变化。如直接观察给药后动物一般行为表现、姿势、步态，有无流涎、肌颤等，并进行定性定量评价，分析是否有兴奋和抑制作用。同时应结合自发活动是否改变，综合评价药物对精神神经系统的影响。

2. 心血管系统　　血压测定可用大鼠，也可考虑用大动物，如犬、猫等。观察记录药物对心率、心电（心电图 QRS、ST、T 波）、血压等的影响。如出现明显的血压或心电图改变，应进行相应的整体或离体分析性实验，如血流动力学、离体心脏实验等，综合评价药物对心血管系统的影响。

3. 呼吸系统　　通常用大动物，如犬、猫等。观察对呼吸频率和深度的影响。如出现明显的呼吸兴奋与抑制时，应进行相应的整体或离体分析性实验，如呼吸中枢抑制实验、肺溢流法、膈神经—膈肌法等实验，综合评价药物对呼吸系统的影响。

上述实验所用动物可以是小鼠、大鼠，如观察神经精神活动，也可以是兔或猫，甚至是犬，如观察呼吸、心血管活动等。这些内容从全面评价新药作用的角度尚有差距，但一般药理研究需要列入规范的项目只能是最基本的项目。一个新药的一般药理学评价指标的覆盖面取决于该药物类型和应用目的，尽可能做到有针对性。除上述最基本的内容外，还可根据实际情况考虑胃肠系统、泌尿生殖系统、凝血系统、免疫系统和内分泌系统等。如食欲抑制剂用药对象往往是育龄人群，还应考虑对内分泌作用与生殖系统作用的影响。而可引起 α 受体阻滞作用的药物，则除了要考虑体位改变对血压的反射性调节、心排出量和脑血流量的影响外，还要观察药物的安定作用、抗抑郁作用等的影响。创新药物应尽量多观察些指标。

现以日本评价一种抗脑血栓后保护药——自由基清除药为例，所做的实验有：

1. 对一般症状与活动的影响

实验动物为小鼠和大鼠。观察指标为：眼睑下垂、流泪、鼻黏液分泌、肛门外周污染、活动减少等。

2. 对中枢神经的影响

（1）对自发运动的影响：

① 转轴试验（wheelcage method）：以氯丙嗪作阳性对照；

② 开阔场地试验（open field locomotor activity）：以氯丙嗪作阳性对照；

③ 大鼠自发活动（Animex 法）：以氯丙嗪作阳性对照。

（2）增强戊巴比妥睡眠作用。

（3）抗惊厥作用：

① 戊四氮惊厥：以地西泮作阳性对照；

② 印防己毒素惊厥：以苯巴比妥钠作阳性对照；

③ 最大电击惊厥：以苯巴比妥钠作阳性对照。

（4）惊厥诱发作用：

① 戊四氮惊厥：以咖啡因作阳性对照；

② 电击惊厥：以戊四氮作阳性对照。

（5）镇痛作用：

① 醋酸扭体法：以阿司匹林作阳性对照；

② 夹尾法：以吗啡作阳性对照；

③ 甩尾法：以吗啡作阳性对照。

（6）对体温的影响：

① 对小鼠直肠体温的影响；

② 对大鼠直肠体温的影响：以安替比林作阳性对照。

（7）抗利血平低温作用：以丙咪嗪作阳性对照

（8）对自发脑电图的影响：

① 家兔；

② 猫。

（9）对脊髓反射的影响：单突触和多突触反射。

（10）对协调运动的影响：转棒试验（rotarod test），以地西泮作阳性对照。

（11）对条件反射的影响：被动逃避反射，大鼠被动回避（passive avoidance）。以氯丙嗪为阳性对照。

（12）木僵状态诱导作用：以氟哌啶醇为阳性对照。

（13）对甲基苯丙胺毒性的影响：以氯丙嗪为阳性对照。

（14）对去甲肾上腺素致死的保护作用：以氯丙嗪为阳性对照。

（15）对毒扁豆碱致死的保护作用：以丙咪嗪作阳性对照。

3. 对外周神经的影响

（1）对神经肌接点的影响：刺激坐骨神经对胫骨前肌收缩。

（2）肌肉松弛作用：

① 斜板法（inclined screen test）：以地西泮为对照；

② 牵引试验（traction test）。

（3）局部麻醉作用：角膜反射法。

4. 对自主神经和平滑肌的影响

（1）对离体豚鼠回肠的影响：对乙酰胆碱或组织胺收缩作用的影响。

（2）对离体大鼠子宫的影响：

① 非妊娠子宫自发运动；

② 妊娠子宫自发运动。

5. 对呼吸、循环系统的影响

（1）对麻醉犬呼吸运动、血压、血流量、心率和心电图的影响。

（2）对麻醉犬血流动力学的影响。

（3）对离体豚鼠心脏的影响：以异丙肾上腺素作对照。

6. 对消化系统的影响

（1）对小鼠肠道推进性蠕动的影响。

（2）对家兔胃肠道运动的影响。

（3）对大鼠胃黏膜的影响：以吲哚美辛为阳性对照。

7. 对水和电解质代谢的影响

对大鼠尿量、电解质排泄的影响

8. 对血液系统功能的影响

（1）对大鼠全血凝固时间的影响。

（2）对家兔血小板聚集时间的影响：胶原蛋白、二磷酸腺苷、花生四烯酸引起的凝血。

（3）对大鼠空腹血糖的影响：以苯妥英作阳性对照药。

（4）对大鼠角叉菜胶肿胀的影响：阳性对照药为阿司匹林。

上述内容表明该新药所做的一般药理项目较多，几乎覆盖了机体所有系统，这与药物本身的作用部位、作用机制以及用途有关。在设计一个新药的一般药理试验时，应该根据实际情况取舍，但最基本的是，应该按照新药临床前研究指导原则所规定的内容，并能反映药物作用的靶位及其所涉及的作用机制。如一个具有扩张血管作用的药物，其作用部位是血管平滑肌，可能对气管平滑肌、胃肠道平滑肌、子宫平滑肌也有作用。因此，除了观察对整体动物呼吸的影响外，最好考虑观察对离体肠段、离体子宫生理活动的影响，以判断该药物的选择性作用。

第四章

新药毒理研究与评价

第一节　新药毒理学研究的目的和意义

任何药物当剂量足够大或疗程足够长时都具有不可避免的毒理学作用。这一方面是由于药物本身固有的药理作用往往不可能是单一的，可体现在常用量短期给药时所出现的副作用，以及在长期治疗过程中，药物在体内蓄积后，对靶器官的毒性作用；另一方面则可由于用药个体的遗传学差异或特殊的生理状态（年龄、性别、妊娠等）和病理状态的易感性所决定的。20 世纪 60 年代以来的严重"药害事件"就使人们认识到新药临床前研究时，安全性评价的重要性与必要性。60 年代：沙立度胺导致的婴儿海豹肢畸形（西德、英国等欧洲国家），氯碘喹引起的亚急性脊髓视神经炎（SMON 事件，日本）；70 年代：心得宁产生的眼—皮肤—黏膜综合征（100 万/年，世界范围），维 A 酸导致的婴儿心脏畸形（"70 年代的沙立度胺"事件）；80 年代：替尼酸、佐美酸从美国药品市场撤销，苯恶洛芬、吲哚美辛在英国停止销售；90 年代：替马沙星引起的溶血性贫血、肾功能衰竭（英、美等 7 个国家）；2000 年以来：盐酸苯丙醇胺引起的血压升高、心律失常、过敏（美国、中国等均停止使用），调脂药西立伐他汀钠产生的横纹肌溶解（德国拜耳公司宣布全球停止销售），非甾体抗炎药罗非昔布患者连续服药超过 18 个月，患心脏病和脑卒中的概率会显著增加（美国默沙东公司紧急召回）。这些事件的严重教训，足以使人明确新药临床前毒理学研究的重要意义，也使各国政府主管部门及学术界、制药企业对新药安全性的重视，各国政府主管部门相继制订并多次修改相应法规与细则。

新药临床前毒理学研究（也称非临床安全性研究）涉及全身毒性和局部毒性研究，是为新药临床用药的安全性提供实验依据，并为临床用药毒副反应监测提供重要信息。因此，新药毒理学研究的目的主要为：

1. 发现中毒剂量　　了解受试药物单次给药的中毒剂量，必要时测出半数致死量（LD_{50}）；初步了解反复给药时产生毒性反应的剂量范围。为进一步毒性研究和（或）临床研究剂量设计提供依据。

2. 发现毒性反应　　发现动物对药物产生的毒性反应，为临床用药安全性和毒副反应观察提供信息。

3. 确定安全范围　　了解单次或反复给药时，在什么剂量范围内有效（主要药效学）而不产生毒副反应。

4. 寻找毒性靶器官　　发现动物出现毒性反应时，药物毒理作用所累及的器官或组织，为临床用药毒副反应监测及新药开发结构改造提供依据。

5. 判断毒性的可逆性　　了解药物对机体的毒性作用是否可恢复，及其恢复的程度和所需时间,为新药是否有价值进一步研究提供取舍依据和为指导临床合理用药提供依据。

此外,通过新药毒理研究,对毒性作用强、毒性症状发生迅速、安全范围小的药物,尚应为临床研究中的解毒或解救措施提供参考依据。

因此,新药临床前毒理学研究的目的意义,概括地讲是通过动物实验以确立①出现毒性反应的症状、程度、剂量、时间、靶器官以及损伤的可逆性;②安全剂量及安全范围。通过上述资料的获得,达到预测人类临床用药的可能毒性,以制定防治措施,同时推算临床研究的安全参考剂量和安全范围(定量)的目的。

但现有的新药临床前评价仍存在局限性,其原因有以下几方面:其一,由于进化而产生遗传背景不同的种属差异。由于人与动物间及动物不同种属间的差异,可使实验结果出现假阳性或假阴性。如沙立度胺对动物与人类(除胚胎)毒性很低,当时测不出动物半数致死量,但通过人类胎盘到达胚胎,却导致 8000 余名短肢畸形婴儿出生的药害事件。其二,毒理实验动物数量有限,发生率很低的毒性反应在现行的评价方法中很难发现。据统计,要确定发生率为 5% 的反应($P=0.05$)至少需要 58 只动物;确定发生率为 1% 或 0.1% 的反应($P=0.01, P=0.001$),则分别需要 299 及 2995 只动物。要用这么多的动物做实验,无论人力、物力、时间都是难以达到的,因此在现有条件下,所谓的毒理学资料往往是在有限的实验资料、人为控制的条件下获得的。其三,常规毒理实验用动物多为实验室培育的健康动物品种,年龄及其他生理状态较一致,而临床用药对象通常为病人,或处于妊娠期,或为婴幼儿、老人,或处于不同的病理或生理状态,对药物的敏感性不同,因而对药物的反应也可能相差很大,某种疾病的存在可能会成为某种毒性反应的必要条件。其四,现有的毒理学评价指标及研究方法尚不能完全满足新药安全性评价的需要。

了解药物毒理学研究的局限性,能更好地认识新药在临床试验时,甚至上市后,动物试验未观察到的毒性仍有可能出现。因此,仍应密切关注药物作用的两重性,尽可能降低药物在发挥治病作用的同时对人类造成的不良反应。

第二节 药物对重要脏器的毒性作用

一、肝脏毒性反应

肝脏极易受到外源性化学物质的损伤,因为从多种途径吸收进入血中的药物等大多在肝脏进行生物转化。原型药物或活性代谢物均可能对肝脏造成不同程度的损伤。对肝脏的损伤不仅取决于药物的毒性,还与接触药物的时间长短有关。短期接触急性损伤可引起肝细胞脂肪沉积、坏死或肝胆功能障碍;如长期接触所致的慢性损害,则可致肝硬化或癌变。前者往往是可以恢复的,但后者则可造成肝脏永久性病变损伤。

(一)药物对肝脏损害可表现为结构形态损害和功能损害

1. 结构形态损害

(1)急性损伤 ①肝实质细胞损伤:脂肪沉积肝细胞中出现脂肪浸润,是肝脏代谢发生障碍后最常见的病理现象。当肝脏组织中脂质含量超过肝重量的 5%,或在肝组织切片中有大量可以着色的脂肪滴出现,即可称脂肪变性,此种发生脂肪变的肝脏,称为脂肪肝,沉积的脂肪主要是甘油三酯类。尚可呈现细胞退行性变化、坏死,根据其范围与严重程度分为局部性和弥漫性。药物所致肝坏死常为局部性,其坏死部位常在肝小叶中央区,如对乙酰氨基酚在高剂量、长疗程应用时,有可能引起肝坏死。② 胆汁郁积:单纯性胆汁郁积、胆汁郁积性肝炎。

(2) 慢性损伤　① 肝实质细胞损伤:脂肪沉积和纤维变性、慢性持续性活动型肝炎、肝硬变,这是由于弥散性肝细胞受损而出现纤维状或颗粒状硬结的进行性病变。此时肝正常结构多已被破坏,往往是肝细胞急性坏死和脂肪变性发展的结果。② 胆汁郁积:慢性肝内胆汁郁积、胆汁性肝硬变。③ 肿瘤:肝实质细胞腺瘤、肝实质性细胞癌、胆管癌、血管内瘤等。

2. 功能损害

(1) 对微粒体混合功能氧化酶的影响　可引起细胞色素 P_{450} 含量明显减少。

(2) 参与生物转化过程的重要辅酶等减少或消耗,如 NADH、NADPH、ATP 和 GSH 等减少。

(3) 脂质的正常代谢受到干扰　甘油三酯在肝内沉淀,呈现肝脂肪变。

(4) 蛋白质合成障碍　与内质网功能受损有关。

(5) 细胞器或亚细胞结构完整性破坏　除内质网外,线粒体、溶酶体核及细胞膜往往也可因肝毒物作用而发生明显肿胀,甚至破裂。

(6) 肝细胞内酶类由细胞膜漏出　肝功能损伤时,血液中一些酶的活力升高,如碱性磷酸酶(ALP)、乳酸脱氢酶(LDH)、丙氨酸氨基转移酶(ALT)、天冬氨酸氨基转移酶(AST)等细胞内酶在血清中含量显著升高。通过对血清中这些酶活力的测定,可估计肝脏的损害程度。中毒性肝损伤造成坏死,通常出现血清 ALT 活力增高,且与坏死严重程度平行一致,但如突然降低,并伴有血清胆红素突然升高和凝血酶原时间延长,则表明肝功能衰竭。

二、肾脏毒性反应

肾脏是药物毒性作用最常见的靶器官之一,这是由于肾血流量丰富,药(毒)物迅速以较高的含量到达肾脏;原尿在肾小管中浓缩,药(毒)物浓度提高;肾小管管壁细胞有重吸收及分泌功能,药(毒)物进入细胞机会多;肾脏本身也存在一些和肝脏相同的酶系,有些化学物在肾脏经代谢活化使毒性增加,如氯代烃类;肾脏含巯基酶较丰富,重金属 Hg^{2+}、Cd^{2+} 等极易与其结合。

药物致肾损害的类型主要有下述几种。

(一) 急性肾功能竭

在接触毒物后 72h 内出现少尿、氮质血症,轻者可出现蛋白尿、血尿、管型尿。病变为肾小管坏死,多发生在近曲小管。氨基糖苷类引起急性肾功能衰竭的发生率约占肾毒物引起急性肾衰的 15%。在抗生素中氨基糖苷类引起急性肾功能衰竭占首位。这类药物的肾毒性主要表现为急性肾小管坏死,可危及生命。其损害部位在近曲小管细胞,抑制溶酶体磷脂酶及存在肾皮质胞浆中的磷脂酰肌醇—特异磷脂酶 C 活性,从而改变了血浆及近曲小管的亚细胞膜的磷脂组成。肾皮质磷脂成分改变可导致肾功能障碍,其结果使细胞器膜的通透性与转运能力改变,同时磷脂依赖酶的活性也改变。如庆大霉素能抑制膜两侧磷脂依赖酶、Na^+-K^+-ATP 酶、腺苷酸环化酶等。

（二）肾病综合征

由多种肾小球疾病引起的综合征，表现为大量蛋白尿、低蛋白血症、高胆固醇血症及全身浮肿。一般认为是由毒物引起机体的变态反应而导致的肾小球病变。

（三）肾小管综合征

主要表现为肾小管重吸收及分泌功能障碍。

（四）慢性间质肾炎（小管——间质性肾炎）

尿浓缩功能障碍，如青霉素类与磺胺类可引起间质性肾炎，该毒性作用与剂量无关，而是免疫机制参与所致。

三、血液毒性反应

血液和骨髓是一个分布广泛，由不同类型的细胞群所组成的器官系统。骨髓由血管、神经、网状纤维及基质等组成，其间夹杂以实质细胞（即造血细胞），经过不同途径生成成熟的红细胞、粒细胞、淋巴细胞、单核细胞（巨噬细胞）及血小板。药物可选择性地对个别的细胞系、细胞分化中的某些阶段或全部造血细胞产生毒性作用，导致血细胞数量或（和）功能改变。对骨髓毒性则表现为血液有形成分的破坏，成熟血细胞功能受抑制，幼稚细胞的破坏或细胞生长与调节的障碍。

（一）对粒细胞的毒性

抗肿瘤药、硫脲类抗甲状腺药、非甾体抗炎药及氯霉素等剂量过大或长程应用可由于骨髓生成减少而致粒细胞减少。

（二）对红细胞的毒性

除了药物外，有机溶剂苯可抑制骨髓生成红细胞，引起贫血。对乙酰氨基酚、伯氨喹等药能引起溶血与高铁血红蛋白症。

（三）对血红蛋白的毒性

CO 中毒就是一种降低血液递氧能力，造成低氧性贫血。

（四）对血小板的毒性

抗肿瘤药可影响骨髓巨核细胞的生成，如阿糖胞苷可引起血小板显著减少。

（五）药源性再生障碍性贫血与白血病

再生障碍性贫血的特点是周围血液的多种血细胞均显著减少，骨髓造血细胞减少，造血细胞的增殖衰竭或成熟障碍，骨髓脂肪细胞增多，甚至脂肪化。引起再生障碍性贫血的化学物质首推苯，其次尚有非甾体抗炎药、氯霉素等。

中毒性白血病与再生障碍性贫血有关，慢性或急性骨髓衰竭，可能发展为白血病。

四、对神经系统的毒性作用

（一）神经性毒物的作用特点

1. 人体各器官系统中，以神经系统的功能最复杂，对药物毒性反应最迅速，和其他器官系统的联系最广泛。毒物作用于神经系统，临床上较早出现功能改变，表现为各种症状和体征，如大脑综合功能紊乱，可发生精神活动和行为异常，又如传导功能紊乱可发生感觉过敏或迟钝，甚至麻痹，运动失调，异常姿态或异常动作等。

2. 中枢神经系统具有较高的新陈代谢率，正常成人脑只占体重的 2.5%，而脑的供血量却占全身供血量的 15%，脑耗 O_2 量占全身耗 O_2 量的 20%，每 100g 脑组织每分钟需供血量 50ml，耗 O_2 3.5ml，耗葡萄糖 5.5mg，以维持能量代谢的需要。因此，中枢神经系统不仅受到毒物直接损害而发生功能和形态的改变，而且也受 O_2、血和低血糖供应的影响而间接受到损害。

3. 神经系统中存在着递质体系，包括神经递质前体、合成酶、贮存囊泡、摄取及释放递质因子、受体、灭活和降解酶、分解产物等，既维护神经系统正常生理活动所必需的物质基础，也是某些神经毒物的作用靶部位。

4. 神经细胞再生能力差，一般认为成人的神经元不再进行细胞分裂，某一神经元受药物损害而死亡，其功能不能由其他神经元所代替。

5. 中枢神经系统受外源性化学物质损害的轴突再生效果很差，周围神经系统中的轴突再生也十分缓慢，且再生后功能也不完全。

6. 长神经纤维末梢对某些毒物反应较灵敏，受损后的修复过程（需自细胞体通过轴浆运输必需物质到受损部位）需要较长时间，因此修复十分缓慢。

（二）引起神经毒性的药（毒）物及其中毒症状

1. 脑病综合征　如有机磷与有机氯杀虫药，中毒症状主要为剧烈头痛、呕吐、意识障碍、谵妄、痉挛、昏迷及死亡。尸检常见脑水肿，长期昏迷病人或因毒物直接损害作用，或因脑缺氧缺血，往往发生器质性损害。

2. 小脑症候群　如甲基汞、酒精、安眠酮、苯妥英钠、呋喃妥因等中毒时损害小脑，临床表现为肌张力增强或降低，姿态异常，共济失调，步态蹒跚并趋向于后倾易跌倒。

3. 锥体外系综合征　氯丙嗪、利血平等损害基底神经节和锥体外系，出现震颤麻痹症状。

4. 周围神经病变　异烟肼、长春新碱、秋水仙碱等中毒引起周围神经病变，感觉过敏或迟钝，前者表现为蚁行感、烧灼感、针刺感、皮肤麻木感，对温、冷、触、痛反应迟钝或消失。

5. 颅神经损害　甲醇中毒损害视神经，氨基糖苷类、呋塞米用量过大可损害听神经与前庭神经。

6. 神经肌肉综合征　如箭毒、肉毒杆菌素中毒。

7. 其他如传出神经系统功能失调、中毒性神经衰弱综合征等。

五、对免疫系统的毒性作用

研究药物对免疫功能的影响，一方面可对它们的毒性作出全面的评价，另外还可从对免疫功能的检查中寻求其对机体损害的早期指标。免疫应答是宿主的一个重要防护与调节机制，免疫系统受损，能增加传染病的发病率，因此间接危及生命。很多外源性化学物是一些小分子物质，属半抗原，并不能引起免疫应答，但当器官损伤以后，它和损伤的组织成分相结合可能产生抗原性，引起病理性损伤。对免疫功能的检测有助于对药物所造成损害的临床表现及病理过程有进一步的了解。

免疫毒理学的研究还有助于了解毒物损害的生物学机制,由于免疫应答具有高度的选择性和特异性,并且是由多种免疫细胞和细胞因子参与完成的。

（一）机体的免疫系统

机体的免疫系统包括免疫器官、免疫细胞和免疫分子。

1. 免疫器官　　包括胸腺、淋巴结、脾脏、扁桃体与阑尾等。

中枢淋巴器官是造血干细胞增殖、分化为 T 和 B 淋巴细胞的场所,周围淋巴器官是免疫反应的重要场所。

2. 免疫细胞　　参与免疫反应的细胞有淋巴细胞、单核细胞、中性粒细胞、嗜碱性粒细胞和肥大细胞等,这些细胞起源于造血干细胞。淋巴细胞的形态与功能十分复杂,可分为四类,即 T 细胞、B 细胞、K 细胞和 NK 细胞。

3. 免疫分子　　包括免疫球蛋白(Ig)、补体、淋巴因子。

（二）对免疫功能有影响的药物与毒物

1. 对免疫系统有抑制作用的药物

（1）烷化剂:氮芥、环磷酰胺、苯丙酸氮芥、白消安、甲氨咪唑胺。

（2）抗炎药:阿司匹林、吲哚美辛、青霉胺、皮质激素。

（3）抗代谢物:① 嘌呤拮抗物:巯嘌呤;② 嘧啶拮抗物:氟尿嘧啶;③ 叶酸拮抗物:氨甲蝶呤。

（4）天然产物或生物合成药物:抗肿瘤药:长春碱、长春新碱、放线菌素 D、博莱霉素、柔红霉素、丝裂霉素 C、普卡霉素等、灰黄霉素、环孢素 A。

（5）雌激素:己烯雌酚、炔雌醇。

（6）药物引起变态反应与自身免疫反应:青霉素类、甲基多巴、阿司匹林。

2. 具有免疫毒性的毒物

（1）四氯二苯-对-二恶英(TCDD):是毒性最大的合成有机化合物之一,为工业污染毒物,其毒性表现为使胸腺严重萎缩,组织学检查可见皮质区淋巴细胞减少,TCDD 可抑制抗体反应、迟发型变态反应、移植物抗排异反应及淋巴细胞增殖反应。

（2）多氯联苯:可致中枢及外周淋巴器官严重萎缩,血清免疫球蛋白降低以及特异性免疫能力受到抑制。

（3）苯并(a)芘:体液免疫功能受抑制,并为一致癌物。

（4）Pb、Cd:损伤体液免疫与细胞免疫,接触 Pb 的工人分泌 IgA 明显减少。

3. 免疫毒理与致癌作用

很多外源性化学物可引起免疫功能的降低,尤以细胞免疫功能受抑为甚,此为致癌因素之一,因免疫系统在预防或限制肿瘤生长方面起着免疫监视作用,故加强免疫毒理学的研究对预防化学致癌十分重要。

六、对皮肤的毒性作用

（一）皮肤的结构与功能

皮肤由表皮与真皮组成,是人体的最大器官之一,约占体重的 16%,皮肤的屏障作用由表皮实现,它可保护体内组织免受外来物和细菌的损伤和分割,防止体内水分、电解质等物质丢失,表皮内有黑色素,可抵御日光中紫外线的辐射损伤。表皮和真皮内有丰富的感觉神经末梢,使皮肤成为人体的一个广大的感受面。皮肤内有汗腺、皮脂腺和毛发等。汗腺分泌汗液,在调节体温,排出代谢产物以及维持水盐平衡上具有一定的作用。此外,皮肤还参与脂肪、胆固醇代谢以及维生素 A、维生素 D 的合成,并能吸收某些物质(如一些油质类、挥发性液体、有机磷等)。

(二) 皮肤毒性反应

1. 刺激反应　化学物直接作用于皮肤,不需免疫机制参与,所产生的局部反应为炎症反应(皮炎),即刺激反应,临床上称为接触性皮炎,其症状为局部红斑与水肿,继而表现为表皮水泡、变厚,组织学变化为表皮细胞内水肿。接触性皮炎多数是变态反应性。皮肤刺激可分为:

(1) 急性刺激:指正常皮肤被某一毒物单次应用直接损伤,而无免疫机制参与所引起的局部可逆性炎症反应。

(2) 累积刺激:反复或连续与毒物接触,产生并非该毒物本身所致的而是继发炎症的可逆性刺激反应。

(3) 腐蚀:毒物对正常皮肤的直接化学作用,使皮肤接触部位不可逆改变。如出现下列症状,如局部溃疡与坏死,继而形成疤痕。

(4) 光毒性:又称光刺激,光照引起分布在皮肤组织的化学物质发生化学结构变化,从而产生皮肤刺激反应。

2. 化学灼伤　化学腐蚀性物质能引起严重的溃疡,严重的腐蚀性变化称为灼伤。这种损伤的特征取决于毒物的性质。如酸类化学物所致的严重灼伤,常为凝固性坏死引起干痂,其颜色随阴离子的变化而异。碱类化学物引起软性灼伤,极为疼痛。酚类化学物灼伤,由于其具有局部麻醉作用,在短时间内无痛感。氮芥类与某些有机溶剂的灼伤属于特异的迟发性反应。某些腐蚀剂的作用不同于热灼伤,这些毒性作用可能持续而无一定期限。

3. 变态反应性接触反应　变态反应性接触性皮炎由细胞介导或 IV 型免疫反应原产生。这种反应的重要性在于特异性与极低量的抗原就能引起炎症反应。接触性变态反应可由多种抗原所引起。

(1) 重要的变态反应性接触致敏原:如新霉素、苯唑卡因等。

(2) 交叉过敏:两个或多个强抗原共同具有相同的基团可发生交叉过敏,此取决于特殊的化学基团。交叉过敏可解释为具有上述相同抗原性的药物,在体内生成相同反应的致敏产物,或生成共同的致敏代谢物,或在载体蛋白内被引起同样的变化。

4. 光致敏　指由于暴露在阳光下,经紫外线照射,皮肤上产生许多生理与病理改变,这些改变包括红肿(日光灼伤)、表皮变厚、呈深褐色(速发深暗色)、新的色素生成(迟发褐色)、光化性弹性组织变性(过早皮肤老化)、表皮增生增殖与其他变化、免疫功能选择性低下、光化性角质化(癌变前的条件),以及鳞状细胞癌、基质细胞癌与某些黑色素瘤的发生。这些变化的发生是由于紫外线与皮肤的正常成分发生光化学作用的结果。

不论是局部吸收还是通过全身循环到达皮肤的外来物,均可能分布在皮肤内发生光化学反应引起光过敏,或引起上述病理学改变。

5. 化学性痤疮　许多化学物可引起痤疮,引起痤疮的物质包括动物油脂与油类、煤焦油、沥青、木馏油，以及许多化妆品制剂等。这些痤疮的典型形式为开始时在身体接触部位产生粉刺与炎症性毛囊上皮增殖，使经常充满脂质的导管细胞角质化，导致形成角蛋白囊肿，以及囊内充满着滞留皮脂与角蛋白薄片。某些增殖性炎症反应，也可在全身用药时引起，如碘、溴化合物与异烟肼等药物引起痤疮。

6. 其他皮肤反应类型

（1）荨麻疹反应：皮肤接触有的药物，常在接触 30～60min 后引起荨麻疹，致荨麻疹药物能直接释放组胺与其他血管活性物质。从植物（荨麻属）、动物（毛虫、水母）及很多其他物质释放的生物原性聚合物均属于此类。某些反应依赖速发型免疫反应，多数物质的机制未明。严重的反应可涉及其他器官，有血管性水肿、支气管哮喘、过敏反应、鼻膜炎、消化道功能紊乱。荨麻疹是口服或非口服给药常见的速发高敏性反应。

（2）皮肤肉芽肿：皮肤肉芽肿常视为轻度红斑，呈现为或多或少的肉色丘疹，它们可能成片，并可能伴有炎症变化。一般局限在接触部位。

7. 头发损伤与脱落　头发对通过真皮到达基质的损伤很敏感。应区分角质层分离损伤与基质细胞损伤，后者包括在再生期或分裂期脱发。

碱、巯基乙酸盐与氧化剂，如过氧化物、过硼酸盐，在接触毛发的局部产生角质溶解（头发角质溶解），头发软化，表面粗糙并可开裂。上述情况发生与否取决于接触化学物质的范围，可包括局敷膏药与全部头发。如真皮头发基质细胞没有损伤，头发一般可以再生长。直接损伤头发基质的药物可能直接毒害再生期的活性细胞，在接触 1～2 周内，导致头发生长停止，头发全部脱落，如烷化剂、抗代谢物与秋水仙碱等抗肿瘤药物化疗时就发生此种损伤。

许多物质可使头发在分裂期脱落，一般需要接触毒物 2～4 个月后发生。引起的药物包括口服避孕药、多数抗凝血药、普萘洛尔与地西泮等，可致混合型脱发，即头发在再生期与分裂末期脱落。检查脱落的头发可区分在何期脱落。

头发也可被化学物接触而褪色，如与 Cu 接触变为绿色，与 Co 或靛蓝接触变为蓝色，与苦味酸接触变为黄色。

8. 皮肤癌　皮肤癌可由紫外线与离子基团引起，也可由致癌化合物直接引起，重要的致皮肤癌化合物为多环芳香族化合物、砷等。

第五章

全身给药的毒性试验

第一节　新药急性毒性试验

急性毒性试验为全身给药的毒性研究内容之一,是评价单次或24小时内多次(2次间隔6~8小时)累积给药后,动物表现出的毒性反应。急性毒性试验包括定性(毒性反应的类型、出现和消失时间、可能的靶器官和死亡原因等)和定量(致死量、最大给药量、半数致死量等)两方面内容。该项研究一般与药效学研究同时进行,通过急性毒性研究资料和药效学研究资料,获得治疗指数或其他定量指标,初步判断试验药物是否有继续研究的价值。同时通过对新药急性毒性大小的了解,获取尽可能多的毒理学信息,为长期毒性及特殊毒性等研究的剂量选择和指标设计提供参考,并为临床研究剂量设置和不良反应监测提供参考依据。

一、目的意义

急性毒性试验是新药临床前安全性评价的第一步,通过该项试验可直接了解一个药物的毒性大小及是否有进一步研究的价值。与其他毒性试验相比具有简单、经济、易行等特点。因此,在新药研究开发时,往往通过该项试验,尽可能多地了解一些新药的毒理学特点,为早期判断候选新药是否具有研究开发价值提供毒性强度资料。同时还可以此为依据,进一步设计其他毒性试验或药效学试验剂量。急性毒性试验在新药临床前安全性评价中具有以下多方面意义:

1. 了解新药急性毒性的强弱　以半数致死量(median lethal dose, LD_{50})为例,化合物的LD_{50}越小毒性越强。对药用化合物来讲,其相对毒性更具实际意义。相对毒性是指产生毒性所需剂量与产生疗效所需剂量间的比值,比值越大,安全范围就越大,通常有两种判断指标,即治疗指数(therapeutic index, TI)和安全系数。治疗指数是指LD_{50}与半数有效量(median effective dose, ED_{50})间的比值。新药研究早期主要用治疗指数来衡量候选化合物的安全性,治疗指数至少大于10,才具有进一步做其他新药临床前研究的价值。由于不同药用化合物LD_{50}或ED_{50}的比值虽可一样,但两者量效关系曲线的斜率可能相差很大,因此对斜率小的药物而言,ED_{95}可能已在其致死量范围LD_5内,就很难确保其安全性。安全系数是指基本无害剂量LD_5与基本有效剂量ED_{95}之间的比值,比值越大越安全。

2. 提供长期毒性和特殊毒性试验的剂量设置依据　通常长期毒性和特殊毒性试验的高剂量,都是根据急性毒性资料为依据而设置的。由于长期毒性试验剂量设计中,有价值的是最低无毒剂量(又称最大耐受量,即不出现中毒症状或病理变化的最高剂量),因此参考急性毒性试验动物出现中毒症状的缓急、持续时间的长短作全面考虑很有价值。如新药致突变作用评价中的微核试验,是以1/2的LD_{50}作为高剂量,而生殖毒性试验中,雌性动物的高剂量则为急性毒性试验的最大耐受量。

3. 获取新药毒性反应信息　在新药临床前急性毒性试验中获得尽可能多的毒理学信息，如毒性反应症状、靶器官、致死原因等，就可为该药做进一步安全性评价和临床上尽早识别和处理人体不良反应提供参考。

一般认为，动物越小越低等，对药物毒性作用的敏感性越差，毒性反应就越小；动物越大越高等，对药物毒性作用的敏感性越强，毒性反应也越大。但也可有例外，当一个化合物的毒性在实验动物中表现出明显的种属差异时，对人的毒性作用就很难作出判断。人类并不一定就与高等动物相接近，对有的药物毒性作用，人类毒性反应反而更接近小动物；而对有些化合物，毒性反应在实验动物中种属差异很小，尤其是以体表面积为单位计算时，种属间差异就更小。一些细胞毒类抗肿瘤药就是如此，临床证明人的中毒剂量与实验动物很接近，甚至动物比人更敏感。如用紫杉醇的人用剂量给予动物时，不论大鼠或犬都产生严重的中毒反应甚至死亡。还有一些化合物对不同种属动物所引起的毒性反应性质非常相似，如青蒿素类化合物，可引起多种动物骨髓造血系统抑制，在临床上也引起人同样的毒性反应。

因此，可用新药急性毒性种属差异的程度来预测人的毒性反应，为Ⅰ期临床研究剂量设计提供参考信息。当不同种属动物对一种化合物毒性接近时，可推测人的毒性反应也可能在近似的范围内；若新药急性毒性表现出明显的种属差异时，Ⅰ期临床研究选择初次人用剂量时就应特别谨慎，应遵循由小到大、循序渐进的原则。

4. 在新药研制过程中，工艺路线尚未定型时，对产品除了进行理化性质分析外，还可通过 LD_{50} 值的比较，观察生物效应的显著差异，以明确试验产品的质量。此外，研究复方制剂新药时，用以判断配伍后与各单个药物应用的毒性大小。

二、实验方法

创新药物应提供两种动物的急性毒性试验资料，一种为啮齿类动物，另一种为非啮齿类动物。啮齿类动物要用两种给药途径，其中应包括推荐临床研究的给药途径，如有不同应说明理由；溶于水的药物除了提供拟推荐临床用途径，还应当测定静脉给药途径；若临床用静脉注射途径，则可仅做静脉注射的急性毒性试验。

应用大动物进行一次给药的急性毒性试验时，其剂量设计、动物数、观察时间及指标的确定应根据不同类型药物进行精心设计和试验，以反映一次给药后的药物毒性反应。

（一）半数致死量的测定

试验目的：观察一次给予受试药物后动物所产生的毒性反应和死亡情况，并计算半数致死量 LD_{50}。

通常在同一批动物中，经少量动物预实验，掌握供试药物对动物致死量的大致范围；再分组给以不同剂量的药物，给药后一般观察 2 周，观察动物给药后的反应症状，记录各剂量组动物死亡数。结果按生物统计学方法计算出 LD_{50} 及相关数据，如 95% 的可信限以及量效关系斜率（b 值）。从安全性评价方法的发展来看，可能不必应用大量动物求出准确的 LD_{50} 值，即只要能得到 LD_{50} 值范围就能说明实验药物的毒性大小。

采用非啮齿类动物如犬、猴等大动物进行急性毒性试验，一般是为了考虑与其他临床前研究相衔接的特殊需要，为非常规性实验。给药途径仅用推荐临床使用的途径即可，并且不

要求测出 LD_{50}。

LD_{50} 实验除按一般实验设计的基本要求进行外,还应掌握以下基本原则:

1. 动物选择　一般以小鼠进行急性毒性实验,也可用大鼠,采用哪种动物主要根据经济、易得、可操作性强、便于观察与饲养等原则。实验动物通常先考虑雌雄各半,或对雌性雄性分别进行,若为后者尚还关注性别对药物毒性反应的差异,可根据需要选择。动物体重彼此间应较接近,通常选用 $18\sim22g$ 的健康纯种小鼠(同次试验体重相差不超过 $4g$);大鼠体重一般为 $120\sim150g$(同次试验体重相差不超过 $10g$)。应注意动物品系、年龄、饥饱状态,以及观察饲养环境光照、室温对实验的影响。

2. 动物随机分组　实验中能控制的因素应尽量均衡化,难以控制的因素应严格随机化。动物在分组时应遵循随机原则,一般根据性别、体重采用分层随机法。避免对总的样本动物一边分组一边给药,以防止活泼动物难以捉拿,而被集中在后面的组内,从而造成不均衡分组给实验结果带来人为的误差。如果预实验期间有动物自然死亡或溶剂对死亡有影响,应加同等条件的空白对照组和溶剂对照组。

3. 剂量设计　先经预实验获得药物引起动物 $0\sim100\%$ 死亡的剂量范围。在此范围内设计 $5\sim6$ 个剂量组,各剂量组间距一般以 $1:(0.65\sim0.85)$ 为宜。尽可能使最大剂量组的动物死亡率在 70% 以上,最小剂量组的动物死亡率在 30% 以下,居中剂量组死亡率在 50% 左右,基本呈正态分布。每组动物数相等,一般为每剂量组 10 只(雌雄各半)或 20 只(雌雄各自设 1 剂量组)。

4. 给药　要用两种给药途径,其中应包括推荐临床研究的给药途径;溶于水的药物应当测定静脉给药途径的急性毒性,口服药物应灌胃给药。给药容积一般小鼠灌胃不超过 $0.4ml/10g$ 体重;静脉注射、腹腔注射和皮下注射的给药容积分别不超过 $0.5ml/$只。大鼠的灌胃、静脉注射、腹腔注射和皮下注射途径给药容积应小于或等于 3、1、1.5 和 $1ml/$只较合适。应写明受试药物的名称、批号、来源、纯度、保存条件及配制方法。

5. 观察　给受试药物后应立即观察动物反应情况,特别要注意给药后 $6h$ 内的动物中毒症状及死亡原因,给受试药物后持续观察 $30min$,第 $1\sim4$ 小时再各观察 1 次。一般要求观察给药后 14 天内的动物死亡数和中毒反应。逐天观察并详细记录动物毒性反应表现和特点,毒性反应出现和消失的时间,死亡时间及各剂量组内死亡动物的分布。

观察内容通常包括外观与毛色(如竖毛、脱毛),姿势和活动情况(跳跃、舔足、卷缩、背卧、匍匐、震颤、痉挛),呼吸频率,下腹部与肛门周围有无污染,眼、鼻、口有无分泌物,体温等。

毒性反应明显或死亡动物应及时进行大体解剖检查,记录病变情况。若有肉眼可见异常的组织器官,则需进行相应组织病理学检查。

6. 结果处理与评价　LD_{50} 是以动物死活的定性反应为指标的毒性数据。这类质反应一般有以下特点:

(1)致死剂量的对数值与动物死亡率之间为常态累积曲线关系;

(2)剂量对数值与死亡率间为 S 型曲线;

(3)剂量对数值与概率单位之间为直线关系;

(4)从实验数据可计算出 LD_{50} 以外的其他信息,如可信限、斜率 b。所有不同的 LD_{50} 方法都是基于这些质反应的特点设计和推导的。

计算 LD_{50} 的方法多达 20 多种,其中以 Bliss 创建的,又为后人所发展的加权概率单位法最精确、严谨，成为标准的 LD_{50} 计算方法。实验资料按表 5-1 列出，用适当的统计方法计算 LD_{50} 值及 95％可信限（推荐 Bliss 统计法），如用计算机处理数据，应注明所用的程序名称。

表 5-1 药物急性毒性 LD_{50} 值及 95％可信限表

受试药物剂量 (mg/kg)	对数剂量 (X)	动物数 (只)	死亡动物数 (只)	死亡率 (％)	概率单位 (Y)	LD_{50} 及 可信限

注：不同性别动物，或不同途径给受试药物均应分别列表。若发现中毒反应和死亡率的动物性别有明显差别时，则应选择性别比较敏感的动物进行复试。

下面介绍简化概率单位法：

简化概率单位法也利用对数剂量与百分率的转换数（概率单位）呈直线关系而设计，其计算简便，可求 b、LD_{50}、LD_{95}、LD_5 等。在不具备计算机软件时，可代替 Bliss 法计算 LD_{50}。

实验设计上要求剂量间的比率相等，一般常用 $1：0.7\sim1：0.8$，偶尔用 $1：0.5\sim1：0.85$。剂量组数可用 $2\sim5$ 组。可通过预试验调节剂量，使半数组的反应率在 $10％\sim50％$，其余半数组的反应率在 $50％\sim90％$ 之间。各组动物数量最好相等，一般小动物 $10\sim20$ 只，较大动物每组至少也应有 5 只。其计算方法如下：

用两个剂量时：

$$LD_K = \lg^{-1}\left[\frac{i(Y_K - Y_1)}{Y_2 - Y_1} + \frac{i}{2} + X_1\right] = \lg^{-1}Y_K$$

$$b = \frac{Y_2 - Y_1}{i}$$

$$SE_{X_K} = \frac{i}{(Y_2 - Y_1)^2} \cdot \frac{\sqrt{4(Y_K - Y_1)^2 + Y(Y_2 - Y_1)^2}}{\sum W}$$

用三个剂量时：

$$LD_K = \lg^{-1}\left[\frac{2i(Y_K - \overline{Y})}{Y_3 - Y_1} + X_2\right] = \lg^{-1}Y_K$$

$$b = \frac{Y_3 - Y_1}{2i}$$

$$SE_{X_K} = \frac{2i}{(Y_3 - Y_1)^2} \cdot \frac{\sqrt{6(Y_K - \overline{Y})^2 + (Y_3 - Y_1)^2}}{\sum W}$$

用四个剂量时：

$$LD_K = \lg^{-1}\left[\frac{10i(Y_K - \overline{Y})}{3(Y_4 - Y_1) + (Y_3 - Y_2)} + \frac{i}{2} + X_2\right]$$

$$b = \frac{3(Y_4 - Y_1) + (Y_3 - Y_2)}{10i}$$

$$SE_{X_K} = \frac{10i}{[3(Y_4 - Y_1) + (Y_3 - Y_2)]^2} \times \frac{\sqrt{80(Y_K - \overline{Y})^2 + [3(Y_4 - Y_1) + (Y_3 - Y_2)]^2}}{\sum W}$$

用五个剂量时：

$$LD_K = \lg^{-1}\left[\frac{10i(Y_K - \overline{Y})}{2(Y_5 - Y_1) + (Y_4 - Y_2)} + X_3\right]$$

$$b = \frac{2(Y_5 - Y_1) + (Y_4 - Y_2)}{10i}$$

$$SE_{X_K} = \frac{10i}{[2(Y_5 - Y_1) + (Y_4 - Y_2)]^2} \times \frac{\sqrt{50(Y_K - \overline{Y})^2 + [2(Y_5 - Y_1) + (Y_4 - Y_2)]^2}}{\sum W}$$

LD_K 的可信限 $= \lg^{-1}(X_K \pm 1.96SE_{X_K})$　$(P = 0.95)$

LD_K 的平均可信限率 $= \dfrac{LD_K \text{高限} - LD_K \text{低限}}{2LD_K}$　$(P = 0.95)$

式中：X_1、X_2、X_3 为剂量的对数值，从小剂量到大剂量；

P_1、P_2、P_3 为各剂量组的反应率；

Y_1、Y_2、Y_3 为由各剂量组的反应率转换成的概率单位；

W_C 为权重系数；

W 为权重，$W = W_C \times n =$ 权重系数 $\times$ 各组动物数；

i 为剂量间比值的对数；

$X_{50} = \lg LD_{50}$；

$SE_{X_K} = \lg LD_{50}$ 的标准误。

例　将以下结果（表 5-2）以简化概率单位法计算半数致死量及其可信限和平均可信限率。

表 5-2

受试药物剂量 (mg/kg)	对数剂量 (X)	死亡数 (只)	死亡率 (P)	概率单位 (Y)	权重系数 (W_C)	权重 (W)
40.96	1.61	0/20	0%	2.38		2.32
51.20	1.71	4/20	20%	4.16	0.490	9.80
64.00	1.81	13/20	65%	5.39	0.602	12.04
80.00	1.90	18/20	90%	6.28	0.343	6.86
				18.21		31.02

$i = 1.71 - 1.61 = 0.1$

$\overline{Y} = \dfrac{\sum Y}{N} = \dfrac{18.21}{4} = 4.55$

$$LD_{50} = \lg^{-1}\left[\frac{10i(Y_K - \overline{Y})}{3(Y_4 - Y_1) + (Y_3 - Y_2)} + \frac{i}{2} + X_2\right]$$

$$= \lg^{-1}\left[\frac{10 \times 0.1 \times (5 - 4.55)}{3 \times (6.28 - 2.38) + (5.39 - 4.16)} + \frac{0.1}{2} + 1.71\right]$$

$$= \lg^{-1}1.7948 = 62.34\text{mg/kg}$$

$$SE_{X_{50}} = \frac{10i}{[3(Y_4 - Y_1) + (Y_3 - Y_2)]^2} \times \frac{\sqrt{80(Y_K - \overline{Y})^2 + [3(Y_4 - Y_1) + (Y_3 - Y_2)]^2}}{\sum W}$$

$$= \frac{10 \times 0.1}{12.93^2} \sqrt{\frac{80 \times 0.45^2 + 12.93^2}{31.02}} = 0.0145$$

$$LD_{50} \text{ 的可信限} = \lg^{-1}(X_{50} \pm 1.96 SE_{X_{50}})$$

$$= \lg^{-1}(1.7948 \pm 1.96 \times 0.0145) = \lg^{-1}(1.7948 \pm 0.0824)$$

$$= \lg^{-1}(1.7664 \sim 1.2832) = 58.40 \sim 66.56 \text{mg/kg} \quad (P = 0.95)$$

$$LD_{50} \text{ 的平均可信限率} = \frac{LD_{50} \text{高限} - LD_{50} \text{低限}}{2LD_{50}}$$

$$= \frac{66.56 - 58.40}{2 \times 62.34} = 6.54\% \quad (P = 0.95)$$

求 LD_5 时，将 5% 的概率单位 3.36 代入 Y_K

$$X_5 = \frac{10 \times 0.1 \times (3.36 - 4.55)}{12.93} + 0.05 + 1.71 = 1.6680$$

$$LD_5 = \lg^{-1} 1.6680 = 46.56 \text{mg/kg}$$

$$SE_{X_5} = \frac{10 \times 0.1}{12.93^2} \sqrt{\frac{80 \times (-1.19)^2 + 12.93^2}{31.02}} = 0.0180$$

$$LD_5 \text{ 的可信限} = \lg^{-1}(1.6680 \pm 1.96 \times 0.0180) = \lg^{-1}(1.6630 \pm 0.0353)$$

$$= \lg^{-1}(1.6327 \sim 1.7033) = 42.92 \sim 50.50 \text{mg/kg} \quad (P = 0.95)$$

$$LD_5 \text{ 的平均可信限率} = \frac{50.50 - 42.92}{2 \times 46.56} = 8.14\% \quad (P = 0.95)$$

对所获数据进行科学和全面的分析，从所详细描述的主要表现、毒性反应出现和恢复时间、死亡率、整体解剖和（或）组织病理学检查结果等资料中，概括出受试药物急性毒性总体情况。LD_{50} 差异可说明两药毒性的差别，而两直线的不平行则往往提示两药作用原理、作用部位或体内过程的差别，它可为药理研究提供有意义的线索。但两直线平行也不一定作用原理、作用部位或体内过程等是一致的。如发现有差异作用，在同类化学结构药物的药理研究中应引起重视。若发现中毒反应和死亡率的动物性别有明显差别时，则应选择性别比较敏感的动物进行复试。

（二）最大给药量试验

在受试药物合理的最大容积和最高浓度条件下，单次给予实验动物不产生死亡的试验称最大给药量试验。最大给药量试验一般应在受试药物未能测出 LD_{50} 值时进行。采用临床试验的给药途径，以动物能耐受的最大浓度、最大容积的剂量 1 次或一日 2~3 次给予 20 只动物（雌雄各半）受试药物后，连续观察 7~14 天，记录动物反应情况，以动物不产生死亡的最大剂量为最大给药量。计算出总给予药量 g/kg（如系中药制剂则标明含生药量 g/kg），并推算出相当于临床用药量的倍数。

（三）最大耐受量试验

最大耐受量指单次给药引起动物出现明显的中毒反应而未发生死亡的剂量。最大耐受量试验一般使用 20 只动物，连续观察 7~14 天。

（四）固定剂量试验

该试验不以死亡作为观察终点，而是以明显的毒性体征作为评价指标。

根据受试药物的有关资料，选用 5、50、500 和 2000mg/kg 四个固定剂量中的一个做初试剂量。单次给药,给药前禁食 6~12h,给受试药物后再禁食 3~4h。

实验动物首选大鼠,每个剂量 1 只动物进行实验,预试一般不超过 5 只动物,如无资料证明雄性动物对受试物更敏感,首先用雌性动物进行预试。如无有关资料,可用 500mg/kg 作初试剂量进行预试;如无毒性反应,则可用 2000mg/kg 进行预试,该剂量如无死亡发生即可结束预试。如初试剂量出现严重的毒性反应,则降低上述 1 个剂量进行,如该动物存活,就在此两个固定剂量之间选择一个中间剂量进行试验。每个剂量试验之间至少应间隔 24h。给受试药物后至少观察 7 天,如第 7 天仍有毒性反应存在,则应再继续观察 7 天。

正式实验时,每个剂量组至少 10 只动物,雌雄各半。根据预试结果,在上述固定的 4 个剂量中选择 1 个可能产生明显毒性但又不引起死亡的剂量进行试验。给药后至少观察 14 天,观察指标除了与 LD_{50} 试验相仿外,尚应在给药前后 1 周、动物死亡时及实验结束时称动物体重。

（五）近似致死剂量试验

该法主要用于非啮齿类动物试验。常用 6 只 Beagle 犬或猴,年龄为 6~8 月龄。步骤如下:

1. 估计可能的毒性范围　根据小动物毒性试验结果、受试药物的化学结构和其他相关资料,估计可能引起毒性和死亡的剂量范围。

2. 按 50% 递增法,设计出含 10~20 个剂量的序列表。

3. 根据估计,在剂量序列表中找出可能的致死剂量范围。在此范围内,每间隔 1 个剂量给 1 只动物,测出最低致死量和最高非致死量,然后用两者之间的剂量给 1 只动物,此剂量即为所要求的近似致死剂量。

实验 80　　敌百虫急性 LD_{50} 的测定

【目的】　通过实验学习测定药物 LD_{50} 的方法、步骤和计算过程,了解急性毒性试验的常规步骤。

【材料】　小鼠 30~50 只(体重 18~25g,雌雄均可,应注明性别)

注射器及针头　小铁丝笼

2% 敌百虫溶液(临用前用精制品配制)　苦味酸溶液

【方法】

1. 探索剂量范围　取小鼠 8~10 只,以 2 只为一组分成 4~5 组,选择组距较大的一系列剂量,分别逐组腹腔注射敌百虫溶液,观察出现的症状并记录死亡数,找出引起 0% 及 100% 死亡率(至少应找出引起 20%~80% 死亡率)剂量的所在范围(参考剂量:最小 300mg/kg,最大 1000mg/kg)。

2. 进行正式试验　在预初试验所获得的 0% 和 100% 致死量范围内,选用几个剂量(一般用 3~5 个剂量,按等比级数增减),尽可能使半数组的死亡率都在 50% 以上,另半数组的死亡率都在 50% 以下。各组动物数应相等,每组 10 只左右,动物的体重和性别要均匀分配(最好采取区组随机法)。完成动物分组和剂量计算后按组腹腔注射给药。最好先从中剂量组开始,以便能从最初几组动物接受药物后的反应来判断两端的剂量是否合适,否则可随时进行调整。

3. LD$_{50}$测定中应观察记录的项目

(1) 实验各要素：实验题目，实验日期，室温，试验品的批号、规格、来源、理化性状、配制方法及所用浓度等，动物品系、来源、性别、体重、给药方式及剂量（药物的绝对量与溶液的容量）和给药时间等。

(2) 给药后的各种反应：潜伏期（从给药到开始出现毒性反应的时间）；中毒现象及出现的先后顺序；开始出现死亡的时间；死亡集中时间；末只死亡时间；死前现象等。逐日记录各组死亡只数。

(3) 尸解及病理切片：从给药时开始记时，凡两小时以后死亡的动物，均应及时尸解以观察内脏的病变，记录病变情况。若有肉眼可见变化，则需进行病理检查。整个实验一般要观察 7～14 天，观察结束时，对全部存活动物称体重，尸解，同样观察内脏病变并与中毒死亡鼠尸解情况相比较。当发现有病变时，也同样作病理检查，以比较中毒后病理改变及恢复情况。

【注意事项】

1. 市售的敌百虫质量差别较大，测定 LD$_{50}$ 时宜预先加以精制并于临用前配制溶液。如无精制敌百虫，亦可用盐酸普鲁卡因为例测定 LD$_{50}$，该药小鼠腹腔注射给药时的致死量约在 105～150mg/kg 范围内。

2. 供各组动物注射用的敌百虫溶液最好为按剂量比例稀释而成的一系列浓度的溶液。这样可使各组动物单位体重的给药剂量一致。

【报告要点】

1. 结果处理　实验资料按表 5-3 所示要求列出：

表 5-3

受试药物剂量 （mg/kg）	对数剂量 (X)	动物数 （只）	死亡动物数 （只）	死亡率 （％）	概率单位 (Y)	LD$_{50}$及可信限

2. 结果计算

(1) 使用 Bliss 法计算 LD$_{50}$。

(2) 计算 lgLD$_{50}$ 的标准误（$SE_{X_{50}}$）。

(3) 计算 95％可信限（必要时另计算 99％可信限）。

(4) 计算回归直线斜率 b，并算出 LD$_{10}$、LD$_{90}$。

(5) 两个 LD$_{50}$ 值的比较：当欲比较同一药物前后两次 LD$_{50}$ 的测定值或两个不同药物的 LD$_{50}$ 值时，可用两组 t 检验法进行比较，但计算中不能直接计算 LD$_{50}$ 的差值，而应用 lgLD$_{50}$ 的差值，因在 LD$_{50}$ 计算中是采用对数剂量进行的。

注：从不同性别动物或以不同途径给药获得的结果应分别列表。若发现不同性别动物对中毒反应和死亡率有明显差别，则应选择比较敏感的性别进行复试。

【讨论题】

1. 什么叫 LD$_{50}$？测定 LD$_{50}$ 的意义和根据是什么？

2. 测定 LD_{50} 时为什么要记录各种中毒现象及时间过程,而不能只记录死亡动物数?

3. 计算 LD_{50} 的可信限的意义是什么?

第二节　新药长期毒性试验

　　长期毒性试验是指对动物反复多次连续用药的毒性试验。评价连续反复给药后,动物产生的毒性反应、中毒时首先出现的症状、组织和功能损害情况,及停药后的发展和恢复情况。长期毒性试验的目的主要有两个,其一是观察反复给药情况下,实验动物出现的毒性反应、量效关系、主要的靶器官、损害程度及其可逆性等;其二是获得反复给药情况下,实验动物能耐受的剂量范围及完全无毒性反应的安全剂量。因此,长期毒性试验意义就在于为判断受试药物是否能进行临床研究,预测人类临床用药的可能毒性和安全范围,制订临床研究中的防治措施,确定应着重评价的生理生化指标,选择Ⅰ期临床研究初试剂量等提供重要参考。

　　该项试验具有周期长、耗资大,而且结果至关重要的特点,是判断一个候选药物是否有进一步开发价值、权衡利弊是否能过渡到临床研究的重要依据之一。

　　该项试验应在药理试验(药效学、药代学、一般药理学)和急性毒性试验完成后,认为有进一步研究价值时再进行。试验设计最好由药学、药理与毒理学、临床医学与药学人员共同制定,应进行预试验,减少盲目性。

一、设计与评价的一般原则

　　1. 动物选择　　新药的长期毒性研究应采用敏感动物进行试验,通常选择2种动物,一种为啮齿类,另一种为非啮齿类,常规用年轻动物,因为在发育中的动物对毒性更敏感;雌性动物应无孕。啮齿类动物常用大鼠,年龄为6周。非啮齿类动物常用 Beagle 犬(新生物制品常采用猴),年龄为4~6个月。体重差异不应大于该次试验动物平均体重的20%。应写明动物品种、年龄、供应单位及生产合格证号。若研究药物用于儿童患者,则应根据具体情况采用幼年动物进行该项试验。实验前动物至少驯养1~2周,应单笼饲养,定量喂食。

　　2. 分组　　一般设4组,1个溶剂对照组,3个给药试验组,对照组和试验组动物数要相等,雌雄各半,这样可获得有关动物种属和性别之间毒性反应差别的资料。大鼠的每组动物数按毒性试验时间的长短决定,如毒性试验时间少于90天,每剂量组雌雄各10只;多于90天,每剂量组为雌雄各20只。犬或猴每组雌、雄各3~4只,如所用溶剂可能有毒性时,应另加1组空白对照。

　　3. 实验室条件(包括动物饲养管理条件)　　应尽量符合 GLP 标准。如写明饲料生产单位,若用自己配制的饲料,应提供配方及成分含量的检测报告。注明室内温度、湿度、光照和通风条件。啮齿类动物最好单笼饲养,如群养时应雌、雄分开,每个笼内不宜超过5只动物。所有动物实验前至少观察1周,并记录食量、饮水和体重等基础数字。应写明受试药物名称、批号、来源、纯度、保存条件及配制方法。

　　4. 剂量设计　　给药组应设低、中、高3个剂量,低剂量应是无毒的,一般为动物有效剂量或临床治疗量的2~3倍。高剂量应能足以使新药的毒性充分表现出来,一般使动物产生一定的毒性(如体重下降10%,产生一定的脏器毒性,甚至出现个别动物死亡,但不超过

20％）。中剂量应仅引起轻微的毒性反应，一般为高低剂量的几何平均值。如低剂量设计为 10.0mg/kg，高剂量设计为 150.0mg/kg，则中剂量按 $\sqrt{10.0 \times 150.0} \approx 38.7\text{mg/kg}$ 计算。可按 40mg/kg 给药或按 50mg/kg 给药较为合适。

如小鼠急性毒性的口服给药剂量大于 5g/kg，注射给药剂量大于 2g/kg 仍未产生毒性反应和死亡，或仅个别有毒性反应时，长期毒性试验可考虑做限度试验，即大鼠只做一个高于拟用于临床剂量 50 倍的剂量组。犬只做一个高于拟用于临床剂量 30 倍的剂量组。

该项试验常见问题可由于药理和毒理试验分离进行，或未进行长期毒性预试验，出现高剂量设计过低而未找到毒性剂量，低剂量设计过低而未找到安全剂量，因而无法找到安全范围，未达到长期毒性试验的目的。应该参考药效学、药代学、一般药理学和急性毒性试验结果来合理设置长期毒性试验剂量组，最好进行预试验，如发现药效与毒性剂量倒置，应客观分析产生的原因，如实验条件和方法、动物种属、受试药物等。

给药途径应该与拟推荐临床用药途径一致，如无法一致应说明理由。口服给药最好采用灌胃法，也可将受试药物混于饲料让动物自行摄入。采用此种方法给药时应提供受试药物与饲料混合的均匀性，受试药物的稳定性及有关质量检查等的资料，以确保获得准确可靠的试验结果。犬采用口服途径给药时，应在喂食前给予。临床用药途径为静脉时，由于给药周期长，可用其他适宜的注射途径代替。

试验期间受试药物最好不中断地连续给予，每天给药时间应相同。如试验期为 3 个月或超过 3 个月时，也可采用每周给药 6 天、间隔 1 天的方法。

外用药长期毒性试验要注意详细说明实验条件（环境温度、湿度）和试验方法（给药部位、面积、固定方法、持续时间、给药厚度）。

给药容量大鼠一般为 1～2ml/100g 体重，应根据体重增长情况调整给药量，按等量不等浓度法配制药物。

试验周期可根据拟推荐临床用药的持续时间长短而确定，一般动物试验连续给药周期必须为临床试验给药周期的 3～4 倍，具体见表 5-4 所示。

表 5-4　动物长期毒性研究给药周期的选择

临床试验用药	动物试验用药
＜5 天	2 周
＜2 周	4 周
2～4 周	3 个月
1～3 个月	6 个月
＞3 个月	啮齿类 6 个月，非啮齿类 9 个月

试验周期在半年以上的新药，可在长期毒性试验进行 3 个月后，未发现明显毒性反应的情况下，申请进行第 I 期临床试验。

给药期间引起动物毒性反应的试验药物，至少应在给药周期结束后，对高剂量组和对照组动物继续进行观察评价。在该阶段，对引起动物不可逆性功能损害和组织病变的试验药物，要慎重考虑其临床研究问题，并权衡继续开发研究的价值。

对毒性较高、安全范围较小的特殊品种新药，如拟继续进行临床试验，最好通过研究找到一种解救药,以备过量中毒时使用。

有的新药还应根据其药理性质和临床用途,观察对注射部位(皮下、肌肉、血管)的刺激性,注射用药尚应进行制剂的热原检查、溶血性试验及过敏性试验。

二、设计与评价的检测项目

(一)一般观察

外观体征和行为活动、流涎等腺体分泌、粪便性状与颜色、毛色、行为、给药局部反应、食量及体重变化等。实验动物群养时,应将出现中毒反应者取出单笼饲养,发现死亡或濒死动物,应及时尸检。犬尚应观察恶心呕吐、血压、呼吸和心电检查(Ⅱ导联心电图)等。

(二)血液学指标

红细胞、网织红细胞计数、血红蛋白、白细胞总数及其分类、血小板、凝血时间等。

(三)血液生化指标

天冬氨酸氨基转换酶(AST)、丙氨酸氨基转换酶(ALT)、碱性磷酸酶(ALP)、尿素氮(BUN)、总蛋白(TP)、白蛋白(Alb)、血糖(GLU)、总胆红素(T-BIL)、肌酐(Crea)、总胆固醇(T-CHO)等。

(四)特殊检查

通常要进行对肛门、皮肤的观察检查;凡有可能引起眼、耳毒性的药物,均应增加眼、耳毒性检查指标;有些药物尚需研究对酸碱平衡、水盐代谢的影响。

(五)系统尸体解剖

应全面细致地肉眼观察检查(形状、大小、外观颜色变化),为组织病理学检查提供参考。采集的资料大致有两部分:

1. 脏器系数   称取脏器重量并计算脏器系数,用以评价重要器官如心、肝、脾、肺、肾、肾上腺、甲状腺、睾丸、子宫、脑、前列腺等的毒性反应。该项指标仅作参考用,因为脏器系数为一比值,分子(器官重量)和分母(体重)中,任何一个起变化,都可引起系数变动,因此要根据实际意义下结论。如器官萎缩,可使系数变小,而体重减轻,可使系数增大,但两者都是受试药物毒性作用的反映。只有在体重变化不显著而脏器系数显著变化时,才有器官毒理学意义。

2. 组织学检查   内容包括:脑、脊髓、视神经、眼、垂体、心、肝、脾、肺、肾、胸骨(骨和骨髓)、淋巴结、肾上腺、胰腺、甲状腺、胸腺、胃、十二指肠、回肠、结肠、膀胱、睾丸(连附睾)、前列腺、子宫、卵巢等。实际试验时,应根据受试药物的类型、用途和作用特点,必要时增减相应指标。组织标本处理后,一般先对对照组和高剂量组进行切片显微组织检查。有异常时才进行中、低剂量组组织检查。

以上项目内的检查指标需根据具体药物类型而定,结果应能反映药物的主要毒性。

三、检测指标的时间

(一)检查间隔

常规的长期毒性实验,除一般症状每天都得观察记录外,其他项目都应为定期检查。给药前全部动物先进行一次全面检查,证明所有检查指标均在正常范围之内。然后再分组给药,给药期间检查几次,应根据给药时间长短而定,可参考下表(表 5-5),确定检查次数和间隔。原则上应尽量发现最早出现的毒性反应。停药后还应作恢复检查,一般定在停药后 2 周或 4 周进行。

表 5-5　给药期间的检查间隔

毒性试验周期	给药期间检查次数*	检 查 间 隔
2 周	1	1 周
4 周	1	2 周
3 个月	2	1 个月
6 个月	2	2 个月
12 个月	3	3 个月

* 不包括停药时的一次检查。

试验周期在 3 个月以内的,一般在最后一次给药后 24h 和恢复期结束时进行。必要时,在试验中间检测指标一次。犬试验期小于 3 个月,血液、生化、尿液、心电等可每 2～4 周测一次。

试验周期大于 3 个月时,大鼠可在试验中间活杀少量动物(高剂量组和对照组)检测各项指标。犬可 1～2 个月测一次,对有异常的指标可酌情增加测定次数,恢复期结束时各项指标均应检查。

病理学检查在给受试药物结束和恢复期结束时进行。但对濒死或中毒死亡动物应及时检查。

(二)恢复性观察

最后一次给受试药物后 24h,每组活杀部分动物检测各项指标,留下部分动物,根据受试药物的特点和毒性情况,继续观察 2～4 周再活杀检查,以了解毒性反应的可逆程度和可能出现的延迟性毒性反应。在此期间除不给受试药物外,其他观察内容与给受试药物期间相同。

四、资料整理要求

1. 首页写明试验题目、课题负责人;血液生化指标测定、血液学指标测定及给药观察、病理学检查等负责者的姓名、职称;试验开始和结束日期;实验承担单位、研究室、负责人、资料保存单位等。

2. 第二页书写试验摘要。

3. 用设计合理的统计图表清楚地显示给受试药物前、给受试药物期间及停给受试药物后各种检测指标的测定值(平均数±标准差),以便了解受试药物的剂量—毒性关系,有变化的指标应用恰当的统计方法进行处理。

4. 应客观地描述整体解剖及组织病理学检查结果,要重视脏器病理组织学的报告书写规范及病理照片的提供(尤其是表现出病变的脏器)。对各种异常现象可用半定量的方式表述,以便揭示其与剂量和时间的关系。

五、结果评价

1. 所获得的实验结果数据应进行统计学处理。将全部数据列表,数据表应能反映出给药前动物的各项指标的正常值、给药期间的变化以及恢复期的恢复情况,数据用均值±标准差表示。一般统计学处理采用给药后与给药前比较的统计方法,如用配对 t 检验以及对应时间各用药组与对照组比较的统计方法,则进行组间 t 检验。必要时 3 个给药组之间还应进行统计学检验,以揭示量效关系。对于统计结果的分析,要求用专业知识来正确理解统计结论。如统计结论是 $P < 0.05$,但对某些指标,从专业知识来判断两组差别却很小,如血压变化小于 $7.5\mathrm{mmHg}$,白细胞变化小于 $100/\mathrm{mm}^3$,均不应下两组有差异的结论;又如统计结论是 $P > 0.05$,但由于例数较少,而差异又客观存在,轻率地作出两组无明显差异的结论也是不合适的,应增加例数重做试验。如用计算机处理数据,应指出所用的程序名称。

2. 根据实验目的,结合所观察到的毒性表现作出恰如其分的评价,应根据试验目的提供毒性反应、靶器官损害程度、可逆性、无毒和中毒剂量、安全范围。

3. 应对所获取的数据进行科学和全面的分析,可结合毒代动力学结果进行分析,这对确定毒性靶器官和毒性症状的表现可能更加科学并有意义。注重毒性反应出现的时间;详细描述毒性的主要表现、死亡、整体解剖检查和/或组织病理学检查结果等。

4. 对于某些项目的试验,如一般药理学试验中的心血管系统指标观察、注射剂给药的局部刺激性观察、免疫毒理等方面的指标观察等,可安排在该项试验中同时观察,并提供符合要求的试验结果。

实验 81　苯对于家兔血常规检查项目的影响

【目的】　了解进行血常规检查(包括血红蛋白含量测定、红细胞计数、白细胞计数及白细胞分类计数)的方法,观察家兔的正常及病理血象。

【材料】　家兔 2 只
兔固定箱　注射器　采血针
50%苯油溶液(以等量的苯和注射用油配制而成)　酒精棉球

【方法】　家兔采血作血红蛋白含量测定、红细胞计数、白细胞计数及白细胞分类计数,记录血常规检验各项数值。皮下注射用油 4ml/kg 作对照,50%苯油溶液 4ml/kg,4～5 天后再次进行血红蛋白含量测定、红细胞计数、白细胞计数和白细胞分类计数。比较家兔注射苯油溶液后,与给注射用油家兔血常规检查各项目数值之差异。

【报告要点】　家兔的体重、性别、注射 50%苯油溶液剂量,两种处理血常规检查所获数据。

【讨论题】

1. 为什么进行药物的长期毒性试验时常需检查动物的血象?

2. 常做的血象检查项目有哪些? 其检查结果可以说明什么问题? 怎样能使检查结果准确?

附：血常规检查法

（一）血红蛋白的含量测定

【原理】　红细胞在盐酸溶液中溶解，释放出血红蛋白，并变为褐色的酸化血红蛋白，其色泽深度与血红蛋白含量成正比。经与标准色板比色后，即可得出每 100ml 血液中血红蛋白的含量（g/dl）。

【材料】　Sahli 氏血红蛋白计（包括测血红蛋白吸管、比色管与比色座等）　1％盐酸溶液

【步骤】

1. 向血红蛋白计比色管中滴加 1％盐酸溶液到 10％刻度处。

2. 将准备采血的兔耳缘部位拔去毛，用酒精棉球消毒，用针刺破血管，要求血液能自然流出。弃去第一滴血后，用血红蛋白吸管吸取血液至 20mm³ 刻度处，擦去管尖外面多余血液。将吸管插至比色管内酸液中，轻轻将血液吹出。再用上清液将吸管内残存的血液洗净，立即混匀。

3. 将比色管放入比色座中，放置 5～10min，使血红蛋白充分酸化。

4. 用滴管向比色管内滴加蒸馏水，边加边搅拌并对着光线比色，直至比色管内液体的颜色与标准色板相同为止。读取比色管内液体凹面最低处所示的百分数，即得每 100ml 血液中血红蛋白的克数。

（二）红细胞计数

【原理】　一定量的血液经一定量等渗性稀释液稀释后，置血细胞计数板上的计数池中，在显微镜下计数，求得每 mm² 血液内的红细胞数。

血细胞计数板为一长方形的硬质玻板，上面有两个刻度计数池，每个计数池分为 9 个大方格，每个大方格的面积为 1mm²，加特制盖片后的深度为 0.1mm。中心大方格分为 25 个中方格，每个中方格又分为 16 个小方格。中心大方格供红细胞计数用，四角的四个大方格供白细胞计数用。

【材料】　显微镜　血细胞计数板　小试管　2ml 吸管　血红蛋白吸管　细玻棒

红细胞稀释液（氯化钠 0.5g、含结晶水硫酸钠 2.5g、氯化汞 0.25g，加蒸馏水至 100ml，过滤后备用）

【步骤】

1. 取试管 1 支，用标准吸管加红细胞稀释液 2ml。

2. 用血红蛋白吸管吸血到 10mm³ 刻度处，擦去管尖外面的多余血液，将吸管插入试管内的稀释液中，轻轻地把血液吹出，并用上清液将吸管洗涤数次。立即振荡，充分混匀，然后倾斜试管，用玻棒蘸取红细胞悬液一滴，充入计数池内。

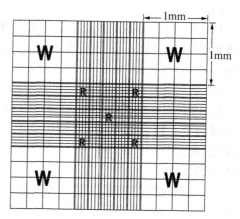

图 5-1　血细胞计数池的划线

充细胞悬液时注意不要产生气泡,要一次充好,液量适宜。

3. 将计数板放在显微镜的载物台上,用低倍镜找出红细胞计数区域,计数中心大方格中四角和中心 5 个中方格内的红细胞数。为了保证计数的准确,凡压在中方格左侧及上侧边线上的红细胞均予计入,压在右侧及下侧边线上的红细胞一概不计。

4. 将 5 个中方格内红细胞数的总和乘以 10000,即得每 mm³ 血液内的红细胞数[如所得总和为 n,则 $n \times 5$(变为 1mm²)$\times 10$(变为 1mm³)$\times 200$(稀释倍数)$= n \times 10000$]。

（三）白细胞计数

【原理】 将血液用稀醋酸稀释,使红细胞溶解而白细胞的形态更加清晰,然后进行计数,求得每 mm³ 血液内的白细胞数。

【材料】 显微镜　血细胞计数板　小试管　1ml 吸管　血红蛋白吸管　细玻棒
1‰醋酸溶液

【步骤】

1. 取小试管 1 支,准确加入 1‰醋酸溶液 0.38ml。

2. 用血红蛋白吸管吸血到 20mm³ 处,擦去管尖外多余血液,将血液轻轻吹入稀释液中,再用上清液将吸管内的残存血液洗净,立即混匀。待液体略显褐色后,再次混匀,用玻棒蘸取悬液,充入计数板上的计数池内。

3. 放置片刻后将计数板置低倍镜下,计数板四角 4 个大方格内白细胞的总和。将总和乘以 50,即得每 mm³ 血液内的白细胞数[如所得总和为 m,则 $m/4$(变为每 mm²)$\times 10$(变为每 mm³)$\times 20$(稀释倍数)$= m \times 50$]。

（四）白细胞的分类计数

【原理】 在载玻片上推成血膜片,用瑞(Wright)氏染色液进行染色。瑞氏染色液中含有甲醇,起固定细胞作用;其中还含有碱性染料(美蓝及少量天青)和酸性染料(伊红),血细胞中的蛋白质因等电点的不同,可选择性地吸附上述各种染料,从而有利于白细胞种类的鉴别(表 5-6)。

【材料】 显微镜　载玻片
瑞氏染色液(取瑞氏染色剂 0.1g 及甲醇 60ml,共置棕色瓶中振摇 3min 后放置,以后再每日振摇 1 次,连续 3～4 日,取上层液备用)　pH6.4 的磷酸盐缓冲液

【步骤】

1. 取一边缘光滑平整的载玻片作为推片,一端接触穿刺部,蘸取米粒大小的血液 1 滴。把推片的沾血端放在一载玻片上,使推片与载玻片间形成 30°左右的夹角,从一端向另一端缓慢而平稳地推移,制成均匀血片(图 5-2)。

2. 用滴管将瑞氏染色液加在凉干的血膜上,以盖住血膜为度。静置约 1min,再加等量的 pH6.4 磷酸盐缓冲液,使之与染液混匀。静置 5～10min,用水将染液冲去,放置待干。

3. 将染色的血片先用低倍镜观察。选染色良好、厚薄适宜、细胞相连而不重叠分布均匀的区域,改用油

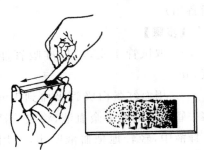

图 5-2　血片的制备与血细胞分类的镜检顺序

镜进行观察。按图 5-2 箭头所示的方向移动标本,将遇到的各类白细胞分别记录下来,至总数 100 个为止,每类细胞的数目即为其百分率。

表 5-6　五种白细胞的形态特点

名　称		模　式　图	细　胞　核	细　胞　浆
粒细胞	中性(N) 杆状核(St)		深紫色,弯曲似腊肠状	浆呈淡红色,浆内遍布细小的淡紫色颗粒
	中性(N) 分叶核(Sg)		深紫色,分为 2～5 个叶	
	嗜酸性(E)		多分为两叶,呈眼镜状,深紫色	颗粒较大,均匀而圆,橙红色,中心浅染,布满胞浆
	嗜碱性(B)		淡红色,结构不清,分叶不明显	颗粒大小不等,呈蓝黑色,常脱去颗粒而成空泡,分布不匀,颗粒常盖住细胞核
淋巴细胞(L)			圆或椭圆,染色质呈块状,着色深而致密	浆呈透明的蔚蓝色,大淋巴可见少数大而稀疏的天青颗粒
单核细胞(M)			呈肾形、马蹄形,染色质疏松,呈网状	浆呈灰蓝色,含细小弥散的红紫色颗粒

实验 82　四氯化碳对家兔肝功能的影响

【目的】　了解以丙氨酸氨基转移酶活力测定法检查肝功能的步骤,观察四氯化碳对家兔肝功能的影响。

【材料】　家兔 1 只

兔固定箱　注射器　小试管

四氯化碳　草酸钾

(用于肝功能测定的材料另见测定方法部分)

【方法】　取家兔 1 只,称其体重,以丙氨酸氨基转移酶活力测定法或溴磺酞钠滞留量测定法检查其肝功能。给家兔皮下注射四氯化碳 0.3ml/kg。48h 后再次检查家兔的肝功能,比较前、后两次所获数据之差别。

【报告要点】 家兔的体重、性别、注射四氯化碳剂量、前后两次检查肝功能所获数据。

【讨论题】

1. 为什么在进行药物的长期毒性试验时，常常要检查动物的肝功能？

2. 血清丙氨酸转氨酶活力测定与溴磺酞钠滞留量测定各能反映哪一方面的肝功能变化？怎样才能使测定结果准确？

附：肝功能的丙氨酸氨基转移酶(ALT)测定法

【原理】 ALT 以往惯称丙氨酸转氨酶(GPT)，在正常动物的血清中含量甚低。当肝脏发生急性感染或受到药物损害时，细胞膜及细胞器膜受损，肝细胞内含有的 ALT 大量释入血液，血清 ALT 就升高，因此测定血清 ALT 活力对于了解肝功能有一定意义。

$$\alpha\text{-酮戊二酸} \rightarrow \text{谷氨酸}$$
$$\text{ALT}$$
$$\text{丙氨酸} \rightarrow \text{丙酮酸}$$

ALT 催化谷氨酸与丙酮酸之间的氨基转移，为可逆反应。如以丙氨酸与 α-酮戊二酸作底物，经 ALT 催化后就生成丙酮酸与谷氨酸。丙酮酸可与 2,4-二硝基苯肼反应，形成丙酮酸二硝基苯腙，后者在强碱溶液中显红棕色，可进行比色测定。在一定条件下，如生成的丙酮酸二硝基苯腙较多，就说明血清 ALT 活力较高，提示肝脏发生了损害。

丙酮酸 　　　2,4-二硝基苯肼 　　　丙酮酸二硝基苯腙

【仪器】 光电比色计 恒温水浴 吸管 试管

【试剂】

1. 0.1mol/L 磷酸盐缓冲液(pH7.4) 称取无水磷酸二氢钾 2.18g 和磷酸氢二钾 $(K_2HPO_4 \cdot 2H_2O)14.78g$，加蒸馏水溶解后移至 1000ml 容量瓶中，校正 pH 至 7.4，再加蒸馏水至刻度。

2. 丙氨酸氨基转移酶底物缓冲液(DL-丙氨酸 200mmol/L，α-酮戊二酸 2mmol/L) 精确称取 1.79g DL-丙氨酸和 29.2mg α-酮戊二酸，先溶于约 50ml 0.1mol/L 磷酸缓冲液中，用 1mol/L 氢氧化钠溶液(约 0.5ml)调到 pH7.4，再加缓冲液至 100ml，置冰箱保存，可稳定 2 周。若每升底物中加入 0.9g 麝香草酚防腐置冰箱中至少可保存 1 个月。

3. 1mmol/L 2,4-二硝基苯肼溶液 称取 19.8mg 2,4-二硝基苯肼，溶解于 100ml 1mmol/L 盐酸中，置室温保存。

4. 0.4mol/L 氢氧化钠溶液 将 16.0g 氢氧化钠溶解于水中，并加水至 1000ml，置带塞塑料试剂瓶内，室温可长期稳定。

5. 2mmol/L 丙酮酸标准液 准确称取 22.0mg 丙酮酸钠(AR)，置于 100ml 容量瓶中，加 0.05mol/L 硫酸至刻度。

【操作步骤】 测定 ALT 的方法有数种，连续测定(速率)法结果准确，但需自动生化分

析仪。比色法为赖氏法（Reitman-Frankel）等，它不需特殊仪器，试剂亦较廉，但有干扰因素多等缺点。下面介绍赖氏法。先将底物在 37℃ 水浴中预温 5min，然后按表 5-7 操作。

表 5-7　ALT 赖氏法测定步骤

加　入　物	测　定　管	对　照　管
血清（ml）	0.1	0.1
底物溶液（ml）	0.5	—
混匀后，在 37℃ 水浴箱中保温 30min		
2,4-二硝基苯肼（ml）	0.5	0.5
底物溶液（ml）	—	0.5
混匀后，在 37℃ 水浴箱中保温 20min		
0.4mol/L 氢氧化钠溶液（ml）	5.0	5.0

在 505nm 处以蒸馏水调零点，读取各管的吸收度。测定管吸收度减去对照管吸收度后，从标准曲线查得 ALT 活力单位。

【标准曲线绘制】

1. 按表 5-8 顺序加液，制备 ALT 测定标准管。

表 5-8　测定 ALT 标准曲线的步骤

加　入　物	管　号				
	4	0	1	2	3
0.1mol/L 磷酸缓冲液（ml）	0.10	0.10	0.10	0.10	0.10
2mmol/L 丙酮酸标准液（ml）	0	0.05	0.10	0.15	0.20
底物缓冲液（ml）	0.50	0.45	0.40	0.35	0.30
相当于酶活力（卡门单位）	0	28	57	97	150

2. 各管加入 2,4-二硝基苯肼液 0.5ml，混匀，37℃ 保温 20min 后加入 0.4mol/L 氢氧化钠溶液 5.0ml。

3. 混匀、放置 10min 后，在 505nm 处比色。以蒸馏水调零点，读取各管吸收度。各管吸收度减去对照管吸收度，所得差值与对应的卡门（Karmen）酶活力单位作图。人的 ALT 正常值为 5～25 卡门单位。

卡门单位的定义是：1ml 血清在卡门测定法规定的条件下，在温度 32℃，每分钟能使反应液在 340nm 波长处吸收度降低 0.001 为一个卡门单位。

【注意事项】

1. 血清不宜溶血。最好在采血当日进行测定，不能在当日操作者可储于冰箱 1～2 天。

2. 如所得之吸收度已超过标准曲线上的最高值，表示酶活力过高，此时需将血清稀释 10 倍后重新测定。

3. 测定结果与作用时间、温度及底物溶液的 pH 值密切相关，操作时应严格掌握。

实验 83　氯化汞对家兔肾功能的影响

【目的】　了解尿常规检验法与血浆尿素氮测定法的步骤,观察氯化汞对家兔肾功能的影响。

【材料】　家兔 1 只

兔固定箱　注射器　橡皮导尿管　烧杯　试管

0.5％氯化汞溶液　草酸钾　液体石蜡

（用于尿液常规检验与血液尿素氮测定的材料另见检验方法部分）

【方法】　取家兔 1 只,称其体重。在家兔的尿道口加液体石蜡 1 滴,用管口沾有液体石蜡的导尿管轻轻插入尿道,进入膀胱,抽取尿液约 10ml 置试管内,供尿常规检验用。从家兔耳静脉采血约 1ml,置预先加有少许草酸钾的试管内,供测定血浆尿素氮含量用。给家兔皮下注射氯化汞 5mg/kg(0.5％溶液 1.0ml/kg)。48h 后再次采集家兔的尿液与血液,进行尿常规检验与血浆尿素氮定量,比较前、后两次检验的结果。

【注意事项】　给家兔导尿时谨防损伤尿道黏膜,否则可因尿液中混入血细胞而影响检验结果。

【报告要点】　家兔的体重、性别、注射氯化汞前后进行尿常规检验与血液尿素氮定量的结果。

【讨论题】

1. 为什么进行药物的长期毒性试验时常常要检查动物的肾功能？

2. 尿常规检验与血浆尿素氮测定各能反映哪一方面的肾脏功能状态？ 怎样才能使测定结果准确？

附：肾功能检验方法

（一）尿的常规检验

【原理】　一般将尿液的蛋白质定性检查和沉渣镜检合称尿的常规检验。在正常情况下,尿液中的蛋白质含量极微,不能用普通方法检出,在尿液的沉渣中只偶有少量白细胞、上皮细胞与个别红细胞。如在尿液中检得蛋白质,在尿液沉渣中发现有较多的红细胞、白细胞、上皮细胞,特别是各种管型,即表示肾脏已有实质性损害。

【材料】　显微镜　离心机　酒精灯　离心管　试管　载玻片　天平

5％醋酸溶液

【方法】

1. 尿液的蛋白质定性检查　取长约 10cm 的试管 1 支,加尿液至 2/3 高度,手持试管下端,将上部尿液以火焰加热(应不断转动试管以免受热不匀而炸裂),沸腾后加 5％醋酸溶液 2～4 滴,再加热至沸,按表 5-9 判定检查结果。

表 5-9 加热醋酸法检查尿蛋白结果判定

结　　果	符　　号	蛋白质的大约含量(g/100ml)
无混浊	—	无
微混浊	±	0.01 以下
混浊	+	0.01～0.05
颗粒状混浊	++	0.05～0.20
絮状混浊	+++	0.20～0.50
凝聚成块	++++	0.50 以上

2. 尿液沉渣的显微镜检查　取尿液约 5ml 于试管内,以每分钟 2000 转速度离心 3～5min,倾去上清液(可供蛋白质检查之用),使约剩 5 滴。摇匀沉渣,倒在载玻片上,涂匀后镜检。镜检时光线应较弱,先在低倍镜下将涂片全面检视一遍,以免遗漏管型等量少而有意义的物体,再用高倍镜检视 5～10 个视野,并注意各种有形物体的数目(图 5-4)。

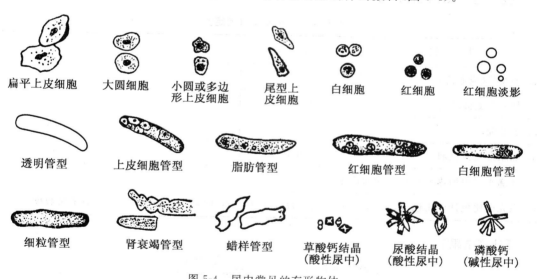

图 5-4　尿中常见的有形物体

（二）血浆尿素氮测定法

【原理】　尿素为体内的代谢产物,由肾小球过滤而排泄。肾功能发生障碍时尿素的排泄量减少,血浆中尿素氮(urea nitrogen)的含量升高。因此,可以通过测定血浆尿素氮的含量来了解肾脏(主要是肾小球)的功能状态。

尿素与二乙酰肟在酸性溶液中,经 Fe^{3+} 的催化发生缩合,并在氨硫脲存在下,生成 3-羟基-5,6-二甲基-1,2,4-三嗪,使溶液变成红色,因此可用比色法进行定量。

【器材】　试管　吸管　电炉　水浴锅

【试剂】

1. 7.5%(V/V)硫酸溶液(AR)。

2. 氨硫脲贮存液　取氨硫脲 2.5g,加蒸馏水至 500ml。

3. 二乙酰肟贮存液　取二乙酰肟 12.5g,加蒸馏水至 500ml。

4. 三氯化铁-磷酸贮存液　取三氯化铁(FeCl$_3$·6H$_2$O)1g,溶于 20ml 磷酸(85%)中,用蒸馏水稀释至 30ml。

5. 二乙酰肟-氨硫脲应用液　临用时取二乙酰肟贮存液与氨硫脲贮存液各 67ml,加蒸馏水至 1000ml。

6. 三氯化铁-磷酸应用液　临用时取三氯化铁-磷酸贮存液 1ml,用 7.5%硫酸稀释至 1000ml。

7. 尿素氮显色剂　临用时取等量二乙酰肟-氨硫脲应用液和三氯化铁-磷酸应用液,混合即成。

8. 尿素氮标准液　a. 高标准液:取尿素 107mg,加 0.005mol/L 硫酸至 100ml,使之溶解(50mg 尿素氮/dl);b. 低标准液:取高标准液 40ml,以 0.005mol/L 硫酸稀释至 100ml(20mg 尿素氮/dl)。测定时一般用低标准液。当血浆尿素氮含量超过 40mg/dl 时用高标准液。标准液应置冰箱内保存。

【步骤】　取草酸钾抗凝血,离心分出血浆,然后按表 5-10 进行操作。

表 5-10　血浆尿素氮测定步骤

步　　　骤	标　准　管	测　定　管	空　白　管
1. 加血浆(或血清)		0.1ml	
2. 加尿素氮标准液	0.1ml		
3. 加蒸馏水			0.1ml
4. 加尿素氮显色剂	10ml	10ml	10ml
5. 在沸水浴中加热 10min,取出置冷水中冷却。			
6. 在光电比色计中比色,用 520nm(绿色)滤光板,以空白管校正零点,读取标准与测定管的吸收度。			

【计算结果】

$$尿素氮含量(mg/dl) = \frac{测定管吸收度}{标准管吸收度} \times C$$

式中:C 值当用高标准液时为 50,低标准液时为 20。

实验 84　实验动物脏器解剖及组织标本的采集

【目的】　熟悉实验动物主要脏器的解剖方法及组织标本的采集方法。

【材料】　正常或实验用过的大鼠或小鼠 1 只

蛙板　50ml 广口瓶(带盖)　眼科剪　解剖剪　眼科镊　量筒(100ml)　记号笔
4%甲醛水溶液(10%福尔马林液)

【方法】

1. 处死动物　要求使动物速死,尽量减少病理组织形态因处死而改变。大小鼠可用颈椎脱臼法或断头处死。猫、兔可向静脉内快速注入 20～40ml 空气以造成气栓致死。犬则需注入 80～150ml 空气。处死后立即称重。

2. 解剖　应在死后立即进行，将动物背位固定在蛙板上，以水浸湿被毛，沿腹中线从耻骨联合处剪开皮肤至胸骨剑突并延伸至颌下。分别取出肺、心、肝、肾、脾、肾上腺、胃、大小肠、子宫、卵巢、睾丸等脏器。从顶骨缝处小心剥离顶骨等颅骨，使脑组织充分暴露，翻转使颅底向上，轻轻拨动出脑组织，剪断神经。用滤纸吸去各脏器血污，并用铝薄纸托垫分别称取各脏器重量。

3. 内脏观察　解剖时应同时观察脏器的形状、大小、色泽、硬度、有无淤血、出血、肿块、纤维蛋白渗出等异常情况，如实描述观察结果。必要时可同时解剖健康动物以资比较。

4. 带有血迹的脏器可在摘除后放于生理盐水中漂洗，然后用滤纸吸干再浸入固定液中。

5. 固定　广口标本瓶中预先注入标本体积 10 倍以上的固定液，放入标本后轻轻拨动，勿使贴壁，小鼠可直接固定整个器官，肝、肌肉等组织可取部分标本。取材厚度 3～5mm，最厚勿超过 15mm 为宜。如可见病损组织，应包括主要病损部分及一部分正常组织，以便在同一张切片上观察比较。

6. 取材标本全部放入标本瓶并固定后，加盖密封，核对编号并详列标本清单，供制作病理切片用。申请病理切片的报告应包括实验名称、实验条件、切片要求及标本清单。

【注意事项】

1. 对实验中途中毒死亡的动物应及时解剖取材；对于需处死的动物，应迅速果断地处死以减少人为的影响。

2. 对脏器的肉眼观察应该全面、细致，虽可按实验预定要求选取脏器，但若肉眼观察中发现有异常者均应取材，备进一步检查用。

3. 标本没入固定液后几小时内应轻轻翻动，使其贴壁，粘底处充分浸湿固定液，否则固定不全。未及时切片的标本，应检查并补充已因挥发等而损失的固定液，避免变干。

【报告要点】

1. 记录肉眼所见各脏器形态情况。

2. 列表描写有关脏器取材情况并说明（表 5-11）。

表 5-11　×××药对小鼠的脏器毒性研究

编　　号	脏　　器	重　量(g)	说　　明

【讨论题】

1. 大小鼠各主要脏器正常时，应如何描述其肉眼观察结果？

2. 心、肝、肾明显中毒时，肉眼观察可见哪些主要变化？

3. 固定液的主要作用是什么？固定标本时应注意哪些问题？

第三节　新药特殊毒性研究

上面所讨论的这些毒性反应，一般当给药至中毒量时都可以表现出来，发生率较高，是比较容易发现的，而且也是发生于特定器官的毒性作用。另外有一些毒性反应，常常只在经过较长的潜伏期以后或在特殊条件下才会暴露出来，其发生率较低，但造成的后果常较严重而难以弥补，这就是致突变性、致癌性、生殖毒性（致畸性）与依赖性。这几种毒性的试验通常被统称为特殊毒性试验。特殊毒性试验的目的是评价新药是否具有致突变性、生殖毒性和潜在致癌性以及依赖性。特殊毒性试验一般分三个阶段：

第一阶段包括六个试验内容，即致突变性三个试验（微生物回复突变试验、哺乳动物培养细胞染色体畸变试验、啮齿动物微核试验）和生殖毒性三个试验（一般生殖毒性试验、动物致畸胎试验、围产期毒性试验），注册分类 1 的新药要求六项全做。

第二阶段包括八个试验内容，即致突变性六个试验（基因突变试验，包括哺乳动物培养细胞基因突变试验、果蝇伴性隐性致死试验；染色体畸变试验，包括啮齿动物显性致死试验、精原细胞染色体畸变试验；DNA 损伤修复试验，包括细胞程序外 DNA 合成试验、SOS 显色反应），以及短期致癌试验，包括动物短期致癌试验和哺乳动物培养细胞恶性转化试验。

当第一阶段试验结果为阳性或可疑阳性时，根据阳性情况及受试药物作用靶位等，可从第二阶段所列四对八项试验中选择一项或多项进行试验。

第三阶段为动物长期致癌试验。当第二阶段试验获得肯定阳性结果时，在对受试药物进行充分论证基础上，决定是否进行动物长期致癌试验。

新药特殊毒性研究通常包括上述致突变试验、致癌试验、生殖毒性试验，对于作用于中枢神经系统的药物，还包括药物依赖性试验。

药物的特殊毒性试验与其他一般全身毒性试验的明显区别，在于前者研究的目的主要着眼于药物对遗传物质的损伤，因此不仅可能涉及到用药者本身，与肿瘤发生、衰老等有关，更可能由于遗传物质损伤导致畸胎发生、癌变，或涉及子孙后代的健康。因此，国家药品监督管理局制订的《药品注册管理办法》规定注册分类 1 药物必须提供新药特殊毒性试验的完整资料。

一、药物的致突变试验

（一）突变作用的概念

自然界生物体的主要特征是遗传，次要方面是变异，遗传与变异是一对矛盾的统一体。依靠这一形式，生物体的延续与发展才得以进行。遗传的物质基础，绝大多数情况下是脱氧核糖核酸（DNA）。DNA 是构成染色体的重要物质，它由两条 DNA 单链构成双螺旋结构。DNA 单链的骨架都是由磷酸和脱氧核糖所构成，附着于脱氧核糖上的支链是鸟嘌呤（G）、腺嘌呤（A）、胞嘧啶（C）和胸腺嘧啶（T）四种碱基。依靠这些碱基通过氢键将两条 DNA 单链联结起来。这些碱基按固定方式配对，即 A＝T 与 G≡C，从而使 DNA 能够精确地复制，并把遗传信息准确无误地遗传给下一代。这一特性是相对稳定的，当某些药物或化学物质引起遗传物质损伤时，机体可以动员各种修复机制进行修复。然而遗传物质并不是在所有情况下都可以进行修复或正常修复的，因此当其发生突然变化，这种起了变化的遗传物质在细胞分裂过程中又传给子细胞，即所谓遗传物质突然变化的固定，称为突变作用（mutation）。

突变作用可发生在体细胞与生殖细胞，但其后果有很大不同。若突变发生在体细胞，其后果仅涉及发生突变的个体；而突变若发生在生殖细胞，则虽然突变类型和性质与体细胞相似，但其危害却有可能传给后代。

某些药物或化学物质可以损伤人类或哺乳动物的遗传机构而发生突变作用，从而产生对人类本身及后代的影响。药物或化学物质诱发的突变作用类型，按其引起的后果或遗传物质的变化，分成以下两类：一类是显微镜下可见的细胞染色体畸变（chromosomal aberration），或称细胞微核形成（micronuclei formation），另一类却是发生在生物大分子水平的不能直接观察到的遗传物质损伤（gene mutation），或称微小病变（microlesions）。前者包括细胞染色体数目与结构的改变，后者则包括碱基取代和移码突变。

（二）致突变试验的方法

主要目的是检测药物或化学物质是否具有基因突变作用或染色体畸变作用，即检测各种遗传终点的反应。目前致突变作用的检测方法已达 100 余种，测试的生物系统从原核细胞到真核细胞直至高等哺乳动物细胞。根据其在遗传终点的反应，可将检测方法分为三大类：基因突变、染色体畸变和 DNA 损伤与修复。根据我国国家药品监督管理局《新药注册管理办法》（2002）和《新药（西药）临床前研究指导原则汇编》（1993），我国采用的新药致突变性试验有以下几种：检测基因突变要求用细菌回复突变试验，常用鼠伤寒沙门菌组氨酸缺陷型菌株；检测染色体畸变则要求用哺乳动物原代及传代培养细胞。除此之外，尚必须做啮齿类动物微核试验和显性致死试验，以反映药物的整体试验综合结果。

1. 鼠伤寒沙门菌营养缺陷型回复突变实验

该试验通常简称 Ames 试验，它是 1975 年由 Ames 本人完整地提出的用微生物检测致突变的方法，是目前检测基因突变最常用的方法之一。试验用菌株为鼠伤寒沙门菌（S. typhimurium）的不同组氨酸缺陷型突变株。其原始菌株的组氨酸是通过菌体内一系列酶催化反应而合成的。这种能自身合成所需营养成分的菌株叫野生型菌株。Ames 利用一些物理或化学因素使野生型鼠伤寒沙门菌发生突变，使其不能合成催化组氨酸合成的酶。这时细菌就失去了自身合成组氨酸的能力，因而必须从培养基中吸取外界提供的组氨酸作为营养来源。这种菌株被称为营养缺陷型（his⁻）突变株，在缺乏组氨酸的培养基上，只有少数自发回变菌落生长。当诱变剂作用于突变株细菌后，能灵敏而特异地使菌株遗传物质的特定位点发生基因回复突变，又成为野生型（his⁺）。故在缺乏组氨酸的培养基上，能诱发细菌回变的致突变物可使细菌生长明显增多，因而据此可判断被试物是否具有致突变性。

该法应用于化学物质致癌活性的初筛，国际上已广泛采用。所获结果表明，Ames 试验法在机理上阐述较清楚，阳性符合率较高，对潜在致癌物的筛选是一种极有价值的试验系统，因而现被普遍作为首选方法。

回复突变是某些特定基因座的突变，通常用带有不同基因的一套菌株进行试验。我国规定试验用的菌株及基因型特性见表 5-12。回复突变是某些特定基因的点突变，通常用带不同基因的一套菌株进行试验。目前常用 TA97、TA98、TA100 和 TA102 四种菌株。这四种标准菌株均有组氨酸缺陷型突变（his⁻），此外还有一些附加突变，因此可以提高试验菌株对致突变物的敏感性。这四种菌株均有脂多糖突变（rfa），细菌的细胞壁丧失屏障作用，使分子较大的化合物如结晶紫、去氧胆酸等能进入胞体。它们均有 R 因子,对氨苄青霉素具有抗药性,R 因子可增强对 DNA 损伤的错误修复。TA97、TA98 和 TA100 还具有切除修复突变,即 ΔuvrB,也即紫外线抗性基因突变,该基因突变使细菌失去对紫外线损伤的修复能力。

　　TA97 和 TA98 用以检测移码突变,TA100 用以检测碱基对置换突变,TA102 则用以检测碱基置换和移码突变,故可检出多种对其他菌株不敏感的致突变物(如甲醛、乙醛、博莱霉素、X 射线、紫外线等)。

表 5-12　测试菌株的基因型

| 菌　　株 | 组氨酸突变 | 附 加 突 变 | | | 检 测 突 变 |
		LPS	修复	R 因子	
TA100	his G46	rfa	Δuvr B	pKM101	碱基置换
TA98	his D3052	rfa	Δuvr B	pKM101	移码突变
TA97	his D6610	rfa	Δuvr B	PM101	移码突变
	his D1242				
TA102	his G428	rfa		pKM101	碱基置换,移码突变
				PAQ1	

　　试验方法如下:

　　(1) 菌株:组胺酸缺陷型伤寒沙门菌($S.\ typhimurium$),采用 TA98、TA100、TA97 和 TA102 菌株,经检定符合要求,−80℃或液氮冻存备用。

　　(2) 浓度确定:决定受试药物最高剂量的标准是药物对细菌的毒性和自身溶解度。最高浓度一般根据以下几点考虑:① 一般为 5mg/皿;② 最高溶解度;③ 根据杀菌情况确定最大浓度。

　　最低浓度不小于有效浓度或给药量,一般为 1μg/皿或 0.1μg/皿。

　　浓度组:每次实验设 5 个以上。

　　(3) 代谢活化:应用诱导剂混合物处理后的哺乳动物肝微粒体酶(S9),即在加有体外代谢活化 S9mix 和不加 S9mix 的平行条件下测试。

　　(4) 对照:阴性、阳性对照和 S9 平行对照。原则上阴性对照为溶剂对照,阳性对照为已知阳性突变剂。

　　(5) 方法:标准平板法或预培养法,48h 观察结果。如菌落太小,可继续培养并延长到 72h 观察结果,每一浓度至少三皿,相同实验至少重复一次。

　　(6) 结果判定:符合下列一条即可判为阳性:

　　1) 受试药物所诱发的回变菌落数($\overline{X}\pm SD$)增加,超过对照组 2 倍,并有剂量反应关系;

　　2) 某测试浓度超过阴性对照 2 倍以上,呈现可重复的并有统计学意义。

　　注:当某些药物有明显杀菌等作用,不适合本试验时,可改用哺乳动物培养细胞基因突变试验;如出现阳性或可疑阳性结果时,可选择哺乳动物培养细胞基因突变试验或果蝇伴性隐性致死试验。

2. 哺乳动物培养细胞染色体畸变试验

用细胞遗传学方法检测新药是否影响 DNA 结构或改变信息的实验过程,从而判定新药的遗传毒性,是比较成熟和可靠的方法之一。

可用于体外细胞培养进行染色体畸变分析的细胞系株有多种,但我国《新药(西药)临床前研究指导原则汇编》中建议首选仓鼠肺细胞(CHL),这主要是由于该细胞株已广泛用于新药染色体畸变试验,有比较丰富的资料积累。该细胞具有细胞周期短(一个周期约为 12～14h),染色体数目较少($2n＝22$)和核型稳定等特点,特别适宜于染色体畸变试验的评价。当获得 CHL 细胞有困难时,可使用中国仓鼠卵巢细胞(CHO)或 V79 等细胞进行试验。

试验方法如下:

(1)细胞:建议首先选用中国仓鼠肺细胞(CHL),需定期检查核型及是否有支原体等污染。－80℃或液氮冻存。

(2)浓度设置:至少设 3 个浓度组。高浓度以 50% 的细胞生长受抑制为基准,但最高不要超过 10mol/L。溶解度受限时可采用饱和浓度。中低浓度则采用倍量稀释法,最低浓度不得小于有效浓度的 2～3 倍。

(3)代谢活化:采用药酶诱导剂处理后的哺乳动物肝微粒体酶(S9)进行体外代谢活化试验,即在加 S9mix 和不加 S9mix 的平行条件下测试。

(4)药物作用时间:药物和细胞接触非活化组分别作用 24h 和 48h 收获细胞,代谢活化组作用 6h 以上。

(5)标本制作时间:药物和细胞接触后起算,分别在 24h 和 48h 收获细胞。

(6)对照:空白对照、溶剂对照、阳性对照和 S9 平行对照。

(7)镜检:每种浓度至少观察 100 个中期分裂相,在油镜下分别记录染色体的结构畸变,多倍体以及畸变细胞数和畸变类型。

(8)判定

受试物所诱发的染色体畸变数的增加与剂量相关;CHL 系统判定如下:

畸变率<5%　　　　　阴性(一)

畸变率>5%　　　　　可疑(±)

畸变率>10%　　　　　阳性(＋)

畸变率>20%　　　　　阳性(＋＋)

畸变率>50%　　　　　阳性(＋＋＋)

某一测试点呈现可重复的并有统计学意义的增加;符合上述一条即可判为阳性。

注:如遇阳性或可疑阳性时,可选择啮齿动物显性致死试验或精原细胞染色体畸变试验进行试验。

3. 啮齿动物微核试验

啮齿动物微核试验是新药常规致突变试验中唯一的整体试验,它是细胞染色体畸变试验的一项补充与验证。该项试验技术上不复杂,在评价新药的致突变性时,与体外细菌诱变和细胞染色体畸变试验一起,组合成一套较为科学合理而完整的评价系统。

微核的出现是染色体损伤的一种表现形式,当药物损伤染色体,使其着丝点遭破坏后染色体即会断裂,脱落的断片最终形成仅有普通细胞核 1/20～1/5 大小的核团,故称微核。微核的发生可以是染色体受损后所产生的无着丝点断片或环,在细胞分裂时不能定向移动而留在嗜多染红细胞胞质中;也可以是纺锤体功能或结构障碍,使整个染色体在细胞分裂末期被排入细胞质而形成。故微核试验对染色体是否受药物影响,导致完整性受损或分裂异常两个方面均可检出。

试验方法如下:

(1) 动物:建议首选 NIH 小鼠,每组 10 只性成熟小鼠,雌雄各半,或至少 6 只性成熟雄性小鼠。

(2) 给药途径与方法:尽可能和临床拟用途径相同,一般为单次给药或诱导给药,必要时可多次给药。

(3) 骨髓采样时间:通过预试,在给药后 12～72h 内不同时间,取 5 个作用点,找出合适采样时间,如无差别一般采用 24h 采样。

(4) 剂量及剂量组:至少采用 3 个剂量,最高剂量以 $1/2LD_{50}$ 为基准,否则应说明选定剂量的理由,低剂量一般为推荐治疗量的 2～3 倍。

(5) 对照组:用溶媒作阴性对照,用已知能诱发微核增加的物质作阳性对照,如环磷酰胺。

(6) 标本制作:取骨髓、涂片、Giemsa 或吖啶橙荧光染色。

(7) 镜检:每只动物至少计数 1000 个多染红细胞,Giemsa 染色,观察其微核出现的频度及多染红细胞和正常红细胞的比例。吖啶橙荧光染色,则直接观察微核出现的频度。在用 Giemsa 染色时在光镜下可见多染红细胞内与主核焦距一致,仅有普通细胞核 $1/20～1/5$ 大小,染色及质地与主核一致,边缘光滑、圆形或椭圆形的微核,因此可以统计出现微核多染红细胞的频率以判断药物的致突变性。

(8) 判定:符合下面一条即可判为阳性:

1) 受试药物所诱发的微核率增加与剂量相关;

2) 某一测试点微核增加呈现可重复的,并有统计学意义的增加。

二、生殖毒性试验

生殖过程包括生殖细胞(精子与卵子)的发生形成、交配、受精、合子形成、着床、胚胎形成并发育、分娩、哺乳等。药物可能对该过程的一个或几个阶段产生影响,造成生殖过程损害。研究药物等对这一过程的影响及其规律的学科称为生殖毒理学(reproductive toxicology)。

(一) 生殖毒性试验中常用的几个术语

1. 胚胎毒性(embryo toxicity)　指药物对胚胎的选择毒性作用。在一定剂量时,药物仅对胚胎或胎仔有毒性作用而对母体无毒性作用。通常可表现为胚胎死亡、胚胎生长迟缓、畸形以及功能不全。具有这些作用的物质称为胚胎毒。具有胚胎毒作用的物质并不一定产生畸形,换言之,并非所有具有胚胎毒性的物质都是致畸原。

2. 致畸性(teratogenicity)　指胚胎在器官发生期接触药物后,能够引起永久性结构或功能畸形。广义的畸形则可包括出生时的各种解剖结构畸形,功能缺陷,代谢、遗传以及行为发育异常。致畸性有时又称发育毒性(developmental toxicity)。

3. 致畸原(teratogen)　具有致畸性并使出生缺陷发生率明显增加的物质称致畸原。致畸原可存在于各种环境因素中,如药物、化学物质、某些病毒及放射性物质等。

4. 母体毒性(maternal toxicity)　指对怀孕动物的毒性效应,如体重不增或下降,严重者可出现死亡。对母体和胚胎都可产生毒性反应者，则称为一般毒性。

5. 致畸指数（teratogenic index）　指药物等对母体的半数致死剂量（LD$_{50}$）与最小致畸剂量之比。有人建议，致畸指数<10 者为不致畸，10～100 为致畸，>100 为强致畸。也有人推荐用安全系数，即最小作用剂量与无致畸作用剂量之间的距离。实际上，对于药物致畸性强度或安全性的判断，应视具体情况，不可完全照搬。因为有些药物的临床剂量与该药的 LD$_{50}$ 之间相差很大，而另一些药物则可能两者之间的距离很小，机械地套用致畸指数不能客观地反映某一药物的致畸强度及可能对服药的影响。主要应根据临床剂量与出现致畸作用剂量之间的安全系数大小来考虑。

（二）生殖毒性试验方法

我国《新药注册管理办法》规定属注册分类 1 的化学新药应进行一般生殖毒性试验、致畸胎试验和围产期毒性试验。这实际上反映了生殖过程的三个不同阶段（three segment reproduction test）。

1. 一般生殖毒性试验　反映药物对生殖过程第一阶段的影响，主要反映了妊娠前及妊娠初期的情况。其目的是检测药物对配子的发生和形成是否有影响，它包括的范围较广，不仅可进行第一代观察，而且根据需要还可进行第二代、第三代等多代观察。多代试验的优点在于可观察长期接受药物对生殖过程产生的累积性影响，它可以反映药物透过胎盘所引起的作用及通过哺乳过程所产生的作用。

具体方法如下：

（1）动物：至少一种动物，通常用小鼠或大鼠，每组雄性动物 20 只，雌性动物 20 只以上。

（2）剂量与给药途径：通常为 3 个剂量组，高剂量可产生轻度毒性反应。给药途径原则上与临床拟用途径相同。

（3）给药时间：交配前，雄性约 70 天，雌性约 14 天，连续给药。雌性动物交配后继续给药至胚胎大部分器官形成期。

（4）对照：阴性（溶剂）对照，也可设阳性对照。

（5）观察与报告：动物的一般状况、体重变化、受孕率、死胎数、活胎重量、外观和内脏及骨骼的变化，必要时进行组织学检查，数据进行统计学处理，对结果进行综合分析，做出适当评价。

2. 致畸胎试验　即生殖过程的第二阶段试验，目的在于确定药物是否具有胚胎毒性或致畸性。这一阶段，药物对生殖过程的影响不是作用于生殖细胞的结果，而是胚胎直接受到影响的结果，因此致畸性药物只要能穿透子宫或胎盘达到一定浓度，就可对胚胎发育产生影响，出现致畸作用或胚胎毒。

畸形的发生是胚胎的特异细胞、组织、器官在形成过程中，由于药物引起生理生化学改变，而造成发生学上的变化，所以致畸作用研究的阶段，主要限于胚胎细胞分化至器官形成阶段。但即使在这一阶段的不同时期，各种器官的致畸敏感性差别也是很大的。

具体方法如下：

（1）动物：至少一种动物，首选大鼠，也可用小鼠或家兔。

（2）动物数：每组孕大、小鼠 20 只，孕兔 10 只。

（3）剂量：高、中、低三个剂量，限度剂量为 1g/kg。高剂量应有母体毒性反应，或为最大给药量。摄食量的减少，体重增长缓慢或下降，阴道流血，流产等均是毒性反应的表现，低剂量应为无母体和胚胎毒性反应剂量。一般为临床拟用量的某些倍量。

（4）给药途径：原则上与推荐临床应用的给药途径相同，但不宜采用腹腔注射，口服制剂除灌胃外，还可在严格测定其消耗量的前提下自由摄取或拌入饲料。

（5）给药时期：于胚胎器官形成期连续给药，大鼠孕后 6～15 天，小鼠孕后 6～15 天，家兔孕后 6～18 天。

（6）对照：必须设溶剂对照。必要时设阳性对照。

（7）观察和检查：以查到精子或阴栓之日作为妊娠零天，记录实验动物症状。大鼠于第 0、3、7、10、13、16、20 天称量体重，第 20 天处死，记录孕鼠重、黄体数、死胎数（着床数、吸收胎、早期死胎、晚期死胎）、活胎数、活胎重、外观异常等。约 1/2 胎仔固定于 Bouin 液，作内脏畸形检查，另 1/2 固定于 95％酒精作骨骼畸形检查。

（8）报告：将数据列成表，提供药物对孕期和胚胎的影响，包括孕鼠数及体重变化，黄体总数及均数，活胚总数及均数，活胎重、性别、死胎总数及着床数，吸收胎，早期和晚期死胎等；药物对胎仔各器官的影响，包括在外观和内部检查中发现的各种畸形；药物对胎仔骨骼发育的影响，包括头颅骨、胸骨、前、后肢骨和其他骨骼的骨化程度，变异和畸形等。

（9）判定：各项数据经统计处理后判定药物的胚胎毒性和致畸潜力。

3. 围生期毒性试验　围生期毒性试验是指生殖毒性试验的第三阶段。它的给药时间是围绕分娩前后及泌乳期。该期试验可反映药物对胚胎发育后期、母代分娩、哺乳和新生幼仔的影响。

具体方法如下：

（1）动物：通常用小鼠、大鼠，每组孕鼠 20 只。

（2）剂量与给药途径：与一般生殖毒性试验相同。

（3）给药时间：大鼠、小鼠于妊娠第 15 天开始给药，至分娩后 21 天（小鼠）和 28 天（大鼠）。

（4）对照：阴性（溶剂）对照，也可设阳性对照。

（5）观察与报告：观察动物一般状况，记录胎仔数、一般发育状况和外观畸形等。取一定数量幼仔配对饲养，继续观察其存活、生长发育，包括行为、生殖功能及其他异常症状，必要时可对 F1 代动物进行运动和学习能力的测定等。

根据上述结果结合病理组织学检查，判断围生期给药的毒性影响及程度并做出综合评价。

三、致癌试验

迄今已知化学药物在动物身上能诱发肿瘤的数目在 150 种以上，而美国 FDA 已列出 2400 多种可能对动物致癌的物质，但对人类仅 25～30 种化学物质与肿瘤有关。国际癌症研究所对 368 种可能对人有致癌危险的化学物质进行了评价，确定 8 种药品被认为有致癌性，它们是环磷酰胺、氯霉素、美法仑、非那西丁、苯妥英、己烯雌酚、氯甲基醚的和萘氮芥。

我国《新药注册管理办法》对新药致癌性试验的要求是：新药结构与已知致癌物质有关，代谢产物与已知致癌物质相似；在长期毒性试验中，发现有细胞毒性作用或能使某些脏器、组织细胞异常显著活跃的新药，以及致突变结果为阳性的新药，必须报送致癌试验资料。上述规定明确地指出了何种类型的新药应进行致癌试验。

在实际工作中，要掌握好新药致癌试验前提的原则与条件并非容易。由于符合上述类型的新药进行致癌性试验，仍然面临候选化合物量大，因而存在耗时、人力物力大的问题。

因此在进行动物致癌试验前,要明确是否应进行致癌试验。

进行致癌性试验需要长期喂养大量动物,以用小动物比较经济易行,最多用的是小鼠、大鼠、田鼠和家兔。各种动物对各类致癌物的敏感性有所不同,对不同给药途径反应性也有差别。例如,对于在人体上易致膀胱癌的芳香胺类田鼠最为敏感,大鼠和小鼠不引起膀胱癌而引起肝癌及外耳道皮脂腺癌,而豚鼠则全然不敏感。又如家兔对皮肤涂敷致癌物的反应较为灵敏,大鼠和豚鼠有所不及;但若改用皮下或肌内注射法给药,则大鼠就较敏感,家兔反而不及。关于给药的时间,一般认为以动物生命期的 $1/2 \sim 2/3$ 比较合适。终止给药后先处死部分动物,作系统的病理学检查,过一些时间再解剖其余动物。

(一)短期致癌试验

1. 哺乳动物培养细胞恶性转化试验

(1)细胞:叙利亚地鼠(SHE)胚胎细胞,或其他哺乳动物细胞。

(2)剂量:至少应用 3 种不同浓度,高浓度一般以抑制 50%集落生长浓度为基准,否则应说明选定剂量的理由。以下浓度可按等比或其他适宜的间距递减。

(3)药物作用时间:药品一般和细胞接触 24h,或适当略为延长。更换培养液后再培养 7~14 天。

(4)代谢活化:应说明外源性代谢活化系统。

(5)对照组:空白、溶剂、阴性和阳性对照,并应设 S9 体外转化平行对照系统。

(6)观察报告:将细胞固定、染色,分别计数每皿集落数、转化集落数。

根据下列公式计算转化频度和转化率:

$$转化频度＝转化集落数/10^6 \ 存活细胞$$
$$转化率＝转化集落数/总集落数$$

(7)判定

符合以下一条者可判为阳性,否则为阴性:

① 有明确的剂量效应;② 若无剂量效应,但在 2 个或 2 个以上的浓度中发生细胞转化;③ 在单一剂量下出现 3 个或 3 个以上的转化集落时。

如判定有困难时,应进一步对细胞进行核型分析,软琼脂接种等观察判定,必要时可做动物接种荷瘤试验。

该试验为化合物致癌性的初步筛选,根据细胞转化集落的形成和数量,判断有无致癌的可能性,但单靠集落的生成来判断细胞是否恶性转化是不够的,因此要在细胞发生转化集落的基础上,进一步做相关试验。

2. 动物短期致癌试验——小鼠肺肿瘤诱发短期试验

(1)动物:推荐使用 A 系小鼠,一般为 6~8 周龄,体重 15~20g,雌雄各半,每组至少50 只。

(2)剂量及分组:一般设高、中、低三个剂量组。最高剂量组应是每周给药三次,连续 8 周的最大耐受剂量,否则应说明理由。另设阴性对照组。

(3)给药途径:一般采用腹腔注射或其他适宜的途径。

(4)观察时间:通常观察 30~35 周或可更短些。

(5)结果评价:符合下列情况可判为阳性:① 给药组动物肺肿瘤生成的均数比对照组显著增加;② 有剂量效应关系;③ 阴性对照组动物肺肿瘤生成的均数与文献报道的同龄未染毒小鼠肺肿瘤发生率大体相符。

注：视实验结果与需要，还可采用大鼠肝脏转变灶的诱发短期试验、小鼠皮肤肿瘤、雌性大鼠乳腺癌诱发试验。这些诱癌试验具有试验周期短、染毒次数少、肿瘤的检出与判断较为简单明了等优点。但能检出的肿瘤类型较单一，如果受试药物攻击的不是该试验系统的靶器官，则会产生假阳性而漏检。

（二）动物长期致癌试验

1. 动物　通常幼年小鼠或大鼠，选用适宜的品系，雌、雄各半。每组动物数在实验结束时应能满足病理检查及统计分析的需要，一般每组为100只。

2. 剂量及分组　至少设3个剂量组，另设溶剂对照和空白对照组。剂量设计可参考长期毒性试验结果。低剂量应是临床拟用剂量的1~3倍，其余剂量组可根据药理和毒理作用等因素综合考虑。

3. 实验期限　通常大鼠为2年，小鼠为1.5年。

4. 给药方式与期限　给药方式原则上与临床拟用途径相同，否则应说明理由。给药期限一般至实验结束时，必要时也可适当缩短。

5. 观察与检查　对动物一般情况应注意观察与记录。肉眼观察到有肿瘤病变时，应取各器官系统做病理组织学检查。

6. 结果分析与评价　根据各组的肿瘤发生率、潜伏期和多发性等做出全面的科学评价，并提出判断为阳性或阴性结果的充分数据与分析。

附：特殊毒性实验数据的统计分析

特殊毒性试验数据各有其特点，如生殖毒性实验涉及母代及子代二三个层次，适用于这类数据的统计分析方法正在研究发展之中，虽有一些采用 β 分布及负二项分布的研究论文发表，但还不能说已经有了公认的、成熟的统计方法。目前，特殊毒性实验数据的统计分析只是经验性的、定性的判断指标。

四、药物的依赖性试验

（一）概述

某些作用于中枢神经系统的药物，包括麻醉药品与精神药品，连续使用后易产生身体依赖性（physical dependence），即成瘾性（addiction）和精神依赖性（psychic dependence）。对这些药品，国务院颁发了管理办法，即国发［1987］103 号《麻醉药品管理办法》与国务院令［1988］24 号《精神药品管理办法》，以严格管理，保证医疗、教学、科研的安全使用。

依赖性常见于作用中枢神经系统的药物（不论其为兴奋药或抑制药），而以阿片类镇痛药和巴比妥类镇静催眠药为最突出。药物的依赖性有时也可在动物身上观察出来，例如给大鼠连续注射吗啡 2~3 周，突然停药后动物就会发生蹦跳、身体扭曲、尖叫、拉稀粪、食欲减少、体重减轻等戒断症状，待 1~2 周后才慢慢恢复。随着依赖性的形成，常常同时出现药效的减弱与耐受性的提高。

麻醉药品包括阿片类、可卡因类、大麻类、合成麻醉药类及卫生部指定的其他易成瘾癖的药品、药用植物及其制剂。

　　精神药品是指直接作用于中枢神经系统，使之兴奋或抑制，连续使用能产生依赖性的药品。依据精神药品使人体产生的依赖性和危害人体健康的程度，分为第一类和第二类，各类精神药品的品种由卫生部确定。第一类有 39 种，其中我国目前生产的品种有：司可巴比妥、安钠加、咖啡因、布桂嗪等；第二类有 64 种，其中我国目前生产的品种有：异戊巴比妥、戊巴比妥、苯巴比妥、巴比妥、格鲁米特、氯氮䓬、氯硝西泮、溴西泮、地西泮、艾司唑仑（Estazolam）、氟西泮、甲丙氨酯等。

　　药物依赖性可分为身体依赖性和精神依赖性。前者也称生理依赖性（physiological dependence），它是由于反复用药所造成的一种适应状态。这种状态使得中断用药时，产生强烈的身体损害，即戒断综合征（abstinence syndrome），表现为精神和身体出现一系列特有的症状，它使人感到非常痛苦，甚至有生命威胁。精神依赖性又称心理依赖性（psychological dependence），它使人产生一种愉快满足的感觉，并且在精神上驱使该用药者具有一种要周期地连续用药的欲望，以便获得满足或避免不适感。精神依赖性在中断用药后不出现戒断症状。

　　药物依赖性是造成药物滥用的主要基础，而药物滥用又能造成社会问题。因此，在作用于中枢的药物，尤其是麻醉药品和精神药品的研制开发中，评价该药的依赖性潜力，是毒性评价中一项不可缺少的内容。利用适宜的动物实验来评价新药的依赖性潜力，在卫生部颁布的《新药审批办法》中有明确的规定与技术要求。

　　（二）药物依赖性试验方法

　　根据《新药注册管理办法》对新药依赖性试验的技术要求，该项试验分为两种方法：

　　（1）直接法：动物每日给药至少两次，剂量递增到最大耐受量且不出现毒性反应，连续给药至少三个月，停药后观察是否出现戒断症状。

　　对于可能具有阿片样作用的药物，还可采用竞争性对抗剂诱发戒断症状的方法。此时连续给药的期限不需太长（3～7 天），但每日给药次数应增加，原则上要求短期内给予最大耐受剂量，然后注射对抗剂（一般可用烯丙吗啡，有条件时可用纳洛酮），观察是否能诱发戒断症状。

　　镇静催眠药产生身体依赖性后的戒断症状常规为惊厥，可观察动物长期用药后停药，是否出现自发惊厥或其他明显的兴奋症状。亦可采用常规诱发惊厥的措施诱发惊厥，并与对照组比是否具有统计学意义。

　　要求至少采用一种小动物（小鼠或大鼠）和一种大动物（猴）进行本项试验。

　　（2）替代法：动物每日给予经典的能产生身体依赖性的药物（镇痛药的代表为吗啡，镇静催眠药可用巴比妥或苯巴比妥），根据戒断症状判断已形成身体依赖性后，给予试验药物，观察该药能否替代经典药物使动物不出现戒断症状。

　　1. 身体依赖性法与判断指标

　　评价新药的身体依赖性潜力，根据新药所属类别不同，需分别进行以下几方面试验。其基本点即观察测定停药后的戒断症状，并将症状按程度分级。

　　镇痛药需进行两方面试验，即自然戒断实验（natural withdrawal test）或替代实验（substitution test），以及催促试验（precipitation test）。

　　镇静催眠药则需进行戒断实验或替代实验，以及诱导试验（inducing test）两方面试验，

　　（1）自然戒断试验（直接法）

　　1）吗啡型戒断症状分级（猴）如下：

　　轻度：过敏表情、频繁呵欠、流泪、打呃、颤抖、颜面发汗、咬牙、争斗。

中度：意向震颤、食欲减退、竖毛、肌肉抽动和肌僵硬、抱腹姿势。

重度：极度不安静、奇异姿势、呕吐、严重腹泻、阴茎勃起与接连手淫、眼睑炎与结膜炎、持续嘶叫、闭眼侧卧、明显肌痉挛。

极重：抵抗完全丧失、呼吸困难、苍白、斜视、脱水、体重减轻、衰竭、循环虚脱、死亡。

2）巴比妥类戒断症状分级（猴）如下：

轻度：过敏表情、高度兴奋、轻度震颤、食欲减退、竖毛。

中度：震颤加重、肌僵硬、运动障碍、恶心或呕吐、体重减轻。

重度：惊厥、眼球震颤、与环境分离、体温升高。

（2）催促试验（竞争性对抗剂诱发戒断试验）

1）大鼠催促试验　大鼠 iv 吗啡 2mg/kg，每小时一次，共 72 次，然后 sc 纳洛酮 4mg/kg，观察戒断症状，共观察 1 小时，各种症状的记分法见表 5-13 所示。

2）小鼠跳跃试验（jumping test）　小鼠在形成对吗啡的身体依赖性后，注射纳洛酮可引起明显跳跃，可作为观察指标。

（3）交叉身体依赖性试验（cross physical dependence test）（替代法）：亦称"单次剂量抑制试验"，动物（猴或大鼠）每日给予经典的能产生身体依赖性的药物（镇痛药的代表为吗啡，镇静催眠药可用巴比妥或苯巴比妥）。根据戒断症状判断已形成身体依赖性后，给予单次剂量试验药物，观察该药能否替代经典药物使动物不出现戒断症状，如能，说明该试验药具有类似的依赖性潜力，见表 5-14 所示。

表 5-13　大鼠催促试验的戒断症状记分标准

症　状	条　件		记　分
行为表现	＊＊异常姿势		2
	＊＊高度激惹	触　碰	1
		靠　近	2
	＊＊咬　牙	间断性	
		连续性	1
植物神经系统症状	＊流　泪		4
	＊腹　泻	软　便	4
		不成形	8
	＊流　涎	轻　度	1
		明　显	2
	＊体重减轻	＜2％	0
		＜4％	5
		＜6％	10
		＜8％	15
		≥8％	20

＊＊每 15 分钟评分 1 次，记录 1 小时累积分；

＊只评分 1 次（1 小时观察期）。

表 5-14　吗啡依赖性猴的单次剂量替代试验

（吗啡剂量 3mg/kg×4/d）

药　　物	戒断症状		全抑制所需剂量 (mg/kg)
	抑　　制	催　　促	
吗　啡	+	−	3.0 sc
美沙酮	+	−	3.0 sc
哌替定	+	−	10.0 sc
可待因	+	−	16.0 sc
右旋丙氧吩	+	−	16.0 sc
蒂巴因	−	+	
喷他佐辛	−(+)	+	
纳洛酮	−(−)	+	
生理盐水	−(−)	−	

（4）诱导试验：大部分镇静催眠药无竞争性受体对抗剂，因而无法进行催促试验，但可采用诱导试验。该试验的重要评价指标为惊厥。自然戒断试验中，动物需经过较长时间给药才有可能在停药后出现自发性惊厥，而诱导试验可采用多种诱发惊厥的方法，如听原性癫痫发作（audiogenic seizures）、戊四氮（pentylenetetrazole）惊厥。在不引起正常动物惊厥的阈下刺激强度，即可引起对镇静催眠药产生身体依赖性的动物出现停药期间的反跳性兴奋，采用原来的阈下刺激就可诱发惊厥。

2. 精神依赖性试验法与判断指标

药物滥用倾向在很大程度上是由它的精神依赖性潜力决定的。与精神依赖性潜力有关的重要指标就是对该药的觅药行为和用药行为（drug-taking behavior）的"强化效应"（reinforcing effect）。这一效应可通过自身给药实验（self administration experiment）进行测定。

与精神依赖性潜力有关的另一重要作用是药物对情绪的主观效应（subjective effect）。这些药物给人们带来满意的主观性效应（如欣快、高兴、满足感等）也是促使它们被滥用的一个重要因素，目前主要采用"药物辨别实验"（drug discrimination experiment）来测定这种主观性效应。

（1）自身给药实验：目前国际上通常采用以下三种自身给药实验来判断药物的强化作用：

1）交叉自身给药实验：将导管一端长期埋在颈外静脉内，另一端经皮下从背部穿出与药液输入泵相连。当动物踩压踏板时即接通电源，通过输入泵自动向静脉内注入一个单位剂量的药物。凡具有强化效应的药物都能使动物产生自身给药行为。交叉自身给药实验的给药期限是有限的，例如，15min 或 4h，每天进行一个期限或数个期限的实验，可先用一种标准药使动物对它形成稳定的自身给药行为。然后将试验药按规定的程序与该标准药进行交叉给药。记录自身给药的表现，如试验药亦能训练自身给药，说明该药具有强化效应。

2）连续自身给药实验：这种实验方法不限制给药期限，动物可以日夜不停地获得药物（只要踩压踏板即能获得药物）。这种实验可以观察到：药物的强化效应；药物自身给药剂量所产生的明显可见效应；一日总药量及任何限定期限的注入量；在长期给药过程中注入量的趋向（增加、减少或不稳定）；在停药期动物的踩板行为及宏观行为。

3）累进比率实验（progressive ratio experiment）：在累进比率实验中，动物每要获得下一个注射单位剂量，就必须倍增其踩板次数，例如，第一剂量通过踩板 50 次获得，第二剂量就必须踩板 100 次，第三剂量则需踩板 200 次，以下为 400、800、1600、3200、6400、12800……，以获得最后一剂的踩板数作为衡量该药的强化效应（reinforcing efficacy）。因此，累进比率实验可用来定量比较各药强化效应的强度，是一种比较好的实验方法。

（2）药物辨别实验

利用操作式行为的技术可以测定药物的辨别刺激性（discriminating stimulus properties）。在这种实验中，使用某种药作为训练药，训练动物（大鼠、猴）对训练药的主观性效应起反应。然后给试验药观察动物的反应，如果动物对试验药的反应和训练药的反应一样（称"泛化"）（generalization），就可以认为试验药亦具有相似的主观性效应。有的精神药物在动物实验中不呈现强化效应，就无法用自身给药实验去测定其精神依赖性潜力，这时药物辨别实验就具有意义。

实验85　鼠伤寒沙门菌营养缺陷型回复突变试验（Ames 试验）

【目的】　了解微生物回复突变试验的基本原理、操作过程及其在新药研究中的作用。

【原理】　当诱变剂作用于突变菌后，在菌株遗传物质的特定位点发生基因回复突变，又成为野生型。故在缺乏组氨酸的培养基上，能诱发细菌回变的致突变物可使细菌生长明显增多，因而可判断被试物是否具有致突变性。

【材料】　雄性大鼠 3 只（每只体重 200g 左右）

37℃温箱　恒温水浴　15W 紫外线灯　玻璃培养皿　无菌试管　微量取样器和无菌取样头　玻璃匀浆器

标准菌株 TA97、TA98、TA100、TA102，经检定符合要求，－80℃或液氮冻存备用。

阳性诱变剂，可从下列试剂中选用：

4-硝基喹啉-N-氧化物（4NQO）（$0.5\mu g$/皿）

叠氮化钠（$1.5\mu g$/皿）

2-氨基芴（$1.0\mu g$/皿）

丝裂霉素 C（$2.5\mu g$/皿）

阳性诱变剂可用水或二甲基亚砜（DMSO）（不溶于水者）溶解，每皿加入 $100\mu l$。

【方法】

1. 菌的解冻与培养　从液氮中或－80℃低温冰箱中取出菌种，在室温下融化，然后用白金耳沾取 1～2 个白金耳的细菌于肉汤培养液中（18mm×150mm 试管中有 5ml 培养液）。然后于恒温振荡培养 10h 左右，用比浊法调整，使培养液达 $(1\sim2)\times10^9$/ml 细菌浓度，备以下试验用。

2. 培养基和试剂的制备

（1）顶层培养基

琼　脂　　1.2g

氯化钠　　　　　1.0g

蒸馏水　　　　　200ml

121℃(151b)30min 高压灭菌后加人 0.5mmol/L 组氨酸-生物素溶液 20ml。

（2）底层培养基

琼　脂　　　　　7.5g

蒸馏水　　　　　465ml

同上高压灭菌后加入 Vogel-Bonner(V-B)培养基 E 10ml 和 40％葡萄糖溶液 25ml,混匀,按每皿 30ml 倾入平皿,冷凝固化后倒置于 37℃培养箱中 24～48h。

（3）Vogel-Bonner(V-B)培养基 E

硫酸镁($MgSO_4 \cdot 7H_2O$)	10g
枸橼酸($C_6H_8O_7 \cdot H_2O$)	100g
磷酸氢二钾(K_2HPO_4)	500g
磷酸氢铵钠($NaNH_4HPO_4 \cdot 4H_2O$)	150g

先将后三种物质溶解后,再加入硫酸镁,待完全溶解后倒入容量瓶中,用蒸馏水稀释至 1000ml,分装于锥形瓶中,121℃(151b)30min 灭菌。

（4）40％葡萄糖溶液

称取 400g 葡萄糖,加入蒸馏水稀释至 1000ml,115℃(101b)20min 灭菌。

（5）0.5mmol/L 组氨酸-生物素溶液

D-生物素(相对分子质量 247.3)	30.9mg
L-组氨酸盐酸盐(相对分子质量 191.7)	24.0mg
加蒸馏水至	250ml

121℃(151b)20min 灭菌。

主（6）S9 混和液配制(按每毫升 S9 混和液计)

$MgCl_2$-KCl 盐溶液	$20\mu l$
6-磷酸葡萄糖(药粉直接加入)	$5\mu mol$
辅酶Ⅱ(药粉直接加入)	$4\mu mol$
0.2mol/L 磷酸盐缓冲液(pH7.4)	$500\mu l$
大鼠肝 S9(制备见后)	$100\mu l$
无菌蒸馏水	$380\mu l$

（7）盐溶液(1.65mol/L KCl＋0.4mol/L $MgCl_2$)

氯化钾(KCl)	61.5g
氯化镁($MgCl_2 \cdot 6H_2O$)	40.7g
蒸馏水加至	500ml

121℃(151b)20min 灭菌。

（8）0.2mol/L 磷酸盐缓冲液(pH7.4)

磷酸二氢钠($NaH_2PO_4 \cdot 2H_2O$)	0.593g
磷酸氢二钠($Na_2HPO_4 \cdot 12H_2O$)	5.803g
蒸馏水	100ml

121℃(151b)20min 灭菌。

（9）0.15mol/L 氯化钾溶液

精确称取氯化钾 11.18g，用蒸馏水稀释至 1000ml，121℃（151b）30min 灭菌，冷却后冰箱保存，用于 S9 制备。

3. 代谢活化系统（S9）的制备与应用 S9 混合物是指用 9000×g 离心分离的哺乳动物肝匀浆上清液，并与必需的辅助因子相混合而成。许多诱变剂像大多数致癌剂一样，需经体内代谢活化才显示出诱变性。这种代谢活化依赖于细胞内微粒体混合功能氧化酶系，哺乳动物肝内含量较丰富。由于细菌体内无该酶系，故须外加该酶系（即 S9 混合物），以提高沙门菌回复突变的检出率。

（1）S9 的制备：选健康雄大鼠，体重约 200g，将多氯联苯（PCBS）溶于玉米油中，浓度 200mg/ml，按 500mg/kg 剂量一次腹腔注射。诱导 5 天后断头处死大鼠，处死前 12h 停食不停饮水。放血，用碘酒和乙醇消毒腹部，开腹，取出肝脏，称重。用冰冷 0.15mol/L KCl 溶液反复冲洗肝脏，并将其剪碎。每克肝组织加入 3ml 上述 KCl 溶液，移入玻璃匀浆器中制成肝匀浆（匀浆器置冰浴中，以约 1000r/min 速度上下来回研磨）。低温下以 9000×g（约 12000r/min）离心 10min，上清液即为 S9，分装于安瓿中，火焰封口，干冰冷冻贮存于液氮罐内。制得的 S9 需经无菌检验并用需代谢活化的已知阳性诱变剂检查活性。

（2）S9 混合液的配制 S9 混合液的配制由 S9 和辅助因子两部分组成。每 10ml S9 混合液中各组分含量是：0.4mol/L $MgCl_2$ 0.1ml，1.65mol/L KCl 0.1ml，6-磷酸葡萄糖 14.105mg（相对分子质量 282.1），氧化型辅酶Ⅱ（相对分子质量 765.4）30.6mg，0.2mol/L 磷酸缓冲液 5ml（pH7.0），蒸馏水 3.8ml，上述各成分充分混匀后，经微孔滤膜（孔径 0.45μm）过滤后，再加入 1ml S9，混匀后置冰箱中备用。S9 混合液一般每皿用 0.5ml。

4. 试验菌株的特性鉴定 对于新的菌株或使用一段时间后的菌株，应分别鉴定它们原来所具有的突变特性，证实细菌的这些特性确实存在与否，才能进行试验，否则试验结果不可靠。鉴定突变特性常作组氨酸需求试验、结晶紫敏感试验、紫外线照射试验、抗氨苄青霉素及四环素试验、自发回变数试验及回变特性鉴定等。现举例说明如下：

回变特性的鉴定每次试验都应用已知诱变作用的物质做阳性对照，以此确定每一菌株的回复突变能力，而且应该在有和没有代谢活化的条件下鉴定。可按点试验或平皿掺入试验方法进行（表 5-15）。

表 5-15　标准试验菌株对鉴别性诱变剂的反应（点试验）

诱变剂	剂量（μg/10μl）	S9	TA97	TA98	TA100	TA102
叠氮化钠	5.0	－	±	－	＋＋＋	－
丝裂霉素 C	2.5	－	抑菌	抑菌	抑菌	＋＋＋
4-硝基喹啉-N-氧化物	10.0	－	±	＋＋	＋＋＋＋	＋＋＋
甲基磺酸甲酯	2.0	－	＋	－	＋＋＋	＋＋＋＋
Dexon	50.0	－	＋＋＋＋	＋＋＋	＋＋＋	＋
2-氨基芴	20.0	＋	＋＋	＋＋＋＋	＋＋＋	＋

注：每皿回变菌落数均已扣除自发回变数，－：＜20；＋：20～100；＋＋：100～200；＋＋＋：200～500；＋＋＋＋：＞500。叠氮化钠溶于水，其他均溶于二甲基亚砜（DMSO）。2-氨基芴需用 S9 混合液活化。

5. 诱变试验方法 常用方法有点试验、平皿掺入试验和液体预保温法。一般先用点试验作定性预试验,以了解受试物对细菌的毒性及可能的致突变性;平皿掺入试验则是标准试验方法。当平皿试验法不能得到肯定的结果时,可利用液体预保温法。

(1)点试验法(定性预试验)(图5-5)。

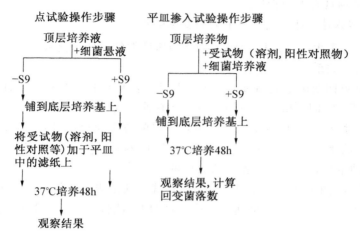

图 5-5　点试验和平皿掺入试验的操作步骤

1)首先将 VBE 及 5％葡萄糖加入琼脂培养液中,然后辅好平板。37℃培养一夜,第二天使用时检查有无被污染,此为底层培养基。

2)在培养皿底外面做好标记,标明菌名、待测物名称及浓度,有无 S9 及组别、皿号等。

3)取融化并保温在 45℃ 的顶层培养基一管(2ml),加入菌液 0.1ml 及 S9 混合液 0.5ml(无 S9 组则不加),充分混匀并于 20s 内铺至底层培养基上,铺平待凝并注意避光。在培养基面上均匀轻放 5~6 张直径为 6mm 的无菌滤纸片,分别滴 10μl 受试物于滤纸上。37℃ 培养 48h,观察结果。本法只能用于可在琼脂上扩散的物质。

(2)平皿掺入试验(定量)(图5-5)

1)、2)两步同点试验法。

3)取融化并保温在 45℃ 的顶层培养基一管(2ml),依次加入受试物溶液 0.1ml、菌液 0.1ml 及 S9 混合物 0.5ml(无 S9 组则不加),搓转充分混匀并迅速倒在底层培养基上(全部操作应于 20s 内完成)。平铺待凝,注意避光。37℃ 培养 48h 观察结果。如菌落太小,可培养至 72h 再观察结果。四种标准试验菌株应同时进行试验。

4)受试物的剂量选择和常用溶剂。决定受试物最高剂量的标准是药物对细菌的毒性和溶解度,即:① 一般 5mg/皿;② 最高溶解度;③ 根据杀菌情况确定最大浓度。最低剂量:一般 0.1 或 1μg/皿。剂量级:5 个以上。每个剂量至少三个平板。实验至少重复一次。

如果受试物在低于每皿 5mg 时就对细菌有明显毒性或出现沉淀,则采用出现毒性反应或沉淀的剂量为最高剂量。

常用的溶剂为二甲基亚砜,此外还可以选择丙酮、甲酸胺、95％乙醇等,最高加入量为 0.1ml。

试验同时应设阴性对照(只加溶媒)和阳性对照(已知阳性诱变剂)并有不加 S9 混合液的平皿以试验其代谢活化情况。同时还应有 S9 混合液的无菌性试验。

6. 结果判定

（1）点试验法：凡在点样滤纸片周围长出一圈密集的 his$^+$ 回变菌落者，该受试物即为致突变物。如只在平皿上出现少数散在的自发回变菌落，则为阴性。如在纸片周围见到抑菌圈，则说明受试物具有细菌毒性。

（2）平皿掺入法：计算培养基上的回变菌落数。

1）受试物对至少一种菌株（加或不加 S9）所诱发的回变菌落数（$\overline{X} \pm SD$）增加，超过对照 2 倍，有剂量反应关系；

2）某测试点回变菌落数超过对照 2 倍以上，呈现可重复性并有统计学意义；符合上述一条即可判为阳性，即受试物对鼠伤寒沙门菌有致突变性。

观察结果时，在 his$^+$ 回变菌落下必须有一层菌苔作为背衬（即背景生长良好）时才可确认为 his$^+$ 回变菌落。该菌苔系 his$^-$ 菌利用顶层培养基中所含之微量组氨酸生长分裂多次而形成的，这种生长是产生诱变作用所必要的。

报告的试验结果应是两次以上独立、重复试验的结果，若受试物对四种菌株（包括加和不加 S9）的平皿掺入试验且浓度达到 5mg/皿时均为阴性结果，可判为此受试物对鼠伤寒沙门菌无致突变性。

【注意事项】

1. 有明显杀菌作用的药物不宜进行本试验，需改用他法。如结果为可疑阳性时，可选择哺乳动物培养细胞基因突变试验或果蝇伴性隐性致死试验再试以进一步确证。

2. 全部操作应严格无菌。

3. 实验室应通风良好，并注意个人防护，避免接触污染。

4. 按同位素废弃物处理法处理受试致癌物和致突变物，并防止沙门菌污染动物饲养室。

【报告要点】 各实验室可根据条件进行试验菌株基因型的鉴定并选用一种阳性诱变剂对一种试验菌试验其致突变性。

1. 菌株鉴定（表 5-16）

表 5-16

	TA97	TA98	TA100	TA102
基因型鉴定				
his 需求				
rfa 突变				
修复				
R 因子				
自发回变数				
1)				
2)				
3)				
$\overline{X} \pm SD$				

（续　表）

	TA97	TA98	TA100	TA102
对鉴别性致突变物的反应				
叠氮化钠				
2-氨基芴				

2. 叠氮化钠对 TA100 菌株致突变性的证实（表 5-17）

表 5-17

叠氮化钠剂量 （μg/皿）	0	0.1	0.5	1
回变菌落数　1）				
2）				
3）				
$\overline{X} \pm SD$				

剂量-反应曲线另绘。

3. 结论

【讨论题】

1. 何谓回复突变？回复突变在 Ames 试验中有何意义？

2. Ames 试验中为什么要用 S9 混合液？

3. 判断 Ames 试验阳性的标准是什么？

实验 86　小鼠骨髓细胞微核试验

【目的】　学习一种简便的整体致突变试验方法。

【原理】　微核的出现是染色体损伤的一种表现形式。当药物损伤染色体,使其着丝点遭破坏后染色体即会断裂,脱落的断片最终形成仅有普通细胞核 1/20～1/5 大小的核团,故称微核。

【材料】　小鼠(以 NIH 小鼠最敏感),体重 20g 左右,雌雄兼用

显微镜　玻璃片(涂片检查用)　离心管　解剖器械　消毒纱布

小牛血清　Giemsa 染液　环磷酰胺　待测药物(按 1/5～1/2LD$_{50}$ 剂量给药)

【方法】　将小鼠 30 只按性别、体重分成 3 组,每组 10 只,一组腹腔注射环磷酰胺(40mg/kg),一组腹腔注射待测药物,一组给生理盐水作空白对照。24h 后再给药一次。次日断颈处死各鼠,剪取一侧股骨,用消毒纱布擦净股骨上的外周血,从股骨一断面滴入 1～2 滴小牛血清,从另一端冲洗出骨髓细胞,直接用玻片接取并涂匀、晾干。涂片在甲醇液中固定 10min,晾干。用 Giemsa 染液染 10min,然后用自来水轻轻冲洗干净,干后镜检。

镜检时选取细胞分散良好、形态完整、染色清晰的部位,按一定顺序检查 1000 个多染红细胞中带微核的细胞数,计算每只动物含微核多染红细胞的千分率。多染红细胞(PCE)呈蓝灰色,胞浆呈颗粒状。在用 Giemsa 染液染色时光镜下可见多染红细胞内与主核焦距一致,仅有普通细胞核 1/20~1/5 大小,染色及质地与主核一致、边缘光滑、圆形或椭圆形的微核,因此可以统计出现微核多染红细胞的频率以判断药物的致突变性。

【结果计算】 阳性对照组、空白对照组、检测组的结果可用 t 检验进行统计,$P < 0.05$ 时可以初步判断是阳性结果,须进一步重复验证并检测剂量反应关系。

【注意事项】

(1) 染色液以 pH6.4 最好,可以清晰区分多染红细胞和正染红细胞(淡红色,胞浆均质状)。

(2) 处死动物到制片固定的过程要尽量快。取股骨时避免出血,否则易受外周血污染,如已有污染,则用消毒纱布擦净。

(3) 固定好以后的玻片,应尽快染色,否则染色效果下降。

【讨论题】

1. 什么叫微核?微核与药物毒性有何关系?

2. 正染红细胞、多染红细胞和微核各有何特点?

实验 87　大鼠致畸试验

【目的】 学习检测药物致畸胎性的基本试验方法。

【原理】 某些药物或毒物当进入体内并作用于器官形成期的胚胎时,引起胚胎发育障碍,从而形成胎儿永久性的结构或功能异常,此即药物的致畸性。由于胚胎在妊娠中前期组织器官分化迅速,蛋白质合成等十分旺盛,因此对化学物质的致畸作用最为敏感。故进行致畸试验时常于妊娠的前 1/3 期给药,至分娩前一日处死动物,剖取胎儿,以免畸形胎仔分娩后被母鼠吞食。对取出胎儿检查其死活、性别,并观察外形、骨骼和内脏等方面有无畸形。致畸试验主要用于检测可能为孕妇连续服用的药物等。

【材料】 选用性成熟但未交配过的成年大鼠,最终要求为每组在实验中应有受孕大鼠 15 只以上。若需观察受试物对出生后仔动物生长发育及生理功能的影响,每个剂量组的受孕动物数尚须增加一倍,以进一步做行为致畸实验。

【器材】 手术剪　眼科剪　眼科弯头镊　标本固定瓶　表面皿　量筒　放大镜　单面刀片　电子天平　蜡盘　乳胶手套等

【试剂】

1. 受试物

2. 阴性对照溶剂

3. 95%乙醇固定液

4. 1% KOH 溶液

5. Bouin 固定液　由 75 份饱和苦味酸溶液,25 份 40%的甲醛和 5 份冰醋酸混合而成。

6. 茜素红染液　取茜素红饱和冰醋酸溶液 5ml,甘油 10ml,1%水含氯醛 60ml,混合后作为储备液。应用时用 1% KOH 溶液稀释 1000 倍。

　　7. 透明液 I：甘油 20 份,2% KOH 溶液 3 份,蒸馏水 77 份。
　　　透明液 II：甘油 50 份,2% KOH 溶液 3 份,蒸馏水 47 份。

【方法】

　　1. 交配　将性成熟的雌雄大鼠同笼（雌：雄 4：1 同笼）交配,次日清晨检查阴栓或做阴道涂片检查精子。查见阴栓或精子的日期定为受孕 0 天,将受孕动物随机分配到各试验组及对照组中。

　　2. 剂量分组　受试物至少应设三个剂量组,限度剂量为 1g/kg。高剂量应使母体产生明显的毒性反应,或为最大给药量（摄食量减少、体重增长缓慢或下降、阴道流血、流产等均是毒性反应的表现）。但母体的死亡率不应超过 10%,也不应使母体出现胎仔大量死亡或被吸收。低剂量应为无母体和胚胎毒性反应剂量。一般高剂量可用 LD_{50} 的 $1/5\sim1/3$,低剂量用 LD_{50} 的 $1/100\sim1/30$,或为临床拟用剂量的某些倍量。

　　如受试物剂量已达 1g/kg,对胚胎无明显毒性,亦无致畸作用,或在高剂量时虽对母体有一定毒性作用,但对胚胎无不良影响时,则可不再用其他剂量实验。

　　3. 给药途径　原则上与推荐临床应用的给药途径相同,但不宜采用腹腔注射。每隔两天称重一次,根据体重随时调整给药量。

　　4. 给药　按确定的给药方式,设计剂量给药。给药日期一般大鼠孕后 6～15 天,每天同一时间给药。

　　5. 对照　必须设溶剂对照组。

　　6. 观察和检查　从受孕 0 天开始,记录实验动物症状,大鼠于 0、3、7、10、13、16、20 天称量体重,孕后 20 天处死。处死方法：颈椎脱臼,处死后立即称重,并进行解剖检查。

　　7. 解剖检查

　　(1) 一般检查：沿腹中线剖开动物,暴露子宫角及卵巢。未受孕子宫为白色,呈绳状；妊娠子宫则呈管状,含胚胎的部位膨大。取出子宫,称重后剪开子宫,逐一取出胎仔,剪去脐带及胎盘,用滤纸吸去羊水及血液,逐个称取活胎及胎盘重量。从左侧子宫角上方开始直至右侧子宫角顶端,按顺序仔细辨认并记录活胎数、死胎数、着床数、吸收胎数、早期死胎、晚期死胎（可见胎盘）；并借助放大镜观察黄体数（黄体是卵泡排卵后形成于卵巢表面、呈黄色鱼子状的突起,它反映孕鼠的排卵数）。将仔鼠按性别分开,每种性别取约 1/2 胎仔固定于 Bouin液中,作内脏检查,另 1/2 固定于 95% 酒精中,作骨骼畸形检查。

　　(2) 外观检查：鉴定胚胎性别并量身长及尾长。仔细观察并记录有无外观畸形及畸形的类型、部位和程度。各部位需重点检查的畸形如下：

　　头颅：露脑、脑膜膨出、脑突出、脑积水、小脑畸形等。

　　面部：无眼、小眼、开眼、突眼、眼异位；无耳、小耳、耳异位,两耳大小不等；单鼻孔、鼻孔扩大；唇裂、颜面裂、无颌等。

　　躯干：腹部脐疝、内脏膨出、脊柱裂、脊髓膨出、脊椎骨缺失、脊柱侧凸等。

　　四肢：短肢、多（少）趾、并趾、无趾等。

　　尾部：卷尾、短（无）尾、肛门闭锁等。

　　(3) 内脏检查：胎仔经 Bouin 液固定约 2 周后,用自来水洗去固定液,放蜡板上,用手工切片法检查胎仔内脏。内容如下：

1）头部器官：按下列各步检查（图 5-6）：

① 用单面刀片沿口经耳作一水平切面，使上下腭分开，主要检查有无腭裂、舌缺失或分叉。

② 将切下的颅顶部，沿眼球前垂直作额状切面，检查鼻道有无畸形，如鼻道扩大、鼻单道等。

③ 沿眼球正中垂直作第二额状切面，检查眼球有无畸形，如少眼、小眼、无眼或异位等。

④ 沿眼球后缘垂直作第三个额状切面，检查有无脑室扩大，扩大则为脑积水。

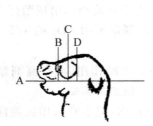
　　　　图 5-6　头部切面示意图

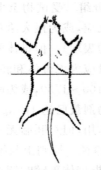
　　　　图 5-7　胸腹腔切口示意图

2）胸、腹及盆腔脏器：沿胸、腹壁中线和肋下缘水平线作"＋"字切口，切开胸腹腔，暴露胸腔、腹腔及骨盆腔内器官，然后逐一检查各主要脏器的位置、数目、大小及形状等有无异常（图 5-7）。

心脏：有无右位、室中隔缺损、单房室心等。

肺：有无气管-食管瘘、肺倒位、少叶或多叶等。

肝：有无异位、少叶或多叶等。

膈：有无缺膈而造成腹内脏疝等。

肠：有无肠疝。

肾：有无马蹄肾、肾积水、肾缺失、不对称异位及输尿管积水等。

生殖器：有无子宫缺失、隐睾或缺失、一侧或双侧发育不全等。

膀胱：有无缺失等。

（4）骨骼检查：将经 95% 乙醇固定 72h 的胎仔，转入 1‰ KOH 溶液中，每隔 2～3 天换一次 1‰ KOH 溶液直至使胎仔的肌肉半透明可见到骨骼为止。此时取出胎仔，加入茜素红应用液（以 1‰ KOH 溶液将茜素红储备液配成 0.1%～0.2% 溶液即成）予以染色，直至骨骼染成桃红或紫红色为止。一般需 4～6 天，中间需更换新染液数次。染色后将胎仔用滤纸吸干染液，置透明液 I 中 1～2 天，若骨骼清晰可见即可检查，否则可进一步浸入透明液 II 中进一步透明 1～2 天，或更换透明液 II 至清晰满意为止。

制好的骨骼标本可在肉眼或放大镜下检查。暂不检查的标本置于加有几滴氯仿的甘油中贮存。

检查内容：颅骨、枕骨、颈椎骨（7 节）、胸椎骨（13 节）、腰椎骨（6 节）、胸骨（6 块）、四肢骨等有无缺失、骨化迟缓、囟门融合或扩大等观象，以及多肋、少肋、波状肋、肋分叉、多趾、少趾、变形等。

【报告要点】 按表 5-18、5-19、5-20、5-21 所示要求记录结果,并加以整理,分别用 t 检验和 χ^2 检验进行均值和百分率的统计学分析。根据各组动物出现的畸胎率(胎窝畸胎率、胎仔畸形率)、胎仔部位和器官畸形率、剂量-反应(效应)关系、致畸强度及多次试验结果的一致性等进行综合评定。

表 5-18　致畸试验受试动物检查记录表

受试物种类:

受试物名称:　　　　　　　纯度:　　　　　　　　溶媒:

剂量(mg/kg):　　　　　　给药途径和方式:

给予受试物日期和连续天数:

动物编号:1　　2　　3　　4　　5　　……

受精日期:

处死日期:

受精后第七天体重(g):

破腹时的体重(g):

怀孕情况:

着床总数:

活胎数:

死胎数:

吸收胎数:

黄体数:

胎盘总重(g):

备注

表 5-19　致畸试验的胎仔外观检查记录表

受试物名称:

剂量(mg/kg):

动物编号:

检 查 项 目	胎 仔 编 号					
	1	2	3	4	5	……
胎仔性别						
体重(g)						
身长(cm)						
尾长(cm)						

检 查 项 目		胎 仔 编 号					
		1	2	3	4	5	……
头 部	脑						
	眼						
	耳						
	口唇						
躯 干	背						
	胸						
	腹						
四 肢	前肢						
	前趾						
	后肢						
	后趾						
尾部							
备注							

表 5-20　致畸试验的胎仔内脏检查记录表

受试物名称：

剂量（mg/kg 体重）：

动物编号：

主 要 器 官		胎仔编号及异常表现					
		1	2	3	4	5	……
头 部	脑						
	脑室						
	眼						
	腭						
躯 干	心						
	肺						
	膈						
腹 腔	肝						
	胃						
	脾						
	肾						
盆 腔	睾丸						
	子宫						
	膀胱						
备注							

表 5-21 致畸试验动物胎仔骨骼检查记录表

受试物名称：

剂量(mg/kg)：

动物编号：

主 要 骨 骼		胎仔编号及畸形表现					
		1	2	3	4	5	……
头颅骨	额骨						
	顶骨						
	枕骨						
	颌骨						
椎骨	颈椎						
	胸椎						
	腰椎						
	骶椎						
胸骨							
肋骨							
肢骨	前肢骨						
	后肢骨						
	前趾骨						
	后趾骨						
盆骨							
尾骨							
备注							

致畸强度可用致畸指数表示：

$$致畸指数 = \frac{化合物对雌性动物的 LD_{50}}{最小致畸剂量}$$

致畸指数分为三级，10 以下不致畸，10～100 致畸，100 以上强致畸。

【注意事项】

1. 在致畸试验中剂量的选择十分重要。应通过预试找出最小致畸剂量及母体中毒剂量，以此确定正式试验用量。

2. 动物同笼后经每日仔细检查是否受精以确定受孕 0 天，这对决定何日开始给药十分重要。

3. 致畸作用检查项目很多，为了准确判断结果应将对照组(溶剂)、给药组、动物胚胎标本仔细对比，以便加以判断。

【讨论题】

1. 什么叫致畸作用？致畸作用试验与药物研究有何关系？

2. 致畸试验中如何确定给药剂量和给药时间？

第四节　药物的神经系统毒性和感官毒性试验

一、新药的神经系统毒性试验

《新药注册管理办法》中规定,在新药一般药理学研究中必须观察药物对精神神经系统的影响。如果在急性和长期毒性试验中发现药物具有神经毒性,或该药的化学结构与某些神经毒物相似,则需要作深入的神经系统毒性研究。

神经系统观察指标:① 直接观察给药后动物的一般行为表现,如姿势、步态、有无流涎、肌震颤及瞳孔变化情况,并观察药物对皮层脑电图的影响。② 如用药后出现明显的兴奋或抑制现象,则应测定其对小鼠或大鼠自发活动的影响。

(一)神经系统的功能检查

这些检查可以发现药物造成的神经系统损害。由于神经系统具有较大的代偿功能,因此较轻的局部损害可不影响神经系统的总体功能。

1. 神经学检查　包括颅神经(12 对)功能检查、运动功能(步态、肌张力、痉挛、震颤等)检查和反射检查(如翻正反射、对光反射等)。

2. 病理解剖学检查　除非病变广泛,一般不易发现神经组织的损害。

3. 电生理学检查　测定运动神经和感觉神经的传导速度和动作电位,可发现药物对外周神经系统的损害。但脑电图不是一种特异性指标,正常脑电图并不能排除脑组织的器质性病变和脑部的损害。

4. 生化学检查　对某些特殊类型化合物,如 β-受体激动药要测定其对腺苷酸环化酶的活力的影响,有机磷酸酯类药物则要测定其对胆碱酯酶活力的影响。

(二)行为试验

行为变化是药物神经系统毒性的敏感指标,已越来越受到毒理学界的重视。

1. 非条件行为的观察　对动物自发活动的测定,可大致判断动物中枢神经系统的兴奋程度。常用的方法有开阔场地法(open-field method)、抖笼法(jaggle cage method)、光电管法(photo-cell method)等。听觉惊愕反射(acoustic startle reflex)试验是对出生后 2～3 周的大鼠突然给以强声刺激,观察动物是否立即出现一种蹲伏姿势。转棒法(rotating rods method)是将大鼠或小鼠放在以一定速度转动的棒上,观察动物是否从棒上跌落下来,可测试动物的协调平衡运动的功能。

2. 条件反射试验　先将动物建立条件反射,训练好后再给药物,观察药物对已建立的条件反射的影响。

(1)取食条件反射试验:采用大鼠,以铃声为条件刺激,以食物作为非条件刺激,经多次强化后建立条件反射,动物听到铃声后即去取食。比较给药前后条件反射的潜伏时间(从给铃声开始到动物起动)与运动时间(从给铃声开始到动物取食)有无显著差别。

(2)伤害性回避反射试验:采用大鼠,常做爬杆试验。训练时先给条件刺激(铃声),再给无条件刺激(40V 电刺激),直至动物爬上可免受电刺激的棍棒。条件反射建立后,动物听到铃声就去爬杆。给药后再做同样试验,比较给药前后条件反射潜伏时间与运动时间有无显著差别。

（3）操作式条件反射试验：将大鼠放在实验箱内，当它走动中偶然踩在杠杆上能获得食物报酬。经多次重复，大鼠可学会自动踩杆而得到食物。在此基础上进一步训练，加一种条件刺激如灯光，使大鼠见到灯光后就去踩杆而求食，进而观察药物对此种条件反射的影响。

（三）学习记忆试验

1. 跳台法（step down test）　用小鼠或大鼠，方法简便易行。将小鼠放入反应箱内适应环境 3min，然后箱底铜栅上通以 36V 交流电，动物受到电击，正常反应是跳到平台上躲避电刺激，多数动物会再次或多次跳到铜栅上，受到电击后又再次跳回平台。先进行学习试验，记录潜伏期和 3min 内受电击躲避次数。此法既可观察药物对学习的影响，也可观察对记忆的影响，有较高的敏感性。缺点是动物的回避性反应差异较大。

2. 迷宫（maze）试验

（1）Y 型迷宫（Y-type maze）：有 3 个臂，1 为起步区，2（右侧）为电击区，3（左侧）为安全区。训练时将小鼠放入起步区，给小鼠以电击，小鼠进入左侧安全区为正确反应，反之为错误反应。可固定训练 10～15 次，记录正常和错误反应次数，也可记录动物连续 2 次正确反应前的电击次数。24 小时后可测验记忆成绩。

（2）水迷路（watermaze）：将动物放入水中，记录动物从起步区到达目标区所需时间，及这段时间内动物进入盲端的错误次数。

二、新药的感官毒性试验

（一）药物的耳毒性试验

一些药物可引起耳毒性，如氨基苷类抗生素、呋塞米等强利尿药，可引起耳聋。耳毒性试验一般用成年豚鼠，作以下三项检查。

1. 听力检查　用 2000Hz 音叉轻击瓷板，豚鼠耳廓大幅度掀动者为听力正常；音叉轻击瓷板，耳廓反应微弱，重击时才有明显耳廓掀动者为听力减退；音叉重击瓷板，耳廓反应微弱者为听力严重减退；音叉重击瓷板，耳廓毫无反应者为全聋。

2. 前庭功能检查　将豚鼠水平固定在特制的木笼内，在 10min 内旋转 15 周，突然停止，观察眼球震颤的持续时间。用药后眼球震颤时间延长或缩短表示前庭功能过敏或减弱。

3. 耳蜗铺片检查　将豚鼠处死后取出耳蜗，硝酸银染色后作全蜗铺片，在显微镜下观察毛细胞的形态变化。

（二）药物的眼毒性试验

自 20 世纪 60 年代发现糖皮质激素、马利兰等药物可引起白内障，氯喹、甲硫哒嗪等可引起视网膜病变以来，药物的眼毒性已引起人们的普遍重视。

药物的眼毒性可用家兔、猫、犬等动物进行测试。用裂隙灯显微镜检查可发现角膜、虹膜、房水、晶体等变化，用检眼镜作眼底检查可观察视网膜的病变，如视网膜充血或苍白、视网膜水肿、视神经乳头萎缩等。

药物对眼的刺激性试验详见药物的局部毒性试验（第六章）。

局部用药的毒性试验

局部用药的毒性试验是根据局部用药部位的解剖和生理特点设计的。常用的局部用药制剂有皮肤用药制剂(涂剂、擦剂、膏药剂、透皮吸收制剂等)、滴眼剂、滴鼻剂和喷雾剂、肌内注射剂、直肠和阴道用药制剂等。在这些制剂中,透皮吸收制剂和肌内注射剂本身属于全身用药,而滴鼻剂、喷雾吸入剂及应用于直肠和阴道的制剂,由于给药部位表面被覆黏膜、富有血管、腺体等,给药后吸收良好,在应用时也大多可不同程度地被吸收,容易产生全身反应,因此需要观察动物的全身毒性反应。对于其他局部用药制剂则应先进行局部吸收试验,根据药物从局部吸收的程度,考虑进行全身性用药的各项试验。局部用药全身毒性试验的方法和评价指标基本上与全身性用药的毒性试验相同。用药部位局部刺激性试验的基本方法,是用肉眼观察及组织切片镜检,综合评价给药局部病理性改变的发展和转归情况。

第一节　皮肤用药(制剂)的毒性试验

一、皮肤组织结构

皮肤覆盖于整个体表组织,由表皮和真皮组成。

表皮较薄,平均厚 0.1~0.2mm,由基底细胞层(生发层)组成,生发层向其他各层供给新生细胞。从新生细胞变成最外层的角蛋白(角质层)约需 4 周。表皮也含有产生色素的黑素细胞、起巨噬细胞作用的郎格罕氏细胞和淋巴细胞。后两型细胞与免疫反应有关。

真皮依附于皮下组织,厚约 2mm,主要由胶原和弹性硬蛋白组成。此外,尚有纤维母细胞、脂肪细胞、巨噬细胞、组织细胞、肥大细胞等,以及毛囊、汗腺、皮脂腺、小血管和包括麦氏小体的神经成分。

二、化学物质对皮肤毒性作用的类型

皮肤虽然具有一定的防护作用,但药物等化学物质仍可对其产生损害。药物引起皮肤损害的性质,主要是原发性刺激炎症反应和致敏反应,偶然也可引起皮肤癌。

(一) 皮肤原发性刺激

原发性刺激是指药物直接作用于皮肤引起的病理性反应。只要皮肤接触药物达到一定浓度和时间都有可能产生这种反应。它与皮肤变态反应的不同之处在于初次接触即可发生。

原发性刺激表现有红斑、水肿、水疱疮与溃疡等。皮肤在接触刺激性物质时,有时也可出现全身性的反应,包括荨麻疹和类过敏反应。

原发性刺激的作用机理可因药物理化性质的不同而异。例如,强碱可使皮肤角质蛋白

溶解，出现溶解性坏死；脂溶性溶剂可溶解皮脂表面的脂性薄膜，产生脱屑和皲裂；铬酸盐的氧化作用可使皮肤发生溃疡；银、汞、砷等金属盐主要使皮肤蛋白质变性。

（二）皮肤致敏

皮肤致敏为变态反应，包括药物致敏和光敏反应。一般认为其作用机制为某些药物（特殊半抗原）通过表皮后，与某种蛋白质形成共价键结合，具有免疫原性；某些药物则在日光（波长在 $3200\sim4300\text{Å}$）照射下发生光化学反应，形成具有半抗原作用的物质。皮肤内除含有血清蛋白外，还有十多种不同类型的抗原蛋白质。尽管这些自体蛋白类型不同，但它们与特殊半抗原的结合物则具有同样的免疫原性。其病理变化特征为不易找到一般毒理学的量-效规律；接触后经一定潜伏期，再次接触该药物才能激发出特定症状。

局部用药可导致皮肤致敏反应的药物有抗生素、局麻药、消毒药、某些化妆品等。

（三）皮肤致癌

主要为多环芳烃类和无机砷。

三、皮肤用药（制剂）毒性试验

（一）皮肤用药急性毒性试验

1. 试验目的　观察动物完整皮肤及破损皮肤短期内接触受试药物所产生的毒性反应。

2. 试验材料

（1）动物：选用成年健康家兔、豚鼠或大鼠，雌雄各半，家兔体重 2kg，豚鼠 300g，大鼠 200g 左右为宜。于给药前 24h 将动物背部脊柱两侧毛脱掉，去毛范围约相当于体表面积的 10%（家兔每侧约 50cm^2，豚鼠、大鼠每侧约 20cm^2）。

（2）受试药物：膏剂、液体或粉末。粉末需用适宜赋形剂（如羊毛脂、凡士林等）混匀，以保证受试药物与皮肤良好接触。

3. 试验方法

（1）剂量选择：一般选用 3 个剂量组，各剂量组间距应根据受试药物的毒性大小和预试结果而定，一般以 1 :（0.65～0.85）为宜。家兔每组 4 只，豚鼠或大鼠每组 10 只并需设赋形剂或空白对照组。若所用受试药物剂量超过有效浓度 20 倍以上，仍未出现异常反应或死亡，则只设一个高剂量组。

2. 给受试物方法和观察：试验时将受试药物均匀地涂于动物背部脱毛区，破损皮肤则在脱毛区划破皮肤后再涂敷于受试物，并用适宜方法固定。涂敷受试药物 24h 后，可用温水或适当溶剂轻轻去除残留的受试药物或赋形剂，每日观察，连续 7～14 天。给受试药物后注意动物的全身中毒表现和死亡情况，包括动物体重、皮肤、毛发、眼睛和黏膜的变化，以及呼吸、循环、中枢神经系统、四肢活动等的变化。若有死亡动物，则需进行尸检和肉眼观察，当有肉眼可见病变时，则需进行病理学检查。

4. 结果判断　试验结果与对照组比较进行判断。

（二）皮肤用药长期毒性试验

1. 试验目的　观察动物皮肤长期接触受试药物，经皮肤渗透或吸收后对机体产生的异常反应及其可逆程度。

2. 试验材料

（1）动物 选用成年健康家兔、豚鼠或大鼠，雌雄各半。家兔体重 2kg，豚鼠 300g，大鼠 200g 左右为宜。家兔每组 6 只，大鼠每组 10 只。

（2）受试药物 膏剂、液体或粉末。粉末需用适宜赋形剂（如羊毛脂、凡士林等）混匀，以保证受试物与皮肤良好接触。

3. 试验方法

（1）剂量选择：一般选用 3 个剂量组，各剂量组设置同大鼠口服长期毒性试验，并需设赋形剂组或空白组。若受试药物剂量超过有效浓度 20 倍以上，仍未见动物有不良反应及死亡时，则只需设一个高剂量组。

（2）给受试物方法及时间：将受试药物均匀地涂敷于动物背部脱毛区，并用适宜方法固定，每日一次，每次至少接触 6h，按临床用药疗程的 3 倍以上时间连续给药。若出现毒性反应，部分动物应于停药后继续观察 1～2 周，以便确定受试物毒性可逆反应程度。

（3）检测项目：除每日观察皮肤临床症状及皮肤病理学检查外，其全身一般症状、血液学、血液生化指标和病理学检查项目均同大鼠长期毒性试验要求。

4. 结果判断 实验结果应写明安全剂量、中毒剂量、中毒表现、中毒的靶器官及中毒的可逆程度等。

（三）皮肤刺激试验

1. 试验目的 观察动物皮肤接触受试药物后所产生的刺激反应情况。

2. 试验材料

（1）动物 首选成年健康家兔，其次为豚鼠。家兔体重 2kg，豚鼠 300g 左右，于给受试药物前 24h 将动物背部脊柱两侧毛脱掉，脱毛面积约为体表面积的 10%（家兔每侧约 50cm^2，豚鼠每侧约 20cm^2），各区面积应尽可能一致。

（2）受试药物 膏剂、液体或粉末。粉末需用适宜赋形剂（如羊毛脂、凡士林等）混匀，以保证受试药物与皮肤有良好的接触。

3. 试验方法

每一剂量 3～5 只动物，设 2～3 个剂量组，每日涂药一次，连续一周。在同一动物的受试药物区、对照区和破损皮肤区（脱毛后），一次或多次分别将受试药物（或赋形剂）1ml（或 1.0g）均匀涂于上述各区内，用适宜方法固定。24h 后用温水或无刺激性溶剂轻轻去除残留受试药物及赋形剂。于去除受试药物后 1、24、48 和 72h 观察涂抹部位有无红斑和水肿等情况，以及上述变化的恢复情况和时间。

多次给药试验一般每日涂抹一次，连续一周，其余均与一次给药的方法要求一致。

4. 结果判断与评价 每只动物试验结果先按表 6-1 进行刺激反应评分。

表 6-1 皮肤刺激反应评分

反 应	程 度	分 值
红斑		
无红斑	—	0
略见红斑	+	1

（续　表）

反　　应	程　　度	分　　值
中度红斑	++	2
严重红斑	+++	3
紫色红斑并有焦痂形成	++++	4
水肿		
无水肿	—	0
稍有水肿	+	1
明显可见（边缘高出皮肤）	++	2
皮肤隆起水肿轮廓清楚	+++	3
水肿隆起＞1mm 伴范围扩大	++++	4
最高总分		8

　　根据表 6-1 评分，计算出平均总分，再按表 6-2 评定皮肤刺激性反应的强度。不同剂量或不同用药次数的刺激强度进行差异显著性分析。

表 6-2　皮肤刺激反应强度评价

强　　度	平　均　分　值
无刺激性	＜0.5（0～0.5）
轻度刺激性	＜2.0（0.5～2.0）
中度刺激性	＜4.0（0.5～4.0）
严重刺激性	＜6.0（4.0～6.0）
极严重刺激性	＞6.0（6.0～8.0）

（四）皮肤过敏试验

　　1. 试验目的　　通过动物皮肤重复接触受试药物后，观察机体免疫系统反应在皮肤上的表现。

　　2. 试验材料

　　（1）动物：选择豚鼠雌雄各半，体重在 250～300g。于给受试物前 24h 将豚鼠背部两侧毛脱掉，去毛区范围每侧约 3cm×3cm。

　　（2）受试药物：若受试药物是膏剂或液体一般不稀释，可直接试验。若受试药物为固体粉末，则需用适量水或适宜的赋形剂（如羊毛脂、凡士林、橄榄油等）混匀以保证受试药物与皮肤的良好接触。

　　（3）阳性致敏物：2,4-二硝基氯代苯，配制成 1% 的致敏浓度和 0.1% 的激发浓度。

　　3. 试验方法

　　（1）实验分组：将豚鼠按体重、性别随机分成三组，每组 10 只（雌雄各半）。第一组给受试药物，第二组为赋形剂对照，第三组为阳性物对照（给阳性致敏物）。

　　（2）致敏接触：取受试药物 0.1～0.2ml（或 g）涂在同一动物脱毛区，用适宜方法固定，持续作用 6h。第 7 天和第 14 天以同样方法重复一次。赋形剂对照组与阳性对照组操作方法同上。

（3）激发接触：于末次给受试药物致敏后 14 天，将受试药物 0.1～0.2ml（或 g）涂于同一豚鼠背部脱毛区，6h 后去掉受试药物，即刻观察，然后于 24、48、72h 再次观察皮肤过敏反应情况，各组结果按表 6-3 评分（注：也有提倡致敏接触在同一动物右侧脱毛区，激发接触在同一动物左侧脱毛区，观察左侧脱毛区结果。但许多致敏反应属于局部免疫反应，所以用该法可能会导致假阴性）

4. 结果判断与评价

试验结果按皮肤反应标准评分后，根据试验组与对照组豚鼠皮肤反应的差别，按表 6-3 判断受试物对皮肤过敏反应性质。

表 6-3　皮肤过敏反应评分

反　应	程　度	分　值
红斑形成		
无红斑	—	0
轻度红斑	+	1
中度红斑	++	2
重度红斑	+++	3
水肿性红斑	++++	4
水肿形成		
无水肿	—	0
轻度水肿	+	1
中度水肿	++	2
重度水肿	+++	3
总积分（最高）		7

实验结果按表 6-3 标准记分，求出各组动物的平均积分。数据可用 t 检验评价组间差异。

$$反应平均值 = \frac{红斑形成总分 + 水肿形成总分}{合计动物数}$$

为了反映受试物的致敏强度，也可按表 6-4 办法判断致敏率。致敏率为出现过敏反应后皮肤红斑或水肿（不论程度轻重）的动物例数除以受试动物总数。

表 6-4　致敏率分类

过敏反应强度	致敏率（%）
弱致敏性	0～10
轻度致敏性	20～30
中度致敏性	40～60
高度致敏性	70～80
极度致敏性	90～100

附：皮肤涂抹致癌试验

1. 试验目的　　通过动物皮肤反复、长期涂抹受试物质，观察有无致癌作用。

2. 试验材料

（1）动物　　目前认为以 BALB/C、C3H 及 DBA 等品系较敏感。性别以雌性为宜，可减少因咬斗而致的皮肤损伤。鼠龄 3～5 周。实验前，需在检疫室中观察 1～2 周，喂食 1‰四环素水。

（2）受试物　　若受试物为固体粉末，助溶剂多采用丙酮。

（3）阳性对照药　　苯并芘，开始一次给 400μg，后重复给予促癌剂 TPA（巴豆油提炼物）每周每只 30μg，连续 30～35 周。按此法，乳头状瘤发生率可达 50％。

3. 试验方法

（1）实验分组：实验动物分阴性、阳性对照组和实验组。每组动物数量应根据实验目的而定，如仅对致癌与非致癌物进行定性判断，假设鼠的自然存活率为 70％，则开始实验时，每组动物最少有 19 只即可。若对不同等级致癌物进行区分或寻找受试药物的剂量—反应关系，在自然存活率仍为 70％的前提下，实验开始时，每组动物数量需要 100 只。为避免所谓的"对照稀释"现象，阴性对照组数量一般比实验组要更多些，其数值计算公式为 $C = E\sqrt{n}$（C 为阴性对照组动物数，E 为实验组动物数，n 为实验组组数）。阳性对照组动物数与实验组相同。

（2）给药量：给药量根据药物自身性质，经预实验确定。给药频率一般为每周 1～2 次，有时也可更多些。

（3）给药方法：给药前将小鼠皮肤实验区（背部）剃毛，涂抹面积为 1.83～3.05cm^2。药液体积 0.1ml，采用塑料无针头注射器给药。给药顺序应每两周修改一次，如这次从 1 组 1 号开始，更改后则从倒数 1 组 1 号开始。所有实验人员进行等实验组、等动物房分配，以使动物被处理的机会条件完全一致。

（4）给药后观察：实验动物给药后均进行外观观察、死亡观察并绘制存活率曲线，按月称体重等。在给药三个月内，死亡率增加和体重减轻通常被认为是敏感毒性的预示。若三个月后此两项继续加重则被认为是慢性毒性。每次给药前需进行皮肤损伤检查，记录损伤程度、数量及恢复情况。

4. 结果判断与评价

（1）皮肤损伤程度：可以按皮肤肿块发生率表示，此值为一定时间内发生皮肤肿块鼠与未发生肿块鼠数量之比。也可以按一定时间内，各组鼠皮肤肿块总量表示。

（2）组织病理学检查：皮肤的组织病理学检查是对皮肤损伤性质进行判别的根本依据。所有动物均于实验结束时处死，取受试部分的皮肤进行组织病理学检查。动物处死应按皮肤损伤严重程度由重→轻→无损伤依次处死。

（3）根据皮肤肿瘤发生率及发生率对时间的关系，可评价受试药物对皮肤致癌及其他毒性效应。

第二节　眼刺激性试验

一、眼的组织结构特点

眼是一个球状体,覆盖着三层膜组织:巩膜、脉络膜和视网膜。这些膜分别由纤维组织、色素和血管,以及神经纤维和特殊感受器等组成。在眼前部主要由角膜和晶体取代该三层膜。晶体和角膜间的间隙充满房水。在这个间隙和紧接晶体的前部为虹膜。虹膜有丰富的血管和大量的色素沉着。虹膜中央的孔即瞳孔。此外,还有附属器,包括眼睑、泪器、结膜、眼外肌和眼眶,对眼的保护和功能调节起到很大作用。

二、化学物对眼毒性的作用部位和类型

由于眼部各种结构不同的生理功能和空间关系,它们对毒物的接触呈不同的反应,然而,眼损伤基本体征为:球结膜充血、水肿、角膜混浊、虹膜炎症的渗出反应、前房积脓。

(一)角膜

角膜是娇嫩的组织,易遭受化学物质的毒性作用,来自外部的接触很易损害角膜。损害程度不一,轻可痊愈,重则角膜混浊甚至穿孔。应该指出,许多化学物质在非局部接触时也能影响角膜,如大剂量阿的平、氯喹等,这些物质可能经眼泪或通过血—水屏障而影响角膜。

(二)虹膜、房水和睫状体

虹膜由于与角膜相邻,易受物理性外伤和化学性刺激作用。这种刺激作用包括血清蛋白、纤维蛋白和白细胞从血管漏出,使虹膜上皮释放黑素颗粒。由于虹膜受肾上腺素能神经和胆碱能神经双重支配,因此具有拟肾上腺素样或抗胆碱样作用的化学物质可使瞳孔扩大,而有拟胆碱样和抗肾上腺素样作用的化学物质则能使瞳孔缩小。此外,像吗啡和全身麻醉剂等化学物质,能通过中枢神经系统改变瞳孔大小。

房水由睫状上皮细胞分泌,进入后房,经瞳孔入前房,经前房角的施累姆氏管流出。虹膜炎能妨碍施累姆氏管中房水的通畅而增高眼内压,由此引起青光眼。阿托品和其他扩瞳药由于扩瞳后阻碍房水流通而加重青光眼。

在睫状体内有睫状肌。睫状肌的收缩可使睫状带松弛,使晶体囊变得更呈球形。由于睫状肌由胆碱能神经支配,因此胆碱酯酶抑制剂和抗胆碱药(如阿托品)能使晶体固定在不同的调节状态。

(三)晶体

已知许多化学物质可改变晶体的透明度而导致白内障,如 2,4-二硝基酚、皮质类固醇、白消安、三苯乙醇和铊。这种作用通常在全身性中毒后发生,但某些化学物质(如肾上腺皮质酮、抗胆碱酯酶药)的局部给药也可引起白内障。

(四)视网膜与视神经

视网膜中含有神经节细胞,其轴突形成视神经。某些毒物主要侵犯中央视觉,最典型的例子是甲醇可致失明。

三、眼刺激性试验

（一）试验目的

观察动物眼睛接触受试药物后所产生的刺激反应情况。

（二）试验材料

1. 动物　选用成年健康家兔至少 4 只，体重在 2～3kg。
2. 受试药物　液体或膏剂均可直接滴入或涂敷。

（三）试验方法

1. 剂量选择　受试药物浓度一般用原液或原膏剂，不必稀释，每只眼睛滴入 0.1ml 或涂敷 0.1g 以内受试药物。

2. 给受试药物及观察　试验时将受试药物滴入或涂敷于同一动物两眼，一侧滴入或涂抹实验药物于眼结膜囊内，另一侧作溶剂赋形剂对照，给受试药物后使眼睛被动闭合 5～10s。每次实验使用 4 只以上动物。观察给药后第 6、24、48 和 72 小时及第 7 天眼的局部刺激反应。多次应用的药物应作连续用药一周以上。

凡临床用药超过一周的药物要进行多次给受试药物刺激试验，连续给受试药物一周以上。

（四）结果判断与评价

按表 6-5 要求，将每只动物眼角膜、虹膜和结膜的刺激反应的分值相加，即是一只受试动物眼刺激反应的总积分。把每个受试动物的刺激反应积分的总和除以动物数，就是该受试物对眼刺激性的最后分值。按表 6-6 标准，判定受试物对眼刺激程度。

表 6-5　眼刺激反应评分

刺 激 反 应	程　　度	分　　值
角膜混浊情况		
无混浊	—	0
散在或弥漫性混浊，虹膜清晰可见	＋	1
半透明区易分辨，虹膜模糊不清	＋＋	2
灰白色半透明区、虹膜细节不清，瞳孔勉强看清	＋＋＋	3
角膜不透明，虹膜无法辨认	＋＋＋＋	4
虹膜		
正常	—	0
皱褶加深，无血，肿胀，角膜周围轻度充血，瞳孔对光有反应	＋	1
出血，可见坏死，对光无反应（或出现其中一种反应）	＋＋	2
结膜		
充血		
血管正常	—	0

（续　表）

刺　激　反　应	程　度	分　值
血管充血呈鲜红色	＋	1
血管充血呈深红色，血管不易分辨	＋＋	2
弥漫性充血呈紫红色	＋＋＋	3
水肿		
无水肿	－	0
轻微水肿	＋	1
明显水肿，伴有部分眼睑外翻	＋＋	2
水肿至眼睑近半闭合	＋＋＋	3
水肿至眼睑超过半闭合	＋＋＋＋	4
分泌物		
无分泌物	－	0
少量分泌物	＋	1
分泌物使眼睑和睫毛潮湿或粘着	＋＋	2
分泌物使整个眼区潮湿或粘着	＋＋＋	3
总积分（最高）		16

按表 6-5 标准记分，将每只眼的 3 类刺激反应的分值相加，即为每只眼的刺激反应总分，再将每组动物眼刺激的总分相加除以所用动物数，求得平均刺激反应分值，进行显著性差异检验。按表 6-6 标准判断眼刺激反应程度。

表 6-6　眼刺激反应程度评分标准

刺　激　反　应	积　分
无刺激性	0～3
轻度刺激性	4～8
中度刺激性	9～12
强刺激性	13～16

第三节　肌内注射用药的局部刺激性试验（家兔股四头肌法）

一、家兔股四头肌的结构特点

家兔股四头肌在后肢大腿的前面，正中为股直肌，股直肌之下为股中间肌，股直肌之外侧为股外侧肌，股直肌之内侧为股内侧肌，四块肌肉合称股四头肌。

二、肌内注射液的局部刺激性试验

1. 试验目的　肌内注射属于全身给药,同时也需测试制剂在给药局部的刺激性。观察家兔股四头肌接触受试药物后所产生的刺激反应情况。

2. 试验材料

(1) 动物:选用成年健康家兔至少 4 只,体重 2～3kg。

(2) 受试药物:肌内注射液。

3. 试验方法　取健康家兔,分别于一侧后肢的股四头肌处注射受试物 1.0～2.0ml,另一侧后肢的对应部位注射等量制剂溶媒作对照,48h 后观察家兔的一般情况。动物处死后剖取股四头肌,纵向切开,观察注射部位肌肉组织的反应。

4. 结果判断与评价　一般将肌肉组织的反应分为六级:

0 级(－):注射供试品部位的肌肉组织与对照部位肌肉组织无任何差异。

1 级(＋):注射供试品部位的肌肉组织有充血,直径在 0.5cm 以下。

2 级(＋＋):注射供试品部位的肌肉组织红肿充血,直径在 1cm 左右。

3 级(＋＋＋):注射供试品部位的肌肉组织红肿、发紫,光泽消失,可见坏死点。

4 级(＋＋＋＋):注射供试品部位的肌肉组织红肿、发紫,光泽消失,坏死范围直径达 0.5cm 左右。

5 级(＋＋＋＋＋):注射供试品部位的肌肉各项反应更重,有大片坏死。

凡四只家兔的平均反应级数在 2 以下者可供肌内注射之用;平均反应级数超过 3 者不能供肌内注射之用;平均反应级数在 2～3 之间者可进行复试或结合其他项目考虑其临床试用问题。凡刺激性试验不能达到肌内注射要求的制剂一般也不宜供皮下注射之用。

5. 结果统计　药物的局部刺激性反应一般无明确的定量指标,反应类型间多有等级关系,将刺激性的严重程度记作－、＋、＋＋、＋＋＋、＋＋＋＋等,可用记序法、Ridit 法或等级序值法进行统计分析。其中以等级序值法较为适用,将无刺激性(－)记最高分,反应最严重(＋＋＋＋)记最低分,计算平均等级序值,再作显著性检验。

第四节　滴鼻剂和吸入剂的毒性试验

一、鼻咽喉的组织结构

鼻由外鼻、鼻腔、鼻窦三部分组成。整个鼻腔覆有黏膜并与各鼻窦、鼻咽腔及鼻泪管相连续。鼻黏膜的血管极丰富,形成海绵组织,极易扩张和收缩,引起鼻塞或栓塞,严重者可导致并发症。

咽部为鼻腔和口腔后的通道,上起于颅底,下止于第六颈椎水平和环状软骨下缘及食管相连接。咽部的后方为颈椎,两侧与颈部大血管和神经为邻。整个咽部被以黏膜。咽部可分为鼻咽部、口咽部、喉咽部。

喉位于颈前正中,上通喉咽部,下接气管,由软骨、肌肉、韧带、纤维组织膜等组成,喉腔覆有黏膜。

上述三个部位互相连通,表面均由黏膜覆盖,血管丰富,滴入或喷雾给药后的吸收较快,容易产生全身反应,因此在观察给药部位局部刺激性反应的同时需要观察动物的全身反应。

二、滴鼻剂和吸入剂毒性试验

（一）滴鼻剂和吸入剂急性毒性试验

1. 试验目的　观察受试药物一次滴入或吸入给予动物后所产生的毒性反应和死亡情况。

2. 试验材料

（1）动物：成年健康的大鼠、豚鼠或家兔。雌雄各半,大鼠、豚鼠体重在 250～300g,家兔 2.5 kg 左右。

（2）受试物：液体或粉末剂。

3. 试验方法

（1）剂量选择：一般设 3 个剂量组,各剂量组间距,应根据受试物毒性大小和预试结果而定,一般以 0.65～0.85 为宜。并需设赋形剂或空白对照组。若在大剂量组（超过预计临床用量的 50 倍以上）未出现死亡情况时,则只需设一个高剂量组。

（2）实验分组、给受试物方法及观察：试验时大鼠、豚鼠每组 10 只,家兔每组 4 只。滴入或吸入不同浓度的受试药物,至少接触 4h。给受试物后观察即刻及第 7～14 天动物全身状况、体重、呼吸系统、循环系统、中枢神经系统、四肢活动等变化,若出现死亡则应做病理组织学检查。

4. 结果判断　试验结果与对照组比较并进行判断,如果能测出 LD_{50} 值,应按"小鼠、大鼠急性毒性试验要求"计算。

（二）滴鼻剂和吸入剂刺激性试验

1. 试验目的　观察受试药物一次或多次滴入或吸入给予动物后所产生的刺激反应情况。

2. 试验材料

（1）动物：同急性毒性试验要求。

（2）受试药物：液体或粉末剂。

3. 试验方法

（1）试验分组：试验时将动物分成给药组、赋形剂及空白对照组。用 3 只家兔或 5 只豚鼠和大鼠。

（2）给受试药物方法及观察：试验时将受试药物滴入或喷雾于动物,使药物与其黏膜接触至少 4h。然后于 24h 处死动物,取出局部黏膜组织,观察有无充血、红肿等现象。若有变化,则需进行病理组织学检查。

多次给受试药物试验,则一般每日滴入或吸入一次,连续一周,于末次给药物 24h 后处死动物,其他均与一次给受试物的方法和要求一致。

4. 结果判断　试验结果与对照组比较进行判断。

第五节　应用于直肠、阴道制剂的毒性试验

一、直肠、阴道的组织结构

直肠和阴道壁层均覆盖黏膜层,富有血管、腺体等,给药后吸收良好,也容易产生全身反

应,在观察给药部位局部刺激性反应的同时,也应观察动物的全身反应。

二、应用于直肠、阴道制剂的毒性试验

（一）应用于直肠、阴道制剂的急性毒性试验

1. 试验目的 观察动物直肠或阴道一次接触受试物后,由于吸收所产生的毒性反应和死亡情况。

2. 试验材料

（1）动物：成年健康的家兔或大鼠,雌雄各半。家兔体重在 2.5 kg 左右,大鼠在 250g 左右。

（2）受试药物：栓剂、液体或膏剂。

3. 试验方法

（1）剂量选择：一般设三个剂量组,各剂量组间距应根据受试药物毒性大小或预试结果而定,一般以 0.65～0.85 为宜。并需设赋形剂或空白对照组。大剂量组（超过预计临床用量的 50 倍以上）未出现死亡情况时,则只需设一个高剂量组。

（2）实验分组、给受试药物方法及观察：试验家兔每组 4 只,大鼠每组 10 只。将受试药物轻轻置入动物直肠或阴道内,与其黏膜至少接触 4h。给受试药物后观察即刻及第 7～14 天动物全身状况,体重、呼吸系统、循环系统、中枢神经系统、四肢活动等变化。若出现死亡时应做动物病理组织学检查。

4. 结果判断 试验组与对照组比较并进行判断,如果能测出 LD_{50} 值,应按“小鼠、大鼠急性毒性试验”要求计算。

（二）应用于直肠、阴道制剂刺激性试验

1. 试验目的 观察受试物一次或多次经动物直肠或阴道给药后所产生的刺激反应情况。

2. 试验材料

（1）动物：同急性毒性试验要求。

（2）受试药物：栓剂、液体或膏剂。

3. 试验方法

（1）试验分组：将动物分成给药组、赋形剂及空白对照组。每组家兔 4 只,大鼠 6 只。

（2）给受试药物方法及观察：试验时将受试物置入动物直肠或阴道内,与其黏膜接触至少 4h,然后于 24h 处死动物。取出局部直肠或阴道组织,观察有无充血、红肿等现象,若有变化则需进行病理、组织学检查。

多次给受试物则一般每日一次,连续一周,于末次给受试物后 24h 处死动物,观察内容和要求与一次给药一致。

4. 结果判断 试验结果与对照组比较并进行判断。

第七章

制剂的安全限度试验

在剂型改革和制剂生产中,为进行质量对比和保证使用安全,需要从药理学的角度对制剂进行质量检查,以保证某些有害杂质的含量或某些不良反应的强度不致超越规定限度。因此这些检查项目就被称做限度试验。限度试验主要用于检验注射剂。以药理方法为主的限度试验通常包括:热原检查、刺激性检查、过敏性检查、降压物质检查、溶血性检查和异常毒性试验等等。限度试验还包括理化指标检查,如杂质限度、重金属含量、水分含量、澄明度、色泽限度等等,只有综合检查的各方面都符合要求,该制剂才算合格。

一、热原检查

某些微生物(特别是革兰阴性杆菌)的遗体或其代谢产物注入体内(特别是经静脉注入体内)以后,能引起发热等反应。这些能引起发热反应的物质统称为热原或致热质,其化学成分有脂多糖、蛋白质、核蛋白及它们的水解产物等。目前我国药典规定的热原检查法为将一定剂量的供试品静脉注入家兔体内,观察家兔体温升高的情况,以决定供试品中所含热原的限度是否符合规定的一种方法。另有鲎血变形细胞制剂试验法,虽然也受到某些条件的限制,但是由于可以在试管内进行,节省材料与时间,灵敏度较高,因而已为美国药典第 21 版所收载,1987 年我国也已将此法定为检查四种大输液热原的标准方法。

一般而言,5~10ml 以上的静脉注射剂应做热原试验。中药注射剂由于配制过程较长,污染机会增多,故一般均应做热原试验。常需进行热原检查的药品见表 7-1 所示。

表 7-1 常需进行热原检查的药品及检查时的注射用量

药物	注射量
注射用水	加无热原氯化钠制成 0.9% 溶液,静注 10ml/kg
氯化钠或复方氯化钠注射液	直接静注 10ml/kg
葡萄糖氯化钠注射液	直接静注 10ml/kg
25% 或 50% 葡萄糖注射液	直接静注 10ml/kg
枸橼酸钠注射液	以注射用水稀释成 0.5% 浓度,按 10mol/kg 缓慢静注
肝素注射液	以氯化钠注射液溶解成 300U/ml 溶液,静注 5ml/kg
注射用盐酸土霉素	以氯化钠注射液溶解成 5000U/ml 溶液,静注 1ml/kg

实验 88　注射液的热原试验

【目的】　学习用家兔法检查注射液内热原的步骤与判断标准。

【材料】　家兔(体重 1.7～3.0kg,雌兔应无孕) 3 只

兔固定箱　台秤　肛门温度计　小型铝盒　注射器及针头　镊子　酒精棉球及干棉球
供试品(25%或 50%葡萄糖注射液,另以含热原的同种注射液作为阳性对照)　液体石蜡

【方法】

1. 器具的准备　试验中用的注射器及其他一切与供试品直接接触的器物均须事先经去热原处理。注射器、针头及镊子等物可置铝盒内,在 250℃烘箱中加热 30min,或 180℃加热 2h,冷却后待用。

2. 家兔的选择　凡拟用于热原检查的家兔应在试验前 7 天内预测体温,进行挑选。停食 2h 后用肛门温度计测量体温(测温时应尽量避免对家兔刺激。将温度计插入家兔的肛门前应先用液体石蜡涂抹温度计的水银球。插入的深度各兔应当一致,一般约 6cm,每隔 30min 一次,共测 3 次。如 3 次体温都在 38.3～39.6℃范围内,最高与最低体温的差不超过 0.4℃,即可认为该兔适合于热原检查之用。已经用于热原检查的家兔,如上次检查时供试品判定为符合规定,休息 2 日以上即可供第 2 次检查之用。如上次供试品判定为不符合规定,且其组内家兔平均升温达 0.8℃或更高时,则组内全部家兔不再使用。

3. 检查的方法　试验前给家兔停食 2～3h。用肛门温度计测量家兔体温,每隔 30min 一次,共测 2～3 次。如末两次体温的差不超过 0.2℃,即以这两次体温的平均值作为该兔的正常体温。正常体温应在 38.3～39.6℃范围内,各兔间的体温差不得超过 1℃。取适用的家兔 3 只,于测定其正常体温后 15min 内自耳静脉注入预热至 38℃左右规定剂量的供试品溶液。注射速度宜缓慢,剂量较大者控制在 15min 内注毕。然后每隔 1h 按前法测温 1 次,共测 3 次。从 3 次测温中所得的最高值减去正常体温,即为该兔的体温升高度数。

4. 结果判断　如在 3 只家兔中,体温升高均在 0.6℃以下,并且 3 只家兔的体温升高总度数在 1.4℃以下,应认为供试品符合规定。

如 3 只家兔中仅有 1 只体温升高 0.6℃或 0.6℃以上,或 3 只家兔体温升高均低于 0.6℃,但升高总数达 1.4℃或 1.4℃以上,应另取 5 只家兔复试。如在复试时,在 5 只家兔中,体温升高 0.6℃或 0.6℃以上的家兔数不超过 1 只,并且初、复试合并 8 只家兔的体温升高总数不超过 3.5℃,也应认为供试品符合规定。

如在初试的 3 只家兔中,体温升高 0.6℃或 0.6℃以上的家兔数超过 1 只,或在复试的 5 只家兔中,体温升高 0.6℃或 0.6℃以上的家兔数超过 1 只,或在初、复试合并 8 只家兔的体温升高总数超过 3.5℃,应认为供试品不符合规定。

【注意事项】　热原检查法由于是一种绝对方法(即没有同时用标准品进行对比的方法),而且影响动物体温变化的因素又较多,因此必须严格按照规定的条件进行。热原检查最好在 17～28℃的环境中进行,在整个试验过程中室温变化不宜超过 3℃。给家兔测温或注射药液时动作应温和,以免引起动物挣扎而使体温波动。测量体温时先将温度计的水银柱甩到 37℃以下,在水银球上涂以液体石蜡,然后左臂抱兔,左手提起兔尾,右手将温度计插

入肛门。插温度计的方向宜先向下，后向上，再顺势缓缓向前推进。如遇阻碍，可向左右试探，将兔尾提高或放低，求得恰当位置。插入约 6cm（或到 37℃ 刻度处），停留 1.5min，取出体温计，拭去粪便后读取升温度数。

本实验中记述的方法主要供教学实验之用，其他未尽事项可参阅药典。

【报告要点】　按表 7-2 要求填写实验数据。

表 7-2

检 查 日 期		室　　　温			检 查 者	
药　　物		理化性状和含量			批　　号	
兔　　号	1	2	3	4	5	
体　　重						
第 1 次测温						
第 2 次测温						
平均体温						
注射供试品时间						
第 1 次测温						
第 2 次测温						
第 3 次测温						
注射前后温差						
检查结论						

【讨论题】

1. 什么是热原？其化学本质是什么？在器皿上的热原可用何种方法将其破坏？
2. 用家兔法检查热原时对供试动物有何要求？试验中需注意些什么？
3. 如何判定热原检查的结果？

二、刺激性检查

一般供皮下或肌内注射的新产品或滴眼、滴鼻、直肠用等新制剂需进行刺激性试验。试验的方法为将药物施用于局部组织，观察它对组织是否引起红肿、出血、变性、坏死等刺激症状。所获得的结果可供了解该制剂的局部毒性以及选择合理给药方法时的参考。

实验 89　注射液的刺激性试验

【目的】　通过实验了解注射剂刺激性试验的意义，掌握试验方法和判断指标。

【材料】　家兔 2 只

注射器及针头　滴管　解剖刀　手术剪　兔固定箱　酒精棉球

供试品(1%酒石酸锑钾注射液、10%葡萄糖酸钙注射液、青霉素G钾盐溶液或其他适当制剂)　灭菌生理盐水

【方法】

试验时取健康家兔两只,分别于一侧后肢的股四头肌处注射供试制剂1.0~2.0ml,于另一侧后肢的对应部位注射同容积的灭菌生理盐水作为对照。进针角度以30~45°为宜。48h后试验家兔应健康如常。将家兔放血处死,解剖取出股四头肌,纵向切开,观察注射部位肌肉组织的反应。

判断结果时,一般将肌肉组织的反应分为六级:

0级(-):注射供试品部位的肌肉组织与对照部位肌肉组织无任何差异。

1级(+):注射供试品部位的肌肉组织有充血,直径在0.5cm以下。

2级(++):注射供试品部位的肌肉组织红肿充血,直径在1cm左右。

3级(+++):注射供试品部位的肌肉红肿、发紫,光泽消失,可见坏死点。

4级(++++):注射供试品部位的肌肉红肿、发紫,光泽消失,坏死范围直径达0.5cm左右。

5级(+++++):注射供试品部位肌肉的各项反应更重,有大片坏死。

凡两只家兔的平均反应级数在2以下者可供肌内注射之用;平均反应级数超过3者不能供肌内注射之用;平均反应级数在2与3之间者可进行复试或结合其他项目考虑其临床试用问题。凡刺激性试验不能达到肌内注射要求的制剂一般也不宜供皮下注射之用。

【讨论题】

1. 对注射剂为什么要用刺激性检查?为什么要选用股四头股作肌肉刺激性检查?

2. 反应结果2级和3级之间有何本质差别?

实验90　眼用制剂的刺激性试验

【目的】　通过实验了解眼用溶液、眼膏和其他黏膜用药刺激性试验的意义,掌握试验方法和判断指标。

【材料】　体重2~3kg成年健康家兔4只

滴管　兔固定箱

供试品同实验89　金霉素眼膏

【方法】

1. 剂量选择　受试物浓度一股用原液或原药膏剂,不稀释,每只眼睛滴入0.1ml或涂敷0.1g眼膏。

2. 给药与观察　取健康家兔一只放固定箱中,待安定后观察正常时结膜的色泽及血管分布。然后将下眼睑拉成杯形,并用手指压住鼻泪管(以防药液流入鼻泪管而吸收)。左眼滴药液0.1ml,右眼滴生理盐水0.1ml,使眼睛被动闭合5~10s。如为软膏,一侧挤入约0.1g,另一侧挤入等量的软膏基质作对照。

给药后30min内,每隔5min检查眼泪分泌情况一次。给药后3h内,每隔1h轻轻翻开眼皮,观察结膜的反应,并继续记录给药后第6、24、48、72小时及第7天眼的局部反应情况。

　　凡临床用药超过 1 周的受试物要多次给予受试物刺激试验,并连续给予 1 周以上。正式试验每一受试物至少用 4 只家兔。

　　【报告要点】　按表 6-5 所示眼刺激反应评分要求,将每只动物的眼角膜、虹膜和结膜的刺激反应的分值相加,即一受试动物眼刺激反应的积分。把每只受试动物的眼刺激反应积分的总和除以动物数,就是该受试物对眼刺激性的最后分值。按表 6-6 标准,判定受试物眼刺激程度。

　　【讨论题】　眼刺激试验适用于什么制剂的试验? 其主要判断指标是什么?

三、过敏性检查

　　过敏反应是一种变态反应。当过敏原(包括抗原与半抗原,如异种血清、微生物代谢产物、花粉、某些药物或食物等)进入机体时,可以通过特殊机制,刺激机体产生抗体。这种抗体附着在肥大细胞上,此后当又有同样抗原进入机体时,即与抗体相反应,使肥大细胞释出组胺等物质,引起荨麻疹、局部水肿、呼吸困难、窒息、痉挛、过敏性休克等症状,甚至死亡。供注射用的生化制剂、动物脏器制剂以及含异性蛋白较多的中草药制剂都须考虑进行过敏性试验。实验动物中以壮龄豚鼠对过敏反应最为敏感。做过过敏性试验的动物不能重复使用。

实验 91　注射液的过敏性试验

　　【目的】　学习用豚鼠进行药物过敏性试验的方法。
　　【材料】　豚鼠(体重 250～350g)6 只
　　注射器与针头　剪刀　酒精棉球
　　供试品(葡萄糖酐注射液或其他适当制剂,可用加有少量新鲜蛋清的生理盐水作为阳性对照)
　　【方法】　取豚鼠 6 只,隔天肌内注射供试品 0.2～0.5ml,连续 3 次。然后将豚鼠均分两组,第一组于首次注射后的第 14 天,由外颈静脉或后脚掌外侧的静脉注射供试品 1～2ml,或腹腔注射供试品 2～3ml,观察注射后有无用爪搔鼻、喷嚏、竖毛、抽搐、呼吸困难、大小便失禁、休克和死亡等反应。第二组于首次注射后的第 21 天,同样静脉或腹腔注射供试品,并进行观察。如两组豚鼠均未出现明显的过敏反应,即可认为该供试品过敏反应试验阴性。

　　【报告要点】　供试品的名称、主药含量、理化性状、生产单位及批号。每只豚鼠的性别与体重。每次注射供试品的日期、途径及剂量。接受攻击性注射后的反应及试验结论。试设计简明表格加以记录。

　　【讨论题】
　　1. 什么叫过敏性试验? 哪些药品需考虑做过敏性试验?
　　2. 为什么要选用豚鼠来做过敏性试验? 为什么要分次、间断给药?

四、降压物质检查

　　有些脏器制剂(如肝素)和生化制剂(如抗生素类等),可因生产工艺不精而混入组胺、腐胺、尸胺以及其他降压物质。药典中规定这类制剂(特别是供注射给药用的)须经过降压物质检查。降压物质检查法为将一定量的组胺对照品与一定量的供试品轮流注入麻醉猫(或狗)的静脉中,以比较两者引起血压下降的程度,从而判定供试品轮流注入降压物质的限度是否符合规定的一种方法。

实验 92 注射液的降压物质试验

【目的】 学习注射液的降压物质检查法

【材料】 猫(或犬)1 只,雌者须无孕

进行麻醉动物血压试验的各种器材 1 套(详见实验 22)

每毫升含组胺(碱基)1mg 的磷酸组胺溶液 供试品(肝注射液、硫酸链霉素或其他适宜制剂)

【方法】 取磷酸组胺溶液,以生理盐水稀释成每毫升含组胺(碱基)$0.5\mu g$ 的组胺对照品溶液。取供试品,用生理盐水按规定配制成所需浓度。

用适当麻醉剂(如戊巴比妥钠或乌拉坦)将动物麻醉后固定于保温手术台上,进行切开气管、分离颈动脉和股静脉、安插插管等手术,并连接血压换能器及静脉注射等装置。手术结束后将管道中的压力推到 110mmHg 左右,开放动脉夹,在记录仪上记录血压。待血压稳定后,自静脉轮流注入不同量的对照品稀释液(剂量按动物体重每千克注入组胺 0.05、0.1、$0.15\mu g$,每个剂量应重复 2~3 次)。如 $0.1\mu g$ 剂量所致的血压下降均超过 20mmHg,同时相应各剂量所致反应的平均值有差别,且这一差别又大于同一剂量所致各次反应间的最大差别时,则认为所用动物的反应灵敏度合格,可开始进行试验。

将组胺对照品稀释液按动物体重每千克注射 $0.1\mu g$($0.2ml$)(dS)与供试品溶液按规定量(dT),照下列次序固定间隔时间(约 5min)注射 8 个剂量:dS、dT、dT、dS、dS、dT、dT、dS。以第一与第三、第二与第四、第五与第七、第六与第八剂量所致的反应分别比较,如 dT 所致反应均小于 dS 所致反应,即可认为供试品的降压物质限度符合规定。如 dT 所致的反应均大于 dS 所致的反应,即可认为供试品的降压物质限度不符合规定。当 dT 所致反应不是均小于 dS 所致的反应时,应另取动物重复试验。如重复试验的各次比较结果,dT 所致的反应仍不是均小于 dS 所致的反应时,即可认为供试品的降压物质限度不符合规定。

【报告要点】 供试品的名称、含量、理化性状、生产单位及批号。实验动物的种类及性别、体重与健康状况。组胺对照品溶液和供试品溶液的稀释度,各次注射组胺对照品溶液和供试品溶液所致血压下降值(mmHg)、检查结论。

【思考题】

1. 制剂中可能杂有哪些降压物质?哪几类药物需考虑做降压物质检查?

2. 试讨论四个 dS 和四个 dT 必须按照一定顺序、交替注射,并比较降压效果的理由。

五、溶血性检查

多种中草药(如党参、桔梗、远志、三七和人参等)含有皂苷,皂苷可以溶血。注射液中含

有某些甾体化合物、精油或制剂渗透压过低时也可引起溶血。为了确保用药安全,以中草药制成的注射剂,特别是供静脉注射用者,应考虑做溶血性检查。在溶血性检查中尚可附带观察供试品有无红细胞凝集作用。

实验 93　注射液的溶血性试验

【目的】　通过本实验认识溶血现象并掌握溶血性试验的基本操作。

【材料】　供采血之动物(兔、羊、狗等均可)

烧杯　竹签(去纤维蛋白用)　试管　试管架　滴管　吸管　离心机　恒温水浴

生理盐水　供试品(适当的中草药注射剂,另取 4％桔梗切片煎剂作为阳性对照)

【方法】　取新鲜兔血(或羊血、犬血)10～20ml,用竹签搅拌以除去纤维蛋白,再用生理盐水冲洗 3～5 次。每次加生理盐水 5～10ml,混匀后用离心机离心,弃去上清液,再加入生理盐水,离心,直至上清液不呈红色为止。然后按所得红细胞的容积,用生理盐水配成 2％的悬液。取试管 7 支,编以号码,按表 7-3 加入各种溶液。第 6 管不加供试品,作为空白对照。第 7 管不加供试品并用蒸馏水代替生理盐水,作为完全溶血对照。轻轻摇匀后置 37℃水浴中保温,此后观察结果,作出判断。

表 7-3　注射液溶血试验步骤

	1	2	3	4	5	6	7
供试品溶液(ml)	0.1	0.2	0.3	0.4	0.5		
生理盐水(ml)	2.4	2.3	2.2	2.1	2.0	2.5	蒸馏水 2.5
2％红细胞悬液(ml)	2.5	2.5	2.5	2.5	2.5	2.5	2.5

全溶血:溶液澄明,红色,管底无红细胞残留。

部分溶血:溶液澄明,红色或棕色,底部尚有少量红细胞残留。镜检红细胞稀少或变形。

不溶血:红细胞全部下沉,上层液体无色澄明。镜检红细胞不粘集。

凝集:虽不溶血,但出现红细胞凝集,经振摇后不能分散,或出现药物性沉淀。一般认为,凡 1h 后第 3 号管以及第 3 号以前的各管出现溶血、部分溶血或凝集反应的制剂即不宜供静脉注射之用。

【报告要点】　供试品的名称、含量、理化性状、生产单位及批号、保温后各号试管的结果以及试验结论。

【讨论题】

1. 什么叫溶血现象? 与药物有关的哪些因素可以引起溶血现象?

2. 如何进行溶血性试验? 其结果如何判断?

六、异常毒性试验

本试验即过去中国药典曾对抗生素类以及其他少数药品所规定的安全试验。本法亦是一种限度试验,并不要求具体测出急性毒性的数字,而只是考察实验动物按体重计算能耐受人用量的多少倍,以此来初步估计临床使用时是否安全。在不明确某制剂可能存在何种有害物质的情况下,均可使用本法做一总体判断,因此它对各种药品均适用。本法主要用于已在临床使用的常规产品和某些中草药制剂的安全性估计。

实验 94　青霉素 G 的异常毒性试验

【目的】　以青霉素 G 的异常毒性试验为例,学习药物异常毒性试验的方法。

【材料】　健康小鼠 5 只,雌雄均可,体重 18～22g

消毒注射器(2ml)　针头

注射用水　青霉素 G(80 万单位/瓶)

【方法】

1. 配制药液　临用前每 80 万单位青霉素注入注射用水 2ml,摇匀令药物全部溶解。

2. 给药　取小鼠 5 只,编号,尾静脉注入药物,以每秒 0.1ml 的速度缓推。如动物无异常反应,最大可注入 0.5ml。如出现明显中毒反应可立即停止注射,记录注入药物量。

3. 观察　注射给药连续观察 48h,口服给药则应观察至第 7 日。

4. 判断结果　给药一般不增加体积,应以调整浓度来保持注入同等体积。人按 50kg 体重每日总用量计算,小鼠则按 20g 计算。例如,一病人每日肌注两次青霉素 G,每次 160 万单位,则总量为 320 万单位。试验时给小鼠每只注射 0.5ml(相当于 20 万 U),观察 48h 小鼠无死亡,则

$$小鼠耐受倍数 = \frac{20 \times 50 \times 50}{320} = \frac{50000}{320} = 156.25(倍)$$

试验小鼠可耐受至人用量 156 倍以上而无死亡。据大量实践证明,小鼠能耐受该药人用量 100 倍以上而不死,则该药安全,因此本品该项检验合格。对某些有一定疗效而毒性较大的药物,其毒性限度尚可适当放宽。

【注意事项】　药品应临用前配制,尾静脉注射应掌握好速度并保证勿漏。

【讨论题】　如何根据动物试验结果计算动物耐受量,并以此估计人用是否安全?

参 考 文 献

1. 章元沛. 药理学实验. 北京：人民卫生出版社,1996
2. 袁伯俊. 新药评价基础. 上海：第二军医大学出版社,2002
3. 秦伯益. 新药评价概论. 第 2 版. 北京：人民卫生出版社,1998
4. 刘昌孝,孙瑞元. 药物评价实验设计与统计学基础. 北京：军事医学科学出版社,1999
5. 中华人民共和国卫生部药政局. 新药临床前研究指导原则汇编,1993
6. 国家药品监督管理局. 新药申报与技术审评实施指南,2002
7. 中华人民共和国卫生部药政局编. 新药毒理学研究指导原则. 见：新药（西药）临床前研究指导原则汇编（药学、药理学、毒理学）,1993：198～224
8. 江泉观. 基础毒理学. 北京：化学工业出版社,1991
9. Kentaro Ando, et al. Generalpharmacology studies of 3-methyl-1-phenyl-2-pyrazolin-5-one(MCI-18), anovelradicalscavengingagent. Jpn Pharmacol Ther, 1997,25(suppl)：213～243.